牙本质敏感症

Dentine Hypersensitivity

牙本质敏感症
Dentine Hypersensitivity

诊断、管理与治疗进展
Advances in Diagnosis, Management and Treatment

（英）戴维·吉勒姆　编著
（David G. Gillam）

孙建勋　陈新梅　主译

北方联合出版传媒（集团）股份有限公司
辽宁科学技术出版社
沈　阳

First published in English under the title
Dentine Hypersensitivity: Advances in Diagnosis, Management and Treatment
Edited by David G. Gillam, edition: 1

著作权合同登记号：06-2018第361号。

图书在版编目（CIP）数据

牙本质敏感症 /（英）戴维·吉勒姆（David G. Gillam）编著；孙建勋，陈新梅主译. —沈阳：辽宁科学技术出版社，2020.9
ISBN 978-7-5591-1552-2

Ⅰ. ①牙… Ⅱ. ①戴… ②孙… ③陈… Ⅲ. ①牙本质过敏—诊疗 Ⅳ. ①R781.2

中国版本图书馆CIP数据核字（2020）第046047号

出版发行：辽宁科学技术出版社
（地址：沈阳市和平区十一纬路25号 邮编：110003）
印 刷 者：辽宁新华印务有限公司
经 销 者：各地新华书店
幅面尺寸：168mm × 236mm
印 张：13.5
插 页：4
字 数：300千字
出版时间：2020 年 9 月第 1 版
印刷时间：2020 年 9 月第 1 次印刷
责任编辑：苏 阳 陈 刚 殷 欣
封面设计：袁 舒
版式设计：袁 舒
责任校对：李 霞

书 号：ISBN 978-7-5591-1552-2
定 价：198.00 元

投稿热线：024-23280336
邮购热线：024-23280336
E-mail:cyclonechen@126.com
http://www.lnkj.com.cn

序言
Foreword

牙本质敏感症近年来受到越来越广泛的关注，其原因是多方面的。例如，龋齿预防计划的成功和牙周治疗模式的改进，使得各年龄段患者口内保留了更多的天然牙。在进食了冷的、甜的饮料或食品，或者受到接触刺激之后，这些患者显然更加频繁地受到他们所谓的“敏感牙齿”（牙本质敏感症）的困扰。他们的生活质量明显下降，可能会求助于临床医生为他们减轻疼痛。

这对于牙科医生以及牙科学界都是一个挑战。这一点体现在很多方面，例如，近20年来，针对这一话题发表的科学文献、举办的学术研讨会和继续教育课程数量的持续增加。

众所周知，牙本质敏感症的患者通常有牙龈萎缩的症状，有时作为牙周治疗的后遗症。由于腐蚀性饮料和其他酸性食品的消耗量增加，刷牙时广泛使用含有磨料的牙膏，或是其他原因，牙本质敏感症患者也会出现牙釉质缺失等症状。这有可能导致牙本质敏感症的一个先决条件——牙本质表面暴露的发生。然而，应该注意的是，牙本质表面的暴露并不一定会引起牙本质敏感症。

Gysi约在1900年首次提出的流体动力学理论初步解释了这个问题，20世纪中期Martin Brännström则给出了更为细致的阐释。暴露牙本质表面上开放的牙本质小管对牙本质小管内的液体在受到温度、渗透性或其他刺激后的移动至关重要，这种液体移动后可以活化与近髓处成牙本质细胞突起有关的神经末梢机械性感受器。

但是，并不是所有的现象都可以用这种理论很好地解释。比如，牙髓炎症的作用、第三期牙本质的形成、神经转导、咬合压力引起的牙颈部缺损以及牙周相关的问题仍在研究中。因此，对牙本质敏感症的进一步研究需要多学科交叉，包括传统的牙体修复学、牙周病学、牙髓病学（包括牙髓生物学）、免疫学、咬合压力学以及如何预防的基本知识。

美容产品（例如牙膏以及漱口产品）和牙科材料（例如牙本质粘接剂以及脱敏产品）制造商对患者以及专业人士治疗牙本质敏感症的需求迅速地做出了反应，向市场投放了大量此类产品。一系列减轻牙本质敏感症的方法被发明出来，大部分的产品都是基于覆盖或者填充暴露于牙本质表面的牙本质小管开口的理念。无论是其潜在的效力还是临床的功效都已经被体外实验和（主要为）短期的临床试验证实。与此同时，又出现了许多问题，例如，有效性较为局限，需要反复治疗；对于某些病例无法减缓疼痛；某些治疗方法可能引发的牙髓损伤的问题。

本书阐明了牙本质敏感症所带来的挑战。书中涵盖了牙本质敏感症的各个方面，包括病因的基础研究、治疗模式，以及医患沟通、主观能动性和患者依从性在内的预防措施等一系列的主题。在David Gillam的指导下，临床研究和实验研究的知名学者，不仅对已出版的相关文献进行了汇编整理，并且批判性地指出其中的不足以及我们对牙本质敏感症并不了解的地方。

本书最后列出了对新产品的奇思妙想以及对未来研究的创新设计。本书不仅可以让研究人员获益，更会让临床医生有所收获。

Gottfried Schmalz

德国雷根斯堡

致谢
Acknowledgements

我非常感谢各位朋友及同事，他们在各自的临床与研究的领域有所建树，并慷慨地为这本书贡献了时间和精力。我也同样想对Sverre Klemp（Springer）博士表示感谢，感谢他最初与我讨论主编一本关于牙本质敏感症专著的可能性，以教育并更新读者对其最新研究进展的认知，并对日常的临床实践提出指导意见。

同样，我也想表达对Gottfried Schmalz教授的感谢，感谢他为本书写了序言；也要感谢David Bartlett教授和Ken Markowitz医生在校对本书时提出的宝贵建议。

我还要感谢Springer出版社员工在本书的前期准备和出版期间所给予的支持与鼓励，尤其是Ulrike Huesken、Wilma McHugh、Rajan Bharatwaj和Sushil Kumar。

最后，我想对我的家人表示感谢，尤其是我妻子Joyce，感谢她在我的职业生涯中对我的理解，不断地支持和耐心。

译者名单
Translators

主　译

孙建勋　陈新梅

参译人员（以姓氏笔画为序）

万　冕　王盼盼　王聘婷　申思敏　李　鑫

李美林　李楚文　杨国彪　宋登贤　张丽萍

陈　菁　陈尽欢　陈晓春　郑黎薇　胡　诚

夏凌云　郭　蓝　崔钰嘉　蔡美倩　樊　怡

目录
Contents

第1章　引言与概述：问题的提出

Introduction and Overview: Statement of the Problem

Martin Addy

目标与定位

30多年前，牙本质敏感症（dentine hypersensitivity，DH）被认为是"一种常见但缺乏足够认识的谜"（Johnson et al. 1982）。这段时间以来，大量遵循"3R"［替代（Replacement）、减少（Reduction）、优化（Refinement）］动物实验基本原则的研究、著作和综述已经大幅加深了对牙本质敏感症的理解，然而这样的认识依旧不够完整全面。几个不同国家的调查都发现，口腔健康护理专业人员中也有相当多的一部分人对牙本质敏感症不甚了解（Canadian Advisory Board on Dentine Hypersensitivity 2003；Rao et al. 2010）。无意贬低，但是在目前口腔本科生和研究生的课程设置中，牙本质敏感症受到的关注非常有限。同样，近年来讨论该问题的文献数量大幅增加，但这些文献只被一小部分的专业人员阅读过。因此本书的主要目的在于弥补对这个问题认识上的不足。本章作为第1章，专门采用了问题式的节标题，希望能够提供一个对牙本质敏感症简要的总体认识——包括目前的观念和未来可能在诊断、治疗和管理等方面的创新。以便为后续各章节更为详细且具有针对性讨论牙本质敏感症的诊断、管理和治疗进展等奠定基础。

牙本质敏感症有多普遍?

已经有数个课题组开展了关于牙本质敏感症患病率和分布的调查（Addy 2000，2002；West 2006）（参见第3章），但是这些调查是否采用了基于经典人群流行病学研究的选择方案仍是存在争议的。的确，其中一些调查仅仅选取到口腔诊所或是医院就诊的人群，而有些调查仅仅依据口头上的问答，甚至有些调查由于开展较早，而使得所确定的对象中可能包含了按照目前的定义应该排除在外的人群。一项常被引用的研究仅仅发表了摘要（Graf and Galasse 1997）。然而，在近35年开展的以

M. Addy
School of Oral and Dental Science ,
University of Bristol , Bristol , UK
e-mail: Martin.Addy@bristol.ac.uk

D.G. Gillam (ed.), *Dentine Hypersensitivity: Advances in Diagnosis, Management, and Treatment*,
DOI 10.1007/978-3-319-14577-8_1, © Springer International Publishing Switzerland 2015

牙齿的检查确诊该病的诸多研究中，平均约15%的成年人有一颗或多颗牙齿受到牙本质敏感症的困扰。已经发表的研究中，患病率从低至3%到高达50%以上（West 2006）。Cunhan-Cruz和Wataha（2014）通过回顾已有文献，在近期发表的一篇综述中提出，人群中的牙本质敏感症患病率最可能是10%，而这些研究的平均值为33%。尽管牙本质敏感症容易在青少年和八九十岁的老年人中确诊，但事实上，年龄在20~40岁的青壮年人群才是最常受到该病困扰的人。据报道，女性的患病率较男性更高且发生的平均年龄也更小，但并非所有的数据都具有统计学意义。已知的分布数据表明，牙本质敏感症有以下4个特征：不同牙患病的概率由高到低依次为尖牙和第一前磨牙、切牙和第二前磨牙、磨牙；左侧的牙较右侧同名牙更易受累；好发于牙颊面颈缘部分；患病部位覆盖很少或没有牙菌斑（Addy et al. 1987；Fischer et al. 1992）。

大部分的流行病及分布数据中缺少牙齿受累的数目和疼痛指数的相关数据，给后期更准确地评价牙本质敏感症增加了难度，并给患者生活质量带来了影响（参见第9章）。因此，虽然牙本质敏感症是一种常见的与牙齿疼痛相关的疾病，但是在发达国家，是否有15%的人在任何时候都会去看牙医，汇报自己患有这种情况吗？恐怕是不会的！而定期看牙医的成年人中，会有15%的患者主动去说明自己受到牙本质敏感症的困扰吗？这恐怕也是不太可能的！而且许多年来，报道牙本质敏感症的相关文章中都说到这个病是会反复发作的，也就是说这个损伤是会在牙本质小管的暴露和封闭循环中“自愈”。但事实真是这样吗？可能，但仍存在其他的解释，包括病因和刺激的季节性变化或是患者自己采取避免受到刺激的方法以及定期采用一些家庭用抗敏药物进行治疗。所有的这些情况都会降低患者对专业治疗的需求。显而易见，我们对牙本质敏感症的认识是有着巨大不足的。总而言之，牙本质敏感症的流行分布数据表明，牙本质敏感症更容易出现在年轻的成人、特定的牙齿和牙齿特定的部位，以及具有较好口腔卫生的人群中，特别是女性有可能更易患病。面对这些信息一定会存在这样的问题：这些联系是否暗示或是支持了当前关于牙本质敏感症病因的学说呢？答案是有可能！

定义及专业术语：过敏还是敏感？

在一次国际会议中，牙本质敏感症被定义为：暴露的牙本质在无其他牙齿损伤时受到如热、蒸汽、触觉、渗透压或是化学等刺激时做出反应而引起短暂尖锐疼痛的一种病理状态（“病理状态”后改为“疾病”）（Holland et al. 1997，Canadian Consensus Document 2003）。事实上，这种定义是一种牙本质敏感症的临床描述，需要和其他原因造成的牙齿疼痛相区别，进行确诊需要排除诊断（West 2006；Addy and Smith 2010）。而且，该定义建议继续使用“牙本质敏感症”这一名词，可能只是因为这是长久以来的习惯用语。然而这并没有使得长期以来关于名词准确性的争论停止，许多学者认为暴露的牙本质仅仅是变得敏感而已，因此这种病损应该称为牙本质敏感。作为赞同甚至支持这种观点，本章作者认真地考虑了这个定义的语义后，提出一个支持牙本质敏感症的辩驳意见。有证据显示，敏感的牙本质较正常的牙本质有更多、更宽的通向牙髓的牙本质小管开放于牙本质表面（Ishikawa 1969；Absi et al. 1987），根据哈根-泊肃叶定律，在牙本质敏感症中，病损部位和管内液体的流动量呈指数增长。因此，受到影响的牙齿可能会变得“敏感”，但是暴露的牙本质却可能会对温和的刺激产生过度的反应而出现“过敏”。引起牙本质疼痛的情况中，需要单独进行讨论的是牙根敏感（root sensitivity，RS），主要是因为在牙本质敏感症的定义发表之前，我们一直认为牙根敏感等同于牙本质敏感症。欧洲牙周病联合会建议用牙根敏感去描述牙周病或是牙周病治疗导致牙本质暴露所引起的短暂尖锐的疼痛（Sanz and Addy 2002）。牙根敏感需要注意3点：①牙周病累及的牙齿并不符合牙本质敏感症的定义；②有公开的数据表明牙根敏感的患病率明显高于牙本质敏感症的患病率（Chabanski et al. 1996）；③有报道称在牙周病累及的牙齿中出现了细菌较深地侵入牙本质小管的情况（Adriaens et al. 1988），但这种情况不会出现在牙本质敏感症中。

牙本质敏感的机制：是否适用于牙本质敏感症呢？

目前，已经有3种解释牙本质敏感的学说：神经传导学说，成牙本质细胞转导学说以及流体动力学说。有重要的证据与前两种学说相矛盾，此两种学说将越来越少被提及（Pashley 1990；Addy and Smith 2010）（参见第2章）。基于牙本质小管内液体会沿着牙本质小管从牙髓向外流动的理论，Gysi于1900年提出以流体动力学来解释牙本质敏感的猜想。然而直到60多年后，Brännström和同事们才通过让人信服的实验提出了相应的证据将这个猜想变成了一种学说（Brännström 1963，1966）。牙本质敏感的流体动力学说假设刺激（例如牙本质敏感症定义中所列出的刺激）作用于暴露的牙本质小管，促进牙本质小管中液体的流动，产生的压力改变进而引起了牙髓-牙本质界内或附近的A-β和A-δ神经纤维的机械性刺激感受器产生反应。据相关的报道，几乎所有的刺激作用于牙本质时会引起牙本质小管内液体的外流，唯有热刺激会引起液体的内流。同时，当液体的流量增加时，一种压力相关的流动电位被触发，提示牙髓内神经受到的刺激将转化为电刺激（Anderson and Matthews 1967；Griffiths et al. 1993）。如果把流体动力学说应用到牙本质敏感症中，意味着损伤部位应表现为开放于牙本质表面的牙本质小管使得牙髓暴露。前文已经提到的相关证据说明情况就是如此。

此外，Pashley和同事们对于牙本质渗透性所做的广泛研究（包括牙本质液流动室的发明和应用），为用流体动力学说来解释牙本质敏感症疼痛的发生机制提供了有力的支持（Pashley 1990，1992）（参见第2章）。需要注意的是，在过去的二三十年中，流动室模型已经证实了一些治疗牙本质敏感症的方法可以减少牙本质内液体的流动。近来，体外或者原位阻断牙本质小管在治疗牙本质敏感症中也被间接证明是有效的（Addy and West 2013）（参见第6章和第8章）。

牙本质敏感症的病因：是否牙齿（以及牙龈）的磨损造成了病灶的定位和发生?

前文已经指出任何部位牙本质敏感症的发生都有牙本质的暴露（病灶的定位）和牙本质小管系统的开放（病灶的发生）。这是两个相互区别而又相互联系的过程，然而，即使最可靠的证据也只是一些体内和体外的实验或是流行病学统计所推断的联系中提取到的信息，可靠性较低的证据则是来源于临床病例的报道和一些见闻。因为缺乏经典的随机对照试验（RCTs）验证，所以即使目前已有的数据很有说服力，但仍然是间接证据。第4章将详细地讨论它的病因学，Addy和Smith等在2010年发表了一系列相关综述，因此本章节只会讨论主要的观点。

病灶定位于牙釉质缺失和/或牙龈退缩（伴牙骨质缺失）引起牙本质暴露的部位。牙釉质的丢失除了突然的创伤以外，主要由牙齿长期的磨耗过程引起，包括单纯的牙损耗、磨损及酸蚀，更为常见的是几种情况同时出现。楔形缺损（牙颈部的拉伸应力）可使得颈部的釉质更易受到磨损和/或酸蚀，但是观点存在分歧（Grippo 1991）。大量的文献，包括一篇会议报告（Addy et al. 2000）和一本专著（Lussi 2006）都讨论了这些釉质磨耗过程，特别是磨损和酸蚀在牙颈部颊侧表面的协同作用（Addy and Shellis 2006）。毫无疑问，酸蚀引起的牙釉质溶解和脱矿（软化）是造成釉质丢失的主要因素。这些酸实际上主要是外来的和饮食产生的，而非内源性的，即胃酸。来自发达国家的大量数据表明，用牙膏刷牙是造成牙釉质，特别是牙颈部区域磨损缺失的主要原因。考虑到釉质对刷牙磨损的抵抗作用，可以推测出刷牙所引起的牙釉质缺失源于对酸蚀软化牙釉质的磨损。相关数据表明，二者有累加甚至协同效应（Addy and Shellis 2006）。

牙龈退缩引起的牙本质暴露可以分为“非健康”与“健康”两种情况。前者的病因已经被熟知，而后者却依旧无法得到解释，像牙本质敏感症一样仍是一个未解之谜（Smith 1997）。由不健康的牙龈退缩引起的牙本质暴露已经超出了牙本质敏感症的定义而更接近于牙根敏感，因此在这里不做深究。有综述对健康牙龈退缩的临床病例、病例报道和流行病学数据进行分析认为，慢性损伤，尤其是刷牙，是主要的病因（Watson 1984；Smith 1997；Addy and Hunter 2003）（参见第4章）。已经有关于刷牙和牙龈退缩的随机对照试验，但其关注点仅仅在于记录具有不同特点的牙刷对牙龈的损伤（牙龈撕裂或表皮脱落），但是因为持续时间的不足，无法测量牙龈退缩的程度。然而，这些实验几乎没有对牙膏在引起牙龈损伤或退缩中产生的作用进行讨论，其实牙膏比牙刷对牙本质的磨损作用更大。可能牙龈退缩引起的颊侧牙颈部区域牙本质暴露比釉质丢失引起的更为常见。但是，这两个过程的鉴别确实存在着困难。

体外和原位试验主要针对牙本质小管暴露所引起的病损发生进行了研究。通过扫描电子显微镜检测离体牙或者复制体表面，发现非敏感牙齿的牙本质表面几乎没有开放的牙本质小管，但如前所述，敏感的牙本质上则有大量开放的牙本质小管（Absi et al. 1987）。从严谨的科学态度出发，如果在非敏感的牙本质小管的表面覆盖一层由胶原和羟磷灰石形成的“玷污层”（Pashley 1984），只有在该“玷污层”失去的时候才会发生牙本质敏感症。已有的空间结构研究揭示出人工诱导形成的玷污层在酸性环境下非常容易分解，因此再次提示酸蚀是牙本质敏感症的一个主要病因（Absi et al. 1992）。牙本质的磨损作为牙本质敏感症形成中重要但非唯一的发生因素，与刷牙的影响以及牙膏在牙本质上的作用密不可分。单纯的刷牙（不使用牙膏）去除玷污层非常缓慢，因此已不再被认为是牙本质敏感症的始发因素；但是在牙面为酸性时刷牙，则很容易造成牙本质小管的开放（Absi et al. 1992）。使用牙膏刷牙作为发达国家最常见的口腔卫生习惯（Frandsen 1986），其对牙本质的损伤——包括使牙本质小管开放的倾向——已经被广泛研究。最后的研究结果并非完全一致，而是因牙膏的成分不同而出现差异。绝大多数的牙膏能够通过其中的摩擦和洗涤成分去除表面的玷污层和部分牙本质（Moore and Addy 2005）。有些牙膏产品能够在去除玷污层之后用摩擦颗粒和/或特殊成分封闭牙本质小管，从而达到预防牙本质敏感症的目的：第6章和第8章将会讨论这种治疗方案的效果。和使用牙刷一样，酸蚀会促进牙膏的碾磨效果并会分离和溶解封闭牙本质小管的成分。总之，几乎可以肯定地说，牙本质敏感症是牙齿和牙龈磨损的结果！

牙本质敏感症的治疗策略：治标（逻辑性）还是治本（生物性）？

值得庆幸的是，近几十年来我们已经认识到牙本质敏感症是由牙齿颊侧颈部的牙本质暴露引起的。40多年以来，我们也已经认识到牙本质暴露处的牙本质小管也是开放的。这些零星的知识导致目前治疗的思路都是用药物覆盖暴露的牙本质或是堵塞相应的牙本质小管。很明显这种方案只能治标，正如过去治疗龋病的方法一样，几乎完全没有考虑到牙本质敏感症的病因而没有治本的效果。这种只是符合逻辑的方案存在两个主要的问题：一是缺少一级和二级预防，尤其是缺少二级预防；二是能够耐受致病因素影响的处理方式仍在研究中。前文关于牙本质敏感症病因的介绍中，提出在治疗中要基于生物因素来治本，并以预防为核心（Addy and West 2013）（参见第10章）。

能做到牙本质敏感症的一级预防的确很理想，但就目前而言是不切实际的。去除或是减少腐蚀和摩擦等因素的影响来防止牙本质和牙本质小管暴露显得比较困难，因为只有改变饮食和卫生习惯才能产生显著的作用。而且到目前为止，还没有发现能够在牙釉质或是牙本质对抗酸蚀中有显著保护作用的药剂可以用于公众的牙齿健康保健（Ganns et al. 2013）。虽然已经出现了低腐蚀性的饮料，但这种产品并不是随处可得的（Lussi and Jaeggi 2006）。然而，口腔医生仍要继续建议人们自我节制，以限制进一步的酸蚀或磨损牙釉质与造成磨损性牙龈退缩，同时也要注意这些情况早期征象的出现。有学者总结了相关的专业建议和要求（West 2006；Addy and West 2013），并且将会在第4章和第10章进行详细的讨论。实际上，这些建议更多是合理化建议而非科学性意见，因为还需要严格的随机对照试验来验证。除了一些零星的报道，没有特别的信息说明这些建议是否能够通过让人们改变生活习惯来限制病因的影响。而且，这些建议同样和二级预防有关并且和一些文献以及第10章中所提到治疗方案中计划的方法是相吻合的（Orchardson 2000；West 2006；Addy and Smith 2010；Addy and West 2013）。特别需要注意的是，治疗方案一定要包括：根据牙本质敏感症定义进行的诊断、排除和/或处理其他原因造成的牙本质疼痛以及确定其病因和诱因（参见第4章和第5章）。

牙本质敏感症的治疗方案：它们到底能不能抵抗病因的损害呢？

一方面，正如前文已经提到的，治标的方法是通过使用一种试剂覆盖牙本质表面和堵塞牙本质小管，进而阻断相应的流体动力学致敏过程。另一方面，如之前的文献和将在第6章和第8章提到的一样，治本的方法首先是进行推荐的基于二级预防的处理方案避免复发，而治疗仅仅是方案的最后一步（参见第10章）。在过去的数十年中，不计其数的药物和试剂被用于治疗牙本质敏感症。正如一篇早期的文献中所说的那样，牙本质敏感症的治疗像痔疮一样，很多有效的治疗方案和临床试验仅属于经验的验证（Addy and Dowell 1983）（参见第8章）。当然，近年来，在医学的大部分分支和口腔医学领域，牙本质敏感症的治疗方案是被遵循药物临床试验管理规范（GCP）的大样本随机对照试验所验证的（Holland et al. 1997；International Conference on the Harmonisation for Good Clinical Practice）（参见第7章）。

但是，现在证明牙本质敏感症治疗方法的有效性时要注意几个问题。第一个，也是最重要的，就是一定要谨慎地将在体外和在体内实验中得到的数据外推，应用到人体，避免出现和多年以前使用菌斑控制化学药剂一样的问题（Addy and Moran 2007）。虽然体外或体内关于牙本质敏感症的研究支持能够解释随机对照试验的结果，但是不能孤立地去解读这些研究。第二个是要想明白这样的问题：在治疗牙本质敏感症的随机对照试验中使用的测试方法或刺激是否会发生在真实的生活里？这点将会在第7章讨论，但是显然有些刺激明显不会出现在实际的生活中，牙髓电测试仪产生的电刺激就是其中一个典型的代表。这可能就解释了为什么建议在牙本质敏感症的随机对照试验中至少使用两种不同类型的刺激（Holland et al. 1997）。第三个是几乎所有研究结果都是基于试验组较对照组症状的缓解有统计学意义，而不是基于疼痛完全消失，那么问题是其统计的意义对应的临床意义是什么？最后一个问题是在疼痛的研究，特别是牙本质敏感症的随机对照研究中发现回归模式以及安慰剂效应的影响，据报道服用安慰剂的对照组中有40%的患者症状得到缓解（Curro et al. 2002; West 2006; Addy and West 2013）（参见第7章）。

关于牙本质敏感症的治疗将在其他章节做详细介绍，本章只做简要的概述（参见第8章和第10章）。一般而言，治疗方式可以根据治疗途径和起效方式分为两种模式。其中治疗途径可以是“专业或诊所的”，也可以是“非处方的或是家用的”，而起效方式可以是“阻断牙髓神经反应”或是“封闭牙本质小管”。这种分类方式存在着交叉，大部分专业治疗目的是封闭牙本质小管，而大部分家用产品的配方用来阻断牙髓神经传导。当然，专业阻断牙髓神经反应的方式是进行牙髓治疗或拔除，除非是在少见的牙本质敏感症异常引起不可逆的牙髓炎出现时（Dachi 1965），否则牙髓治疗或拔除一般不会被认为是合理的治疗方式。

在临床观察和体内外的试验中发现，在进行许多诊室内治疗后会出现牙本质小管封闭（Orchardson and Gillam 2006; Pashley 2000; West 2006）。遗憾的是关于沉积材料对致病因素，尤其是磨损和/或酸蚀的耐受性几乎没有被检测过，而有些沉积材料很明显遇酸是会分解的。同样，鉴于诊室内治疗方法变化多端，很少有严格的随机对照试验对这些方法进行验证。除非诊室内治疗采用像粘接修复材料那样裸眼可见的材料沉积覆盖在牙表面，否则我们可能无法得到足够的信息来推荐牙本质敏感症的治疗方案。当然，现在有很多对沉积材料使用的专业分析和建议，包括有效性、治疗全程中使用的时间点和重复的频率。

家庭使用的治疗方法主要是以牙膏作为载体，当然还有漱口水——此处仅讨论牙膏。这些产品的“活性物质”要么能够阻断牙髓神经的反应，要么能够封闭牙本质小管。不同种类的钾盐被掺入到牙膏中用于阻断牙髓神经的反应。虽然很多品牌的牙膏里含有钾盐，但很少有制造商会通过随机对照试验去验证其效果，进而“普通”的产品就会背了“无效”的黑锅。这说明，对于含钾的牙膏治疗牙本质敏感症的有效性仍存在矛盾的科学观点和研究数据——这些都被总结在“支持”或者“反对”的标题下，最后所得出的结论也只是“未被证明，但也不能认为无效”（Addy and West 2013）。目前有一个受到关注的争论是这种易溶于水的钾离子能否在刷牙这短暂的时间里穿过牙本质液。如果钾确实是有效的治疗手段的话，由Addy和West（2013）提出的猜想——钾元素被吸收入牙本质体部后最终会在牙髓-牙本质界储存起来，这个理论可以对治疗效果的明显延迟做出解释。

牙膏中用于封闭牙本质小管的成分包括一系列的药剂和复合物。这里仅对有着来自随机对照试验的可信数据并经体外和/或在体内实验验证过的物质进行说明。

含有氯化锶和醋酸的牙膏配方已经存在几十年了，其产品的名字也被牙科专业人员和大众所熟知。锶离子是否真正封闭了牙本质小管是存在怀疑的，因为从放射自显影研究（Kun 1976）中所得到的证据存在着瑕疵，同时扫描电子显微镜的结果也没有显示牙本质小管闭合（Addy and Dowell 1986）。但是，使用含有锶盐和人工二氧化硅摩擦剂以及非离子型清洁剂的牙膏和在体内试验中是可以观察到牙本质小管的闭合的——主要是二氧化硅构成的不溶于水并能抵抗饮食中的酸腐蚀的沉积物。临床研究中试验组与对照组的比较结果是绝大多数都支持或至少是不反对其有效性的。同时，本文作者也曾建议不仅可以使用含有锶和硅的牙膏刷牙，而且可以用手指局部涂抹，近年来该方法又被使用封闭牙本质小管技术的牙膏生产厂商重新提出来。

精氨酸/碳酸钙牙膏在牙本质敏感症的治疗中也是有效的，可以形成主要由钙和磷酸盐组成的沉积物（Addy and West 2013；Yan et al. 2013；West and Davies 2014）。这种沉积物虽然如我们所料会被饮食中的酸溶解，但如果推荐一天两次并且局部使用，就可能不会成为一个问题，因为溶解的沉积物将会被新形成的沉积物所取代。

氟（氯）化亚锡溶液、凝胶和牙膏已经被证明能够形成抵抗酸蚀的含锡沉积物封闭牙本质小管（West and Davies 2014）。临床研究已经证实了其功效。

无水磷酸钙钠牙膏同样被证实在牙本质敏感症的治疗中是有效的（West and Davies 2014）。与前述成分一样，体外研究表明无水磷酸钙钠以及二氧化钛一起加入牙膏中时，会形成疏水抗酸的钙、磷酸盐、二氧化硅以及钛的沉积物封闭牙本质小管（参见第6章和第11章）。

虽然最近的几篇报道系统地回顾了一些已发表的临床研究结果缺少一致性（Karim and Gillam 2013；Talioti et al.

2014），但已有声称能够封闭牙本质小管的产品数据还是令人信服的。而且，这些数据为专业人士提供了一种选择，在面对这种常见疼痛时，可以推荐使用这类牙膏作为一种治疗手段。所有这类型牙膏中都含有氟，所以不会使这类药膏的使用者缺少氟离子的保护。而且在牙膏厂商的宣传资料中也给专业人员甚至公众额外提供了实用的牙本质敏感症相关的知识和教育。

我们目前关于牙本质敏感症的知识和理解还缺少什么？——个人的期望清单

目前期望将对牙本质敏感症的认识，尤其是对其病因的认识从一个一无所知的地步提高到一个比较清楚的认识应该来说是合情合理的。这也就是说，如果酸蚀或磨损过程参与到牙釉质损失和牙本质小管开放中的话，未来流行病学的研究就应该包括饮食、刷牙行为和菌斑的数据。这些数据可以从年龄、性别、牙本质暴露情况相近，患有或未患有牙本质敏感症的研究对象中比较提取获得。临床随机对照试验的设计可以涉及对饮食和/或口腔卫生习惯的调整来引起或减少牙本质敏感症，但可能周期就会有些长并且会处在伦理的灰色地带。

我个人有一份期望清单，希望能够对以后进一步研究，从而对更好地认识牙本质敏感症有所帮助，包括：

1. “健康的”牙龈退缩：这个常发生在颊面牙颈部表面的现象，对很多人而言只是美观问题，同时暴露的牙本质可能变得敏感。的确，已经出现了一些“整形外科和牙周治疗的手段”来解决这个问题（参见第8章和第10章）。但到目前为止我们对这种状况的病因以及病理学变化知之甚少，它在牙科的研究中仍是一个“无名小卒”。流行病学的研究表明刷牙作为一个主要偶然因素与之有着密切的联系。也许现在是时候通过随机对照试验确定其因果关系了。很可惜的是作者认识到这种试验的周期和难度与像证明牙菌斑和牙龈炎之间的因果关系（Ash et al. 1964; Loe et al. 1965）的这样试验有很大的不同；我们很希望能够收到这个研究相关的试验设计。
2. 牙齿的磨损：关于这个课题的研究近期日益增多。已有综述指出主要食物的致病作用在形式上已由磨损/磨耗向磨损/酸蚀发生了历史性的转变（Addy and Shellis 2006）。同时，这本即将再版的名为《Dental Erosion》的专著很好地描述了牙齿磨损的过程以及不同磨损之间的相互作用，也进一步提出了磨损牙齿的治疗方案。在公共卫生层面进行一级预防十分必要但仍是一个遥远的目标。
3. 治疗效果：虽然说体外和原位研究中一些治疗方法能够使开放的牙本质小管表面形态发生改变，但不能很肯定地认为这应用到体内也会得到相同的效果，本章的最后会对此进行进一步的讨论（参见第6章和第11章）。
4. 治疗策略：正如前文提到的，已经存在一些能够治本而非单纯治标的牙本质敏感症治疗方案，但这些方案还没有经过科学的验证——如果能有一些测评就更好了！

以上列出的对将来研究的期望或多或少地涉及临床随机对照试验。这些关于牙本质敏感症的实验很有一定的难度，做起来会遇到各种各样的问题。以下列出简短的第二份期望清单，希望能够解决试验中会遇到的一些问题：

1. 牙本质表面和牙本质的可视化：这能够帮助诊断和治疗，甚至可以（根据开放的小管数目和直径）对严重程度进行分级。通过一些原位和模型上的研究，这个设想已经在一定程度上得到了实现。前者到目前为止还未建立小管内的液体流动模型，而后者照试验来看在临床上操作起来是很困难的并且会随操作的医生不同而出现不同结果（对那些勇于尝试的人表示尊重）；而且这两种方法都非常耗时且需要扫描电子显微镜。临床上如果能够应用放大设备当然很好，但是精度要求能够看清楚小于1μm的结构；而临床上使用扫描电子显微镜现实吗？
2. 临床试验的客观标准：当使用小管封闭剂来治疗牙本质敏感症时主要会出现两个变化，分别是：①管内的液体流动会减少；②主观疼痛的评分会降低。到目前为止，这两个变化都无法得到客观的测定。理论上来说可以在暴露的牙本质表面通过测量相应的电容和电阻的变化间接反映小管内液体流动的变化。同样，在理论上，我们可以通过测量大脑中枢反应，如脑电波图像，对作用于敏感牙本质的刺激引起的疼痛进行测量。那么使用测谎仪是否可行呢？

只有时间会告诉我们，以上列出的各种期望到底是可行的方案还只是科学的幻想，抑或是不切实际的童话。

参考文献

[1] Absi EG, Addy M, Adams D (1987) Dentine hypersensitivity: a study of the patency of dentinal tubules in sensitive and non sensitive cervical dentine. J Clin Periodontol 14:280–284.

[2] Absi EG, Addy M, Adams D (1992) Dentine Hypersensitivity. The effects of toothbrushing and dietary compounds on dentine in vitro: a SEM study. J Oral Rehab 19:101–110.

[3] Addy M (2000) Dentine Hypersensitivity: defi nition, prevalence, distribution and aetiology. In: Addy M, Embery G, Edgar WM, Orchardson R (eds) Tooth wear and sensitivity. Martin Dunitz, London, pp 239–248.

[4] Addy M (2002) Dentine hypersensitivity: new perspectives on an old problem. Int Dent J 52(Supplement 5/02):367–375.

[5] Addy M (2005) Tooth brushing, tooth wear and dentine hypersensitivity – are they associated? Int J Dent 55(supplement 4):261–267.

[6] Addy M, Dowell P (1983) Dentine hypersensitivity–a review: clinical and in vitro evaluation of treatment agents. J Clin Periodontol 10:351–363.

[7] Addy M, Dowell P (1986) Dentine hypersensitivity–effect of interactions between metal salts, fl uoride and chlorhexidine on the uptake by dentine. J Oral Rehab 13:599–605.

[8] Addy M, Hunter ML (2003) Can toothbrushing damage your health? Effects on oral and dental tissues. Int Dent J 53(supplement 3):177–186.

[9] Addy M, Moran J (2007) Chemical Supragingival plaque control. In: Lindhe J (ed) Clinical periodontology and Implantology. Backwell Munkgaard, UK, pp 734–765, Chapter 36.

[10] Addy M, Shellis RP (2006) Interaction between attrition, abrasion and erosion in tooth wear. In: Lussi A (ed) Dental erosion. From diagnosis to therapy, Monographs in Oral Science 20. Karger, Switzerland, pp 17–31.
[11] Addy M, Smith SR (2010) Dentin Hypersensitivity: an overview on which to base tubule occlusion as a management concept. J Clin Dent 21:25–30.
[12] Addy M, West NX (2013) The role of toothpaste in the aetiology and treatment of Dentine Hypersensitivity. In: Van Loveren C (ed) Toothpastes, vol 23, Monographs in Oral Science. Karger, Basel, pp 75–87.
[13] Addy M, Mostafa P, Newcombe R (1987) Dentine hypersensitivity: the distribution of recession, sensitivity and plaque. J Dent 15:242–248.
[14] Addy M, Embery G, Edgar WM, Orchardson R (2000) Tooth wear and sensitivity. Martin Dunitz, London, pp 1–400.
[15] Adriaens PA, DeBoever JA, Loesche W (1988) Bacterial invasion in root, cementum and radicular dentine of periodontally diseased teeth in humans -a resevoir of periodontopathic bacteria. J Periodontol 59:222–230.
[16] Anderson DJ, Matthews B (1967) Osmotic stimulation of human dentine and the distribution of pain thresholds. Arch Oral Biol 12:417–426.
[17] Ash MM Jr, Gitlin BN, Smith WA (1964) Correlation between plaque and gingivitis. J Periodontol 35: 424–429.
[18] Brännström M (1963) A hydrodynamic mechanism in the transmission of pain-produced stimuli through the dentine. In: Anderson DJ (ed) Sensory mechanisms in dentine. Pergamon Press, Oxford, pp 73–79.
[19] Brännström M (1966) The sensitivity of dentine. Oral Surg Oral Med Oral Path 21:517–526.
[20] Canadian Advisory Board on Dentine Hypersensitivity (2003) Consensus-based recommendations for the diagnosis and management of dentine hypersensitivity. J Can Dent Assoc 69:221–228.
[21] Chabanski MB, Gillam DG, Bulman JS, Newman HN (1996) Prevalence of cervical dentine sensitivity in a population of patients referred to a specialist periodontology department. J Clin Periodontol 23:989–992.
[22] Cuhn-Cruz J, Wataha JC (2014) The burden of dentine hypersensitivity. In: Robinson PG (ed) Dentine Hypersensitivity: developing a person-centred approach to oral health. Academic Press, Elsevier Inc. Oxford, UK. pp 34–44.
[23] Curro FA, Friedman M, Leight RS (2000) Design and conduct of clinical trials on dentine hypersensitivity. In: Addy M, Embery G, Edgar WM, Orchardson R (eds) Tooth wear and sensitivity. Martin Dunitz, London, pp 299–314.
[24] Dachi SF (1965) The relationship of pulpitis and hyperaemia to thermal sensitivity. Oral Surg Oral Med Oral Path 19:776–785.
[25] Fischer C, Fischer RG, Wennberg A (1992) Prevalence and distribution of cervical dentine hypersensitivity in a population in Rio de Janeiro, Brazil. J Dent 20:72–276.
[26] Frandsen A (1986) Mechanical oral hygiene practices. In: Loe H, VKleinman D (eds) Dental plaque control measures and oral hygiene practices. IRL Press, Oxford, pp 93–116.
[27] Ganss C, Schulze K, Schlueter N (2013) In: van Loveren C (ed) Toothpastes, Monographs in Oral Science. Karger, Basel, pp 89–99.
[28] Graf H, Galasse R (1977) Morbidity, prevalence and intraoral distribution of hypersensitive teeth. J Dent Res Spec issue A 162(56):2 Greenhill D, Pashley DH (1981) Effects of desensitizing agents on the hydraulic conductance of human dentine in vitro. J Dent 60:686–698.
[29] Griffi ths H, Morgan G, Williams K, Addy M (1993) The measurement in vitro of streaming potentials with fl uids fl ow across dentine and hydroxyapatite. J Periodontol Res 28:59–65.
[30] Grippo JO (1991) Abfractions: a new classifi cation of hard tissue lesions of teeth. J Esthetic Dent 3:14–19.
[31] Gysi A (1900) An attempt to explain the sensitiveness of dentine. Brit J Dent Sci 43:865–868.
[32] Holland GR, Nahri MN, Addy M, Gangarosa L, Orchardson R (1997) Guidelines for the design and conduct of clinical trials on dentine hypersensitivity. J Clin Periodontol 24:808–813.
[33] International Conference on Harmonisation for Good Clinical Practice. http://ichgcp.net/ . Retrieved 29th Nov 2012.
[34] Ishikawa S (1969) A clinico-histological study on the hypersensitivity of dentine. J Japan Stomatol Soc 36:68–88.
[35] Johnson RH, Zulgar-Nairn BJ, Kovall JJ (1982) The effectiveness of an electro-ionising toothbrush in the control of dentinal hypersensitivity. J Periodontol 53:353–359.
[36] Karim BF, Gillam DG (2013) The effi cacy of strontium and potassium toothpastes in treating dentine hypersensitivity: a systematic review. Int J

Dent. doi: 10.1155/2013/573258 , Epub 2013 Apr 8.
[37] Kun L (1976) Etude biophysique des modifi cations des tissues dentaires prevoquees par l'application totale de Strontium. Schweiz Monatschr Zahnheilk 86: 661–676.
[38] Loe H, Theilade E, Jensen SB (1965) Experimental gingivitis in man. J Periodontol 36:177–187.
[39] Lussi A (2006) Dental erosion from diagnosis to therapy. In: Lussi A (ed) Monographs in oral science 20. Karger AG, Switzerland, pp 1–219.
[40] Lussi A, Jaeggi T (2006) Chemical factors. In: Lussi A (ed) Monographs in oral science, vol 20., pp 77–87, Chapter 7.1.1.
[41] Moore C, Addy M (2005) Wear of dentine in vitro by toothpaste abrasive and detergents alone and combined. J Clin Periodontol 32:1242–1246.
[42] Orchardson R (2000) Strategies for the management of dentine hypersensitivity. In: Addy M, Embery G, Edgar WM, Orchardson R (eds) Tooth wear and sensitivity. Martin Dunitz, London, pp 315–326.
[43] Orchardson R, Gillam DG (2006) Managing dentin hypersensitivity. J Am Dent Assoc 137(7):990–998; quiz 1028–1029.
[44] Pashley DH (1984) Smear layer: physiological considerations. Oper Dent 9(Suppl 3):13–29.
[45] Pashley DH (1990) Mechanisms of dentine sensitivity. Dent Clin N Am 34:449–474.
[46] Pashley DH (1992) Dentin permeability and dentin sensitivity. Proc Finn Dent Soc 88(Suppl 1):215–214.
[47] Pashley DH (2000) Potential treatment modalities for dentine hypersensitivity: in-offi ce products. In: Addy M, Embery G, Edgar WM, Orchardson R (eds) Tooth wear and sensitivity. Martin Dunitz, London, pp 351–366.
[48] Rao CB, Kohli A, Addy M (2010) Dentine Hypersensitivity: information document for Indian dental professionals. Dental Council of India.
[49] Sanz M, Addy M (2002) Group D summary. J Clin Periodontol 29(Supplement 3):195–196.
[50] Smith RG (1997) Gingival recession. Reappraisal of an enigmatic condition and a new index for monitoring. J Clin Periodontol 24:201–205.
[51] Talioti E, Hill R, Gillam DG (2014) The effi cacy of selected desensitizing OTC products: a systematic review. ISRN Dent. doi: 10.1155/2014/865761. eCollection 2014 , Review.
[52] Watson PJC (1984) Gingival recession. J Dent 12:29–35.
[53] West NX (2006) Dentine hypersensitivity. In: Lussi A (ed) Dental erosion, Monographs in Oral Science 20. Kager, Basel, pp 173–189.
[54] West NX, Davies M (2014) Management of Dentine Hypersensitivity: Effi cacy of professionally and self administered agents. J Clin Periodontol. doi: 10.1111/jcpe.12336 . [Epub ahead of print].
[55] Yan B, Yi J, Li Y, Chen Y, Shi Z (2013) Argininecontaining toothpastes for dentin hypersensitivity: systematic review and meta-analysis. Quintessence Int 44(9):709–723.

第2章　牙本质敏感症的生理学基础

The Physiological Basis of Dentin Hypersensitivity

Kenneth Markowitz, David Pashley

引言

过去的100多年，口腔医生已经知道牙釉质对钻磨不敏感，但牙钻一旦越过釉牙本质界（dentinoenamel junction，DEJ），患者会立即感觉到尖锐的局部疼痛。口腔医生和组织学家明确了釉牙本质界是分泌性组织（牙釉质）和牙本质（一种具有应激生物学特性的活组织）之间的界限（Verworn 1913）。如果牙髓神经纤维从牙髓软组织开始延伸并穿过牙本质小管到达釉牙骨质界，则可以解释牙本质的这种特性。但组织学研究未能确切证实神经存在于敏感牙本质外部。即使存在，牙本质中的神经仅局限于组织的内侧那一半，靠近神经密集分布的牙髓（图2.1a）（Byers 1984）。

成牙本质细胞是牙髓牙本质边界的主要细胞成分，其突起延伸至距釉牙本质界1/3处（Byers and Sugaya 1995）。近期生理学和基因表达研究证明，这些牙本质形成细胞对疼痛刺激产生反应的方式与感觉受体相似（图2.1b）（Magloire et al. 2010；El Karim et al. 2011；Chung et al. 2013）。然而，成牙本质细胞是否能激活牙髓神经仍不清楚，因为尚未确认传统突触结构连接了这些细胞。破坏成牙本质细胞层的牙本质创伤不能消除牙本质敏感症（DH）。成牙本质细胞在牙齿敏感发生中具有一定的作用，但其作用并不是决定性的（Brännström 1963, 1968；Lundy and Stanley 1969；Lilja et al. 1982）。

Gysi（1900）是第一位推测刺激诱发牙本质小管液流动，从而引起牙本质敏感症的研究者。Brännström和同事们系统地研究了响应热、蒸汽、触压和通过渗透刺激而发生体外牙本质流体运动（Brännström 1962, 1965, 1966, 1986,

K. Markowitz (✉)
Rutgers School of Dental Medicine,
Rutgers the State University of New Jersey,
MSB C 636 185 South Orange Avenue,
Newark, NJ, 07103, USA
e-mail: markowkj@sdm.rutgers.edu

D. Pashley
College of Dental Medicine,
Georgia Regents University, Augusta, GA, USA
e-mail: dpashley@gru.edu

D.G. Gillam (ed.), *Dentine Hypersensitivity: Advances in Diagnosis, Management, and Treatment*,
DOI 10.1007/978-3-319-14577-8_2, © Springer International Publishing Switzerland 2015

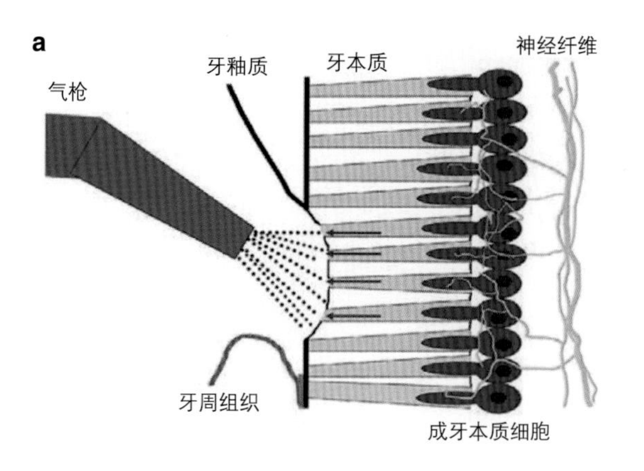

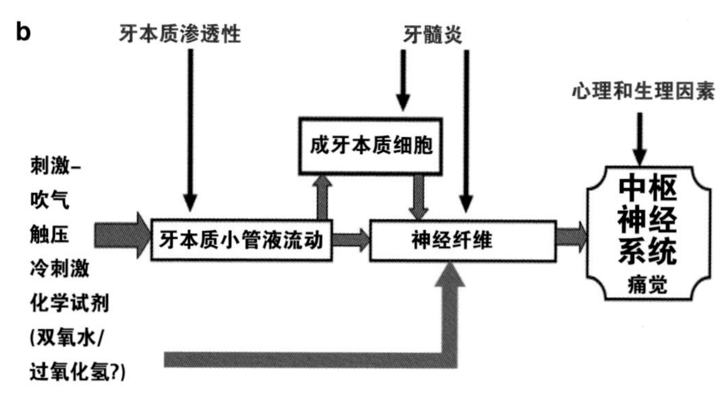

图2.1　（a）敏感的牙本质示意图，显示在牙本质酸蚀或牙龈退缩部位所暴露的牙本质小管。刺激（如对牙本质表面吹气）引起牙本质小管外部液体流动，激活牙本质深层和牙髓中的神经末梢。牙本质细胞会对各种形式的疼痛刺激产生反应，但这些细胞能否激活牙内神经纤维尚不清楚。牙齿敏感治疗可通过降低牙本质的渗透性或降低牙内神经的兴奋性［（Markowitz（2010，2013）许可转载］。（b）显示致疼痛相关DH生理过程示意图。牙本质小管中流体运动触发神经反应，导致中枢神经系统（CNS）中的疼痛感觉。其中成牙本质细胞可能也会对一定的疼痛刺激产生反应。某些刺激，例如冷刺激，也可直接刺激神经末梢引起疼痛。作用于牙本质的刺激强度和疼痛感之间的关系是不固定的。牙本质渗透性、牙髓的生物环以及中枢心理和生理因素均是可改变疼痛过程的变量［Markowitz（2009）许可转载］。

1992；Brännström et al. 1967）。总之，施用于暴露牙本质时引发疼痛的刺激也可诱发实验室研究中流体运动。Brännström的理论被称为流体动力学假说。随后的动物实验直接将通过该牙本质的流体运动与牙周神经兴奋联系起来，认为牙本质小管液流动可激活作为机械感受器的牙内部神经（Matthews and Vongsavan 1994）。牙齿的流体动力学机制体现了流体感应机械感受器对牙髓牙本质复合体独特解剖环境的一种新的适应机制。

然而，液体流动并非是引起疼痛的唯一方式。与身体的其他部位一样，牙髓神经可不通过疼痛刺激引起牙本质小管液流动而直接响应刺激（Chung et al. 2013）。冰食物和饮料可通过激活位于牙髓神经末梢的温度感受器直接刺激神经（Park et al. 2006）。即使疼痛反应的强度与牙本质流动的速度无关，牙本质小管也可作为外部刺激致疼痛的转导机制管道（Chidchuangchai et al. 2007）。

尽管牙本质敏感症被认为是一种病理状态，但DH可能在人类及其他的物种中发挥着重要的生理功能。如牙髓神经参与咬合力量的感知以保护牙齿免于折断（Olgart et al. 1988）。又如独角鲸细长的牙中，牙本质的感觉对于其感受周围环境中的张力具有很重要的作用。这些长牙中有牙骨质管道连接牙本质小管和牙齿表面。这种感官输入能够帮助这种动物避免被冰层所围困，因此对其在北极的生存具有重要作用（Nweeia et al. 2014）。

了解DH疼痛可塑性对了解疾病状态、治疗和宿主因素在调整疼痛中的作用至关重要（Pashley 2013）。牙本质渗透性和牙髓神经兴奋性是疾病发生过程中位于神经末梢，可以加重疼痛的一环，也是进行治疗时可以中断疼痛传导的一环。对这些外周因素的分析强调了牙本质敏感和患者行为以及其他牙齿健康问题（如牙齿磨损、酸蚀、龋病和牙周病）之间的关系（参见第4章和第10章）。然而，中枢神经系统可塑性在解释DH症状强度的变异性以及这种疼痛对生活质量的影响方面的作用虽然认识不足，但其重要性依旧不可忽视（Sessle 2000；Bekes and Hirsch 2013；Sixou 2013）（参见第9章）。

牙本质敏感发生的解剖基础

强烈的冷刺激可导致健康完好的牙齿产生疼痛。这种刺激形式通常用于临床中的牙髓活力测试。虽然高温饮食同样会引起健康牙齿的疼痛，但是冷刺激的结果在牙髓活力测试中更为可信（Fuss et al. 1986）。在完好的牙齿中，牙本质由牙釉质及牙根表面的牙骨质覆盖。这些外部覆盖物能够很好地封闭牙本质，使得在流体动力的刺激（温度变化、蒸汽、触压或是渗透压）下牙本质小管液也几乎不会流动。一旦磨损、酸蚀、龋坏或刮治术去除牙本质外周覆盖物，牙本质与之前未暴露的情况相比具有极高的传导性。这种状态下，流体动力学刺激可导致大量的液体流动引发疼痛（Pashley 2013）。

牙本质

与非敏感牙本质相比，敏感区域存在后天暴露的牙本质小管（Absi et al. 1987, 1989；Yoshiyama et al. 1989）。在受试者中，敏感症状的严重程度与开放牙本质小管数量/牙本质表面积和这些小管的直径有关（Kontturi-Nahri and Närhi 1993）。牙根刮治术和修复过程会在牙本质表面形成由细碎的切屑堆积形成的薄层——玷污层（Pashley 1984）（图2.2）。这种切屑会被压入小管内约1μm，然后再进一步被

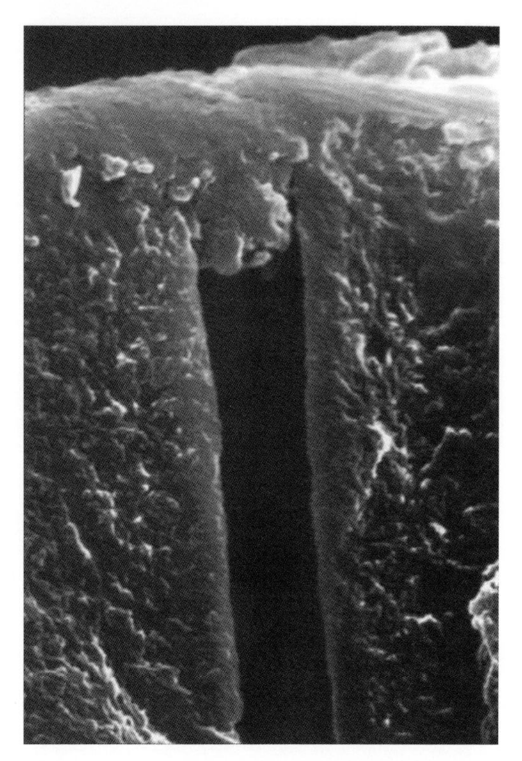

图2.2　图示高速硬质合金钻头切割覆盖牙本质的玷污层。注意切割碎屑延伸进牙本质小管1～2μm。玷污层和玷污栓的联合体减小了牙本质内90%的液体流动。玷污层和玷污栓的缺失会增加牙本质内的液体流动并导致牙本质敏感［经Pashley（1992）许可使用］。

1μm的玷污层覆盖。与没有这些表面材料时相比，玷污层可降低水力传导率（压力驱动牙本质液流动的能力）10～30倍（Pashley et al. 1981；Carrilho et al. 2007）。当玷污层和玷污栓被饮食中存在的或由菌斑微生物产生的有机酸溶解时，暴露的牙本质就会变得敏感（Pashley 1986）。

牙髓被矿化牙本质所包绕。对牙髓软组织压力的测量表明，其静水压力是正值，而不是皮肤中常见的负值（Guyton and Hall 2000）。眼内、骨髓内、颅内以及牙髓内的组织压力均为正的14～16mmHg（Matthew and Vongsavan 1994；Ciucchi et al. 1995；Heyeraas and Berggreen 1999；Guyton and Hall 2000）。正性牙髓组织压力可能是由高于血浆蛋白渗透压的平均毛细血管静水压和牙髓内相对微弱的淋巴引流结果（Pashley 1992；Heyeraas and Berggreen 1999）。这个牙髓软组织的正组织压力会在牙本质外覆盖物（牙釉质或牙骨质）丢失时引起牙本质小管液的外渗（Ciucchi et al. 1995）。但是这种缺乏流体动力学刺激的液体外流速率并不能足够引起牙髓内牙髓感觉神经的兴奋。这个已由Vongsavan和Matthews（1992）以及Matthews和Vongsavan（1994）在猫牙齿上得到了证实。

探诊、吹气或温度变化导致原本向外流动的牙本质小管液流动加速或逆流，这时刺激介导的小管液位移就产生了（Anderson et al. 1967；Matthews et al. 1993；Pashley et al. 1996；Andrew and Matthews 2000；Vongsavan et al. 2000）。人或动物牙齿的静水压力刺激试验（图2.3a）表明牙髓神经对向外流动比向内流动更敏感（图2.3b，c）（Matthews and Vongsavan 1994；Andrew and Matthews 2000；Charoenlarp et al. 2007；Vongsavan and Matthews 2007）。

触压刺激和吹气均是DH临床研究中常用的刺激手段（Gillam et al. 2000）（参见第5章和第7章）。当从牙本质上清除玷污层时，牙髓神经可对刺激产生反应，而在

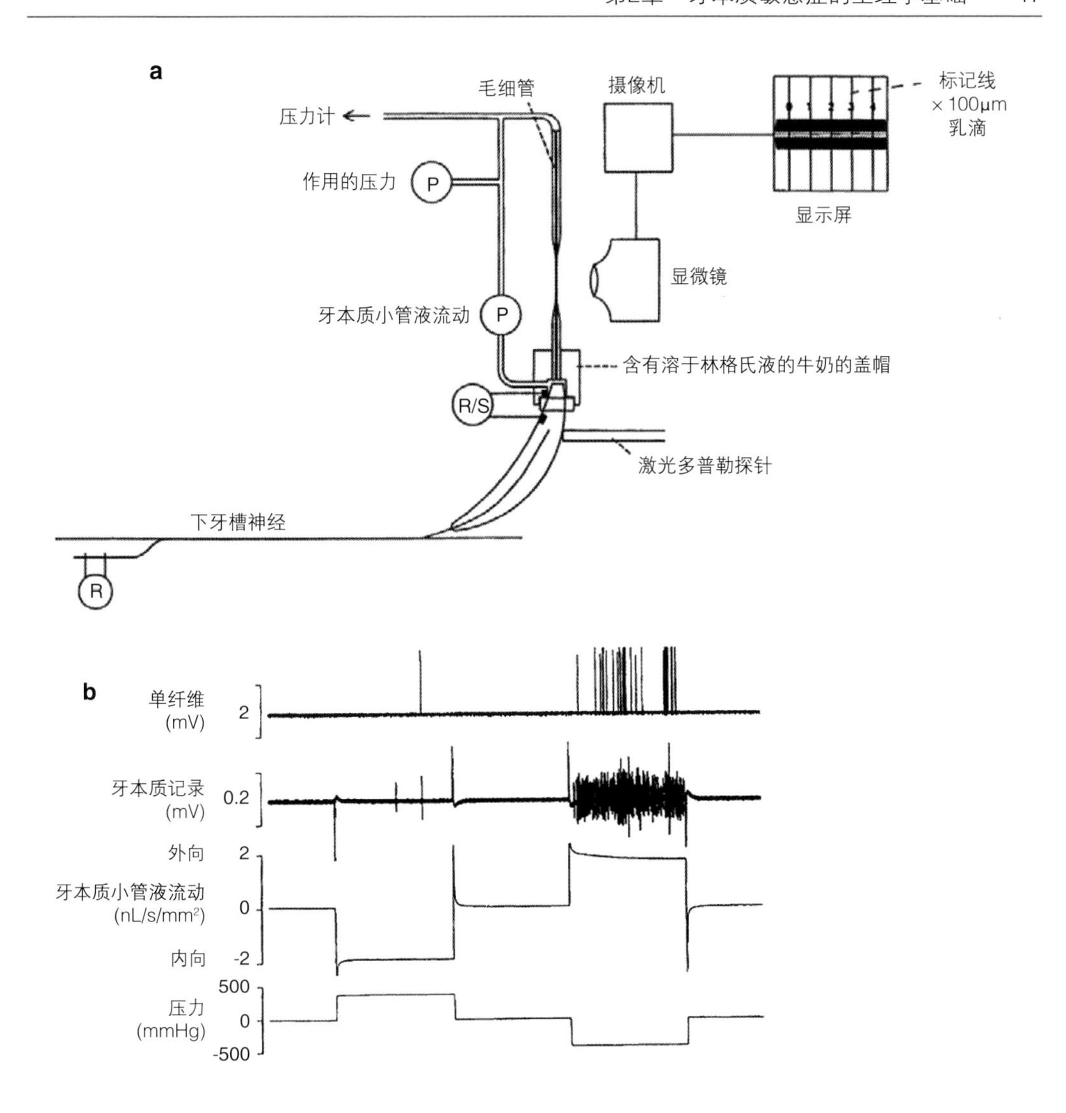

图2.3　（a）图示为测试作用于牙本质表面的流体静压力的效果和牙内神经活动的动物实验设计。实验记录的牙内神经活动是由下牙槽神经和牙本质内多个部位独立的单纤维活动引起的。（b）随着作用于牙本质表面的正压力作用，牙本质小管液会出现相应的内向流动。这不会引起牙内神经的兴奋。相对的，负压会诱导液体的外向流动，并同时也在牙本质和单纤维记录到有明显的神经反应。（c）图示是在相应压力作用下形成的穿牙本质小管液流和牙本质中记录到的神经冲动数量的关系图。内向的液流几乎不引起神经反应。但约大于0.75nL/s/mm^2外向的穿牙本质小管液流动则会引起神经反应。并且产生神经冲动的次数和外向液流的速率呈正相关［已获得Vongsavan and Matthews（2007）的复制许可］。

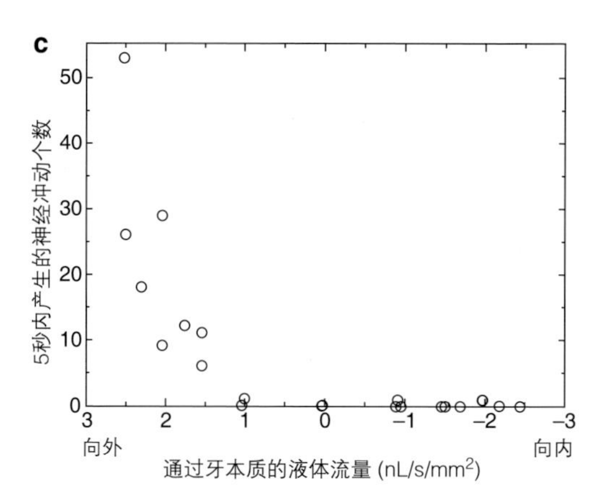

图2.3（续）

玷污层存在时不会产生反应（Hirvonen et al. 1984）。打磨牙本质形成玷污层或利用药剂封闭牙本质小管能消除这些反应。

尖锐的探针对牙本质施加压力会诱导超过疼痛阈值的内向液流产生（图2.4a）。当压力消失时由于牙本质表面的弹性回缩引起液体向外流动从而兴奋牙髓神经（图2.4b）（Camps et al. 2003）。

吹气是引起牙齿敏感性疼痛的一种有效诱因，其通过诱导牙本质小管液快速向外流动从而发挥作用（图2.4c）（Matthews et al. 1993；Pashley et al. 1996；Andrew and Matthews 2000）。吹气会引起牙本质小管液蒸发，使牙本质冷却并出现毛细血管作用，引起流体的外向流动。蒸发的液体运动可在细小的或不完全闭合的牙本质小管发生。在临床实践中，浅表牙本质（备洞过程中延伸至釉牙本质界）是相当敏感的。据报道，浅层牙本质具有较深层牙本质水力传导性较低的狭窄牙本质小管（Fogel et al. 1988）。然而，牙本质小管在DEJ附近具有广泛分支，使得该组织多孔并且可维持蒸发性的流体运动（Mjör and Nordahl 1996）。

改变牙本质渗透率和敏感性的生理性因素

$$Q=\pi \Delta P N r^4 / 8\eta L$$

（毛细管液流的哈根–泊肃叶定律）

（公式2.1）

其中Q=液体流动体积（μL）

N=小孔数目（每单位面积牙本质小管）

ΔP=牙本质小管两端静水压差（cmH_2O^{-1}）

r=牙本质小管半径

η=流体黏稠度

L=牙本质小管长度（cm）

$$Lp=Q / \Delta P A t$$

（公式2.2）

其中Lp=导水率（$\mu L\,cm^{-2} min^{-1} cmH_2O^{-1}$）

Q=液体流动体积（μL）

ΔP=牙本质小管两端静水压（cmH_2O^{-1}）

A=牙本质面积

t =以分钟为单位的时间

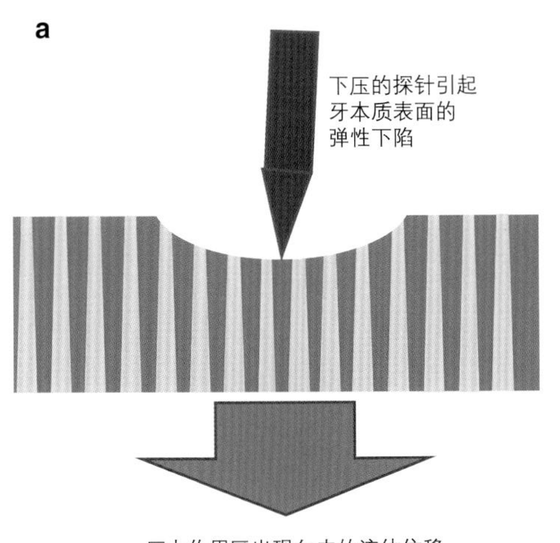

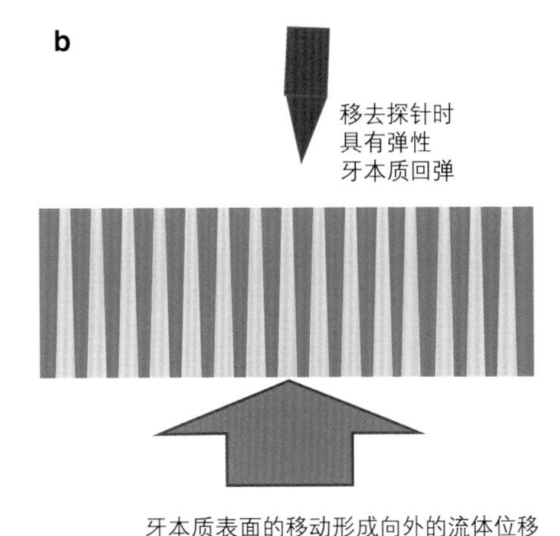

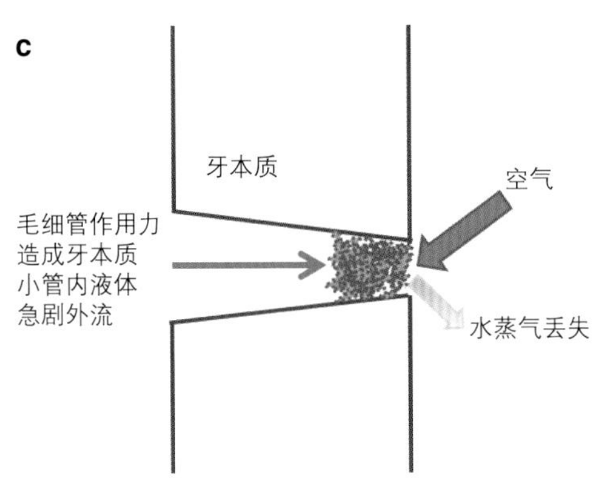

图2.4　图示为触压和吹气刺激引起敏感牙齿疼痛的机制。（a）通过尖锐的探针触压刺激，可能会引起脱矿暴露的牙本质出现塑性（刮痕）和弹性（可逆）的变性。当尖锐的探针压在牙本质表面时会形成凹陷。由于牙本质小管内径向牙髓方向越来越宽，会形成足够引起深牙本质和牙髓中牙内神经兴奋的内向液流（未在图中显示）。（b）从牙本质表面移去探针会导致牙本质表面回弹。这个反弹过程会引起强烈的兴奋，导致牙内神经向外的牙本质小管液出现流动（Camps and Pashley 2003; Camps et al. 2003）。（c）吹气会使得暴露的牙本质小管开放末端的水分变成蒸汽，进而随着气流逸出。继而在毛细管作用力的影响下会立即出现向外的牙本质小管液流动。吹气的蒸发作用可以使牙本质表面温度下降，也可引起疼痛。由多孔物质，如玷污层封闭的牙本质小管可以几乎完全抑制液体对流，但由于液体仍可以通过管内的空洞蒸发，因而几乎对液体的移动不会产生影响（Matthews et al. 1993）。

牙本质小管系统大致呈平行排列（尤其是冠中牙本质处），其中液体通过牙本质的流动和扩散遵循一些物理定律。液流可以简化表达为液体能够轻易跨牙本质流动或是以导水率（*Lp*）表示（公式2.1和公式2.2）。也就是说，导水率可以简单地用在牙本质两侧不同静水压差作用下每分钟通过1cm^{2}面积牙本质的液体流量（公式2.2）。对流液体流动和扩散均与开放的牙本质小管数量成正比，并与其长度成反比。液体通过牙本质小管的扩散速度随着小管的半径的平方而变化，而流过牙本质小管的对流液体随着半径的四次方而变化（公式2.1）。小管半径和对流之间的陡峭关系是因为管内立体流动是层流式的（Merchant et al. 1977）。也就是说，液体是呈一层层筒样流动的，越靠近小管壁圆筒直径越大，较小的圆筒在较大圆筒的内部流动，就产生了摩擦力。如果牙本质小管封闭剂能在小管的任意位置使牙本质小管半径减小一半，则液体流动受到的阻力增加就不只是1/2二次方引起的而是由1/2的四次方引起的。因此，小管半径减小一半使得扩散速度成为其原始值的1/4，而限制液体对流至其原始值的1/16。这种关系提示要缓解牙本质敏感症并不需要完全封闭牙本质小管（Reeder et al. 1978）。液体流动取决于牙本质小管半径、密度和长度，可以解释同一牙齿不同部位牙本质渗透率的差异。一般来说，靠近后牙牙髓角和前牙牙髓尖端的深部牙本质具有较牙齿其他部位暴露的牙本质渗透率都高（Pashley et al. 1978, 1987）。这些部位牙本质的神经分布密度也是最高的（Byers 1984），因而是最敏感的区域。

对于已知牙本质小管的直径、厚度和密度，如果将通过其液体的流量与测算的预期流量进行比较，计算的流量通常比实际流量大一个数量级（Michelich et al. 1978）。牙本质小管内壁是不规则的而且有着胶原纤维和其他结构，会部分阻塞液体流动。

多孔固体的导水率（Lp）用于衡量压力梯度在材料中流动的难易程度（公式2.2）。在测量牙本质小管液流动的实验中，导水率是牙本质小管液对流渗透性的反应。如上所述，去除玷污层和玷污栓会增加流动牙本质的水力传导性。对于通过降低牙本质渗透性起作用的药物，可以进行水力传导测量来筛选其治疗牙本质敏感症的能力。

当溶质应用于可渗透的牙本质表面时，它们按照其浓度梯度成比例地通过小管进行扩散。牙本质小管液的生理外流通过其清洗作用减少了溶质的内流（Pashley and Matthews 1993）。由于扩散和流动的不同流动特性，部分牙本质小管的闭合可以减少这种向外流动产生的冲洗作用并增强向内扩散（Pashley et al. 2002）。与向内扩散相似，向外流动的作用是限制跨牙本质的药物输送、修复材料与牙本质的相互作用和细菌毒素是对牙髓影响的重要因素。向外流动也可将宿主来源的蛋白质，如凝血因子（Pashley et al. 1984）和免疫球蛋白（Hahn and Overton 1997）转运到牙本质小管中。这些大分子可相互作用或让牙本质小管自身形成阻塞，从而减少流体流动。

作用于牙本质表面的溶质也可引起渗透水的向外流动。例如，浸泡在饱和氯化钙中的小颗粒可以通过牙本质吸取足够的液体从而引起疼痛。这种方式可用于临床检测有问题的修复体边缘（Pashley et al.

1996）。通常，通过牙本质的渗透水运动是有限的，因为牙本质小管对大多数低分子量溶质是具有渗透性的（Pashley and Whitford 1980）。大分子量溶质（例如蛋白质）扩散到牙质中的能力有限，特别是在治疗层存在的情况下。在溶质渗入牙本质受限时，向外渗透作用就发生了（Pashley et al. 1979）。

牙本质小管提供了连接牙本质刺激和神经反应的通路。牙本质小管也是细菌因素促使疼痛发生，且治疗药物通过减小牙本质渗透率或抑制牙髓神经兴奋以缓解疼痛（Markowitz and Pashley 2008；Pashley 2013）。尽管牙本质不像骨骼那样进行重建，但玷污层、第三期牙本质、管周牙本质和管内的矿物质可以降低牙本质的渗透性并缓解牙本质敏感症（Mjör 2001）。硬组织这种对酸蚀和磨损的敏感性是了解牙本质敏感症病因以及设计预防策略的重要因素，这是患者管理中很关键的一点（Addy 1992）（参见第4章）。

神经的激活

密集神经支配的牙齿会引起各种疼痛症状，包括急性牙髓炎的剧痛及DH患者的痛感。临床研究以及记录牙本质刺激神经反应的体内研究帮助我们确定牙髓中能对牙本质刺激做出反应的感觉神经纤维类型及牙本质渗透率在改变神经对刺激的反应能力所起到的作用（Markowitz and Pashley 2008）。

刺激健康牙齿上暴露的牙本质可导致尖锐且定位准确的疼痛，其持续时间不超过刺激时间（Anderson et al. 1967；Anderson and Matthews 1976；Ahlquist and Franzén 1994）。这种疼痛与身体其他部位A型伤害感受器激活的疼痛一致。生理实验证实了响应牙本质刺激的神经纤维类型。在这些实验中，对吹气、探诊和其他作用于被酸蚀牙本质上的刺激有反应的神经单元与A型纤维一致，具有低电阈值与高传导速度（Närhi et al. 1982, 1992；Närhi 1985）。这些A型纤维大部分被髓鞘包被，但在到达浅表牙髓和牙本质时会失去髓鞘。然而失去髓鞘使得观察组织切片时难以鉴定传入神经的远端部分。近来免疫组织化学标记物研究证实，这种出现在牙髓组织表面的无髓鞘神经纤维是有髓轴突的延伸部分（Henry et al. 2012）。与牙髓内的A型神经纤维比较，传导较慢的牙髓C型纤维各部分均无髓鞘包被。这些神经单元对引起DH疼痛的较轻牙本质刺激无反应，但对直接损伤性刺激（如针对牙髓组织的损伤性高温）做出反应。辣椒素是辣椒中的活性成分，与高温类似，它能够激活同样的受体，从而刺激C型纤维，但对牙内快速传导的A型神经纤维影响不大（Närhi et al. 1992；Ikeda et al. 1997）。

已有试验在志愿者中研究了被激活的牙髓神经纤维类型与个体疼痛症状之间的联系（Ahlquist and Franzén 1994）。这些试验在记录受试者的疼痛评级与描述的同时，也记录了牙髓神经对牙本质龋洞中牙齿刺激产生的电生理反应。冷刺激引起的疼痛被描述为尖锐的疼痛同时记录到刺激能够引起牙本质中A型纤维产生冲动（Ahlquist et al. 1984）。在一连串的冷刺激下，疼痛的强度与神经反应的频率成正比（Fors et al. 1984）。与冷刺激相反，作用于牙本质深部或牙髓的疼痛诱导剂会引起钝痛，并且不产生能够在龋洞内记录到的神经反应（Ahlquist et al. 1994）。这种类型的疼痛可能由直径较小的C型纤维被激活而产生。人体和动物实验研究确立了牙髓神经的基本分类，证实相应的疼痛症状与不同类型的传入神经激活相关，也使牙齿敏感和其他类型的定位清楚的尖锐疼痛联系起来。

痛觉传入神经可以根据组织化学标记物，以及神经元中存在的受体、离子通道及递质的类型进行分类（Chung et al. 2013）。哺乳动物三叉神经传入神经是一组异质性感觉神经元，其中大部分传导源于灵敏的皮肤、面部毛发及黏膜的非痛觉的机械感觉［Catania 2011（Sessle and Greenwood 1976］。为了检查牙髓传入神经的特性，需要对牙髓组织进行组织学检查或者对三叉神经节传入神经细胞体进行检测（Byers et al. 1982, 1987；Pan et al. 2000）。牙髓传入神经纤维可以通过在牙本质窝洞内注入迅速扩散的示踪剂追踪到相应的神经元胞体，示踪剂经过一段时间的转运，可以观察到三叉神经节中的神经元胞体（Eckert et al. 1997；Pan et al. 2003）。使用适当的组织化学技术可检测胞体中存在的各种受体和神经元表型的其他标记物（Henry and Hargreaves 2007）。此外，可对被标记的牙髓传入神经细胞胞体进行分离培养，并收集用作生理或生化分析（Kim et al. 2011；Chung et al. 2013）。采用这种方法分离牙髓神经细胞胞体，可以得到各种受体和离子通道的基因表达特征（Chung et al. 2013）。虽然这种方法能够记录到这些分离出来的胞体对各种化学和温度刺激的电生理反应，却不能够检测传入神经对自然状态下牙本质刺激的反应（Kim et al. 2011）。由于这些限制，我们不能明确在牙髓传入神经中观察到的各种离子通道、递质和受体是属于A型还是C型纤维。

大多数分离培养的牙髓传入神经胞体可被观察到对温度和能够引起高温感觉的辣椒素产生反应。该细胞群也能与植物凝集素IB4结合。电生理记录显示这些IB4+及辣椒素响应细胞在复极化阶段具有反应（隆起）的动作电位（Kim et al. 2011）。大部分的牙髓传入神经还表达TRPV1（瞬时受体或潜在阳离子通道亚家族V成员1）——高温/辣椒素受体的mRNA。这个神经元群可能是C型纤维疼痛感受器。相反，大约20%的牙髓传入神经元胞体不会对辣椒素产生反应，不会与IB4结合，并且具有在复极化阶段无波动的动作电位。类似比例（即20%）的传入神经是TRPV1 mRNA表达阴性（Kim et al. 2011）。某些牙髓传入神经胞体也会对低温和能产生冰冷感觉的化学物质如薄荷醇，产生反应

（Park et al. 2006）。

以上及其他的实验结果明确表明，牙髓传入神经具有直接对温度刺激做出反应的能力。伤害性的高温能够使牙内C型神经纤维做出反应（Närhi et al. 1982；Jyväsjärvi and Kniffki 1992）。冷刺激可致突然的锐痛可能是在冷刺激诱导下，牙本质液的流动和直接作用于牙髓神经末梢感受器共同作用的结果（Jyväsjärvi and Kniffki 1987；Park et al. 2006；Chidchuangchai et al. 2007）。

牙髓传入神经也具有嘌呤受体（Cook and McCleskey 2002）。当牙髓细胞受到破坏时，胞质内ATP就会释放到细胞外液中。ATP是一种强效的伤害感受器刺激物。由于在吹气或创伤性修复时成牙本质细胞胞体常被吸引进入牙本质小管并受到破坏，ATP的释放可能参与了流体动力学作用下的神经激活（Brännström 1963）。

一氧化氮（NO）是一种由一氧化氮合酶（NOS）形成的氧化自由基，与牙髓炎症过程有关。由于NO被迅速破坏，所以研究人员检测了大鼠正常与发炎牙髓中NOS酶活性发现其活性增加（Law et al. 1999；Fujita et al. 2004）。NO在DH中的确切作用仍有待进一步深入研究。

完好的三叉神经节中可以发现有略微不同的神经元模式。大多数牙髓传入神经是IB4阴性并含有血管活性神经肽——降钙素基因相关肽（CGRP）（Fried et al. 2011）。辣椒素刺激离体牙髓组织诱导释放CGRP，表明这种神经元群具有受高温激活的TRPV1受体并参与控制牙髓的脉管系统（Fehrenbacher et al. 2009）。仅有少数三叉神经节细胞体可观察到含有非神经肽的传入神经纤维仅占少数，但在浅表牙髓处形成密集的神经纤维网络，表明其在牙本质感觉中的作用（Chung et al. 2012）。由于这些神经细胞体相对缺少对辣椒素的反应，这些胞体可能包括了形成牙内A型神经纤维的神经胞体（Närhi et al. 1992）。

牙本质敏感症具有非常有特点的特征，这些特征是独一无二的。有一些痛是牙受到刺激时唯一的感官体验。在进行电刺激试验时，受试者在达到阈值时报告刺痛（而非疼痛）。这个试验结果提示并非所有的牙齿刺激都会导致疼痛（McGrath et al. 1983）。其他证据也表明了这种痛前反应与疼痛的关系。时间（增加频率）和空间（同时刺激邻牙）的总和会导致这种刺激被感受为疼痛，说明了这种局阈的刺感实际上是短暂的低幅度疼痛（Närhi et al. 1984；Virtanen et al. 1987）。

在多个方面，牙齿内伤害感受器与低阈值机械感受器（LTM）相似，LTM可以调节身体其他部位的非疼痛力学感受（Fried et al. 2011）。部分的牙髓传入纤维根据其传导率被归为Aß型纤维（Närhi et al. 1983）。这种类型的传入纤维通常与疼痛无关，而与非疼痛机械性感觉有关。检测三叉神经节牙髓传入神经胞体发现胞体表达的大量标记物以及细胞学特征（例如细胞大小）与LTM相似而与典型的伤害感受器不同。这种在敏感牙齿中引起疼痛的刺激在非强力或非重复的作用下不会对组织造成损害。牙本质敏感症的这些特征使得研究者认为牙内对流体动力学压力产生反应的神经——“低阈值的疼痛神经元”——与真正的痛觉感受器相反。这种疼痛神经元的激活从而引起疼痛更可能是因为它们与中枢神经相联系而非这些细胞自身的反应（Fried et al. 2011）。

流体动力学压力转换为神经反应提示这些牙内痛觉神经具有被机械力激活的感受器。牙髓神经对向外的液体流动更敏感说明这些机械性受体对拉力反应最敏感（Vongsavan and Matthews 2007）（图2.3）。

机械性敏感离子通道在自然界中广泛存在，并且是神经对触摸以及渗透压和声波等刺激做出反应的基础。在机械感受器中，跨膜转运通道通过细胞内外的部件锚定在感受器或神经细胞的细胞骨架和胞外结构上（图2.5）。这种转运通道影响张力和剪切力进行开放与关闭，发挥门控离子传导的作用（Gillespie and Walker 2001; Tsunozaki and Bautista 2009）。

多种离子通道被推定为机械感受器（Delmas and Coste 2013）。其中大部分通

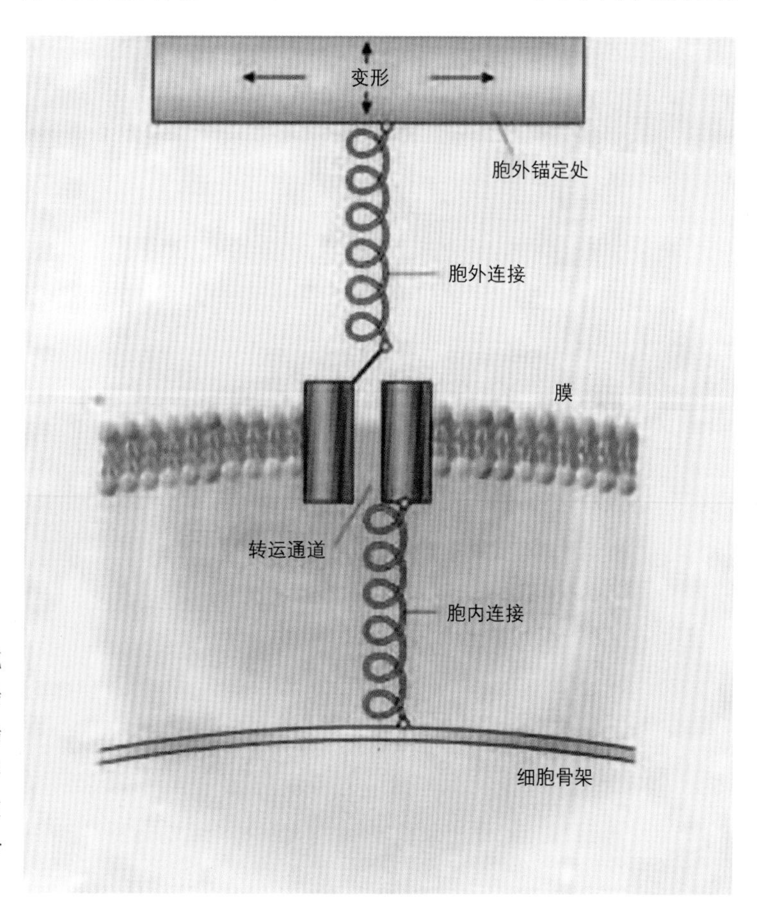

图2.5 图示为猜想的机械性敏感感受器示意图，一端锚定在神经膜的表面，一端锚定在胞外。感受器的变形会引起离子敏感通道的开放［已获得Gillespie and Walker（2001）的使用许可］。

道也参与介导对其他刺激（如冷和低pH）的反应。由于缺乏离子通道，相关基因的敲除动物有时具有机械性感受，因而难以证明目标离子通道的机械感觉功能（Kang et al. 2012）。

在大鼠三叉神经节细胞，包括标记的牙髓传入神经，对可能的机械感应离子通道的基因表达进行了检测（Hermanstyne et al. 2008）。三叉神经元表达许多机械感受通道的mRNA，其中大部分未在牙髓传入神经表达。在所检测的机械感觉通道中，仅有一种酸敏感离子通道3（ASIC3）在67%的牙髓传入神经中表达。在这项研究中，大多数牙髓传入神经也表达TRPA1，这是一种化学感受通道，也可以被冷刺激激活（McKemy 2005）。基于TRPA1也可以被氧化复合物激活的研究结果，推测这个受体与牙齿漂白时的疼痛有关（Markowitz 2010）。

表达ASIC3的神经元百分比未被牙髓炎症诱导发生改变，表明ASIC3基本表达在健康完整的牙齿神经纤维上（Hermanstyne et al. 2008）。如我们所料，牙髓机械感受器存在于健康完好的牙齿中，因为在折裂或碎裂牙齿等新鲜暴露的牙本质对冷空气和其他刺激都敏感。需要在缺乏（敲除）ASIC3的动物模型中进行流体动力学刺激诱发神经反应的生理实验，来具体确定这些和其他离子通道在介导流体动力学刺激引起的神经反应中的作用。

为了激活疼痛或其他形式的感觉，神经对刺激做出反应，以全或无的形式将冲动传递到中枢神经系统。疼痛纤维中，上述的感觉受体的活化使神经细胞膜去极化；如果到达阈值，电压门控离子通道打开（Armstrong and Hille 1998），导致动作电位传输到中枢神经系统。动作电位的模式和频率对刺激的感知强度信息进行编码。数种阳离子选择性离子通道介导动作电位的开始和终止，电压门控钠通道（VGNa）负责动作电位的上升相（Amir et al. 2006）。在有髓鞘的牙髓传入神经中，VGNa通道的分布受限于纤维有髓鞘部分的郎氏结，向外周无髓鞘部分传播（Henry et al. 2012）。

然而，覆盖破坏的成牙本质细胞层的牙本质仍可能是敏感的。该观察结果质疑了成牙本质细胞是DH中关键参与细胞的观点（Lilja et al. 1982）（图2.1）。但是，成牙本质细胞确实存在各式各样的神经样受体，使得这些细胞能够对各种化学、温度和机械刺激做出反应（Magloire et al. 2010；El Karim et al. 2011；Chung et al. 2013；Tsumura et al. 2013）。它们也可根据牙齿内部所在位置和牙齿发育阶段来表达各种VGNa通道（Davidson 1994；Allard et al. 2006；Byers and Westenbroek 2011；Ichikawa et al. 2012）。

虽然细胞间特定的通信机制尚未阐明，例如连接成牙本质细胞和牙髓神经的突触结构尚未被确定（Byers 1984），但成牙本质细胞的感觉传导可能对牙髓神经有影响。成牙本质细胞控制牙髓神经末端的环境，决定牙本质液的离子组成，还提供机械敏感神经末梢检测牙本质液流动所需的结构支持（Magloire et al. 2010）。牙本质刺激下，对成牙本质细胞的损伤也可能导致前列腺素的形成，并且如前文所述，细胞质ATP或钾离子释放到细胞外液中（Cook and McCleskey 2002）。在成牙本质细胞和三叉神经共培养的实验中，对其中一个成牙本质细胞的机械刺激可以引起附近其他成牙本质细胞和神经元的兴奋性钙传导。机械刺激成牙本质细胞通过特殊的膜孔将ATP释放到细胞外培养基中。邻近的成牙本质细胞和神经元对这种机械诱导的ATP释放应由各种嘌呤受体介导进行反应（Shibukawa et al. 2014）。成牙本质细胞释放的ATP和其他化学因子使牙髓神经变兴奋与敏感（Utreras et al. 2013）。有学者提出成牙本质细胞参与调解对牙本质流体动力学刺激的反应，不是通过常规突触而是通过自分泌/旁分泌类型的信号传导（Shibukawa et al. 2014）。

成牙本质细胞的生理性反应可能与骨组织中骨细胞一样与疼痛无关。骨细胞通过增强其代谢活性并维持骨基质的矿化对机械刺激做出反应（Cowin 2007）。成牙本质细胞对牙本质损伤和刺激的反应可能涉及第三期牙本质的形成（Byers and Westenbroek 2011）。然而，需要进一步研究这些多能细胞的感觉功能。

牙本质敏感症的生理学基础

炎症总伴随着疼痛阈值降低和疼痛强度增强等症状（Park et al. 2001）。牙髓炎症可能导致暴露的牙本质变得敏感（Pashley 2013）。炎症相关的神经元可塑性对伤害感受器在病理状态下的兴奋性和药物敏感性有重要影响（Gold and Flake 2005；Henry and Hargreaves 2007；Chung et al. 2013）。牙髓炎症也可能由牙齿创伤、细菌侵入牙髓或牙本质所引发。

当龋坏累及牙本质时，口腔微生物入侵并定植在牙本质小管内（Love et al. 2000）。细菌代谢产物、酶、抗原通过相对完整的牙本质层扩散到牙髓，进而导致炎症反应（Brännström 1962；Lundy and Stanley 1969；Goldberg et al. 2008）。在急性牙髓炎中，炎症介质在牙髓中累积，敏化并激活伤害感受器，导致自发性疼痛（Bowles et al. 2003）。这个过程也可由入侵牙本质的细菌代谢产物（Warfvinge et al. 1985；Jontell et al. 1998；Fouad 2012）、长期牙本质暴露或修复操作导致的创伤所引发（Olgart et al. 1991；Mjör 2001）。

在龋齿中，牙髓炎症反应的类型和强度取决于细菌入侵牙本质的深度（Izumi et al. 1995；Cooper et al. 2011）。龋齿患者临床症状存在很大差异。乳杆菌属严重感染的深龋洞的牙齿可能无明显症状。相反，厌氧微生物感染牙更容易出现热敏感和其他症状（Hahn et al. 1993）。

各种细菌代谢产物，如胺类，可以强烈刺激牙髓神经（Panopoulos 1992）。有机酸是乳杆菌属和其他龋病相关细菌糖酵解的主要代谢产物，对疼痛有复杂的作用。有机酸对化学刺激引起的牙髓神经活动具有抑制作用（Panopoulos 1992）。酸还可以激活某些受体并使其他受体如TRPV1，敏化以增强热刺激所致的牙齿疼痛（Goodis et al. 2006）。龋坏病变的细菌群体变化也可能影响牙髓中病变代谢类型及炎症的发生发展，进而决定敏感疼痛发生的程度（Hahn and Liewehr 2007）。

细菌即使没有直接入侵牙髓，也能影响牙髓神经的功能。脂多糖（LPS）是由革兰阴性厌氧菌释放的重要毒素，可以引起局部牙髓和系统的炎症反应（Okiji et al. 1992；Chattipakorn et al. 2002；Bletsa et al. 2006）。这种毒素可引起休克和全身脏器损害（Quan et al. 2001）。牙髓直接暴露于脂多糖可以引起严重炎症，还可以使接受牙髓痛觉感受器传入信号的中枢神经区域更易于察觉疼痛（Chattipakorn et al. 2005）。脂多糖可以通过牙本质扩散并促进热激活离子通道的活性（Nissan et al. 1995；Chung et al. 2011；Diogenes et al. 2011）。这些改变可导致牙齿变得对冷热刺激敏感。

免疫系统的激活、炎症及疼痛易化间存在许多联系（Bletsa et al. 2009；Kress 2010）。例如，三叉神经元具有Toll样受体和固有免疫系统的其他组分（Byers et al. 1992；Byers and Närhi 1999；Veerayutthwilai et al. 2007；Horst et al. 2009）。这些受体是对脂多糖和其他细菌产物产生反应的机体早期警报系统的一部分。这些机制有助于解释厌氧菌疼痛效应（Wadachi and Hargreaves 2006）。炎症介质可能诱导TRPV通道的磷酸化，导致它们对热刺激更敏感（Jeske et al. 2006）。

炎症和疼痛与伤害感受器激活紧密相关。伤害感受器激活是触发炎症和炎症敏感痛觉感受器的启动因素（Kim1990）。例如牙齿预备等有害刺激导致牙髓血流、髓腔压力和牙本质液向外流动增加。这些效果也可通过电学、化学、流体动力学刺激激活牙内感觉神经而诱发（Pertl et al. 1993；Heyeraas et al. 1994；Olgart 1996；Andrew and Matthews 2002）。刺激引起血管活性肽的释放，例如，从牙髓神经末梢释放的P物质和降钙素基因相关肽（Calcitonin Gene Related Peptide, CGRP），引起血管舒张、血管渗透性增加等血管炎症的早期表现（Kerezoudis et al. 1993；Fehrenbacher et al. 2009）。这种现象称为“神经源性炎症”。

与急性牙髓炎相比，DH中细菌和牙髓炎症的作用尚未明确。虽然健康的、新鲜暴露的牙本质可能会敏感，而且敏感的磨损牙颈部也常常未发现菌斑（Addy et al. 1987），但牙髓和覆盖在牙根表面的菌斑相互作用会使牙髓神经敏感化（Tammaro et al. 2000）。然而，细菌不会通过敏感牙齿内分隔牙髓和牙表面的完整牙本质界（Michelich et al. 1980）。虽然扫描电镜观察到的牙本质小管直径大约为1μm，但由于牙本质小管内的物质如胶原纤维、矿化结节的存在，牙本质小管的功能直径仅有观察值的1/20（Michelich et al. 1978）。牙本质小管直径的受限作用是阻止细菌进入牙髓。也就是说，到达髓室的牙本质液是无菌的（Michelich et al. 1980）。牙本质的作用与0.2μm的微孔过滤器类似，可防止口腔微生物感染牙髓软组织。

炎症可通过使牙髓神经末梢对牙本质液流动更敏感而加重DH症状。血清素（5-HT）是由血小板和肥大细胞释放到损伤部位的炎症介质。它与许多疼痛症状相关，包括偏头痛（Sommer 2004）。5-HT作用于暴露牙本质也能降低A纤维对牙本质流体刺激的临界值（Ngassapa et al. 1992）。在对暴露酸蚀牙本质应用5-HT之前，这些神经单元对弱渗透刺激剂葡萄糖溶剂无反应。在牙本质上应用5-HT后，葡萄糖可引起兴奋反应，这表明5-HT可降低流体动力学阈值。这些结果可以解释牙髓炎发生时，其对甜食敏感的原因。血清素使三叉神经痛觉感受器对温度和化学刺激敏感，提高刺激引起CGRP释放（Loyd et al. 2013）。

炎症介质常协同增强对刺激的反应（Hirafuji and Ogura 1987；Bletsa et al. 2009）。例如，缓激肽提高辣椒碱诱发的CGRP从牙髓神经末端释放（Goodis et al. 2000）。在这些实验中，前列腺素E的应用能增强缓激肽的这种作用。

牙髓神经创伤和炎症造成了结构改变（Byers and Närhi 1999）。创伤性备洞后，在浅表牙髓组织观察到含CGRP的神经纤维末端生长（Taylor et al. 1988）。由于这种反应，创伤后表面的牙髓组织，尤其是正常情况缺少神经支配的颈部和根部牙髓，神经分布密度可能大大增加。修复和牙周手术后的牙本质敏感症中，神经生长时机具有一定的时间规律。受伤后的1周，神经以最大速度生长；受伤后的3周，组织形态恢复正常（Byers 1994；Byers and Närhi 1999；Rodd and Boissonade 2001）。修复后的1周，术后症状常常是最明显的，并在接下来的几周会逐渐减轻。这种神经生长反应也可以在人深龋患牙中观察到（Rodd and Boissonade 2001）。

损伤和炎症也可能引起传入神经的局部脱髓鞘和VGNa通道的类型与空间模式的改变（Henry et al. 2009）。脱髓鞘可导致轴突间异常的电交互作用，使一条传入神经上的脉冲激活相邻的神经元。这些改变使传入神经更加兴奋。

神经纤维上表达的特定类型的VGNa通道可能因炎症和神经损伤而改变（Renton et al. 2005；Henry et al. 2009；Luo et al. 2010）。与神经元支配的健康组相比，暴露于炎症中的神经元上表达的VGNa通道改变了药理敏感性（Lai et al. 2004）。这种改变的药理敏感性可能是发炎牙齿局部麻醉困难的原因（Hargreaves and Keiser 2002）。

备洞并用有缺陷的允许细菌微渗漏的临时修复体修复，可以诱发人牙的轻微炎症反应。接下来的1周，与完整的牙齿相比，炎症牙齿表现出对冷刺激疼痛反应的增强。对热刺激敏感度的变化不是由牙本质渗透性的增加所引发的（Ajcharanukul et al. 2011）。这些试验表明，敏感牙齿的疼痛反应可能因炎症而增加，使得牙齿敏感。当临床评估敏感牙齿时，例如，在龋坏、不良修复体、牙外伤，需要考虑不同的鉴别诊断和修正，因为存在这些情况，牙本质敏感症不能通过标准的局部脱敏治疗解决（图2.6）（Orchardson and Gillam 2006）（参见第4章和第5章）。

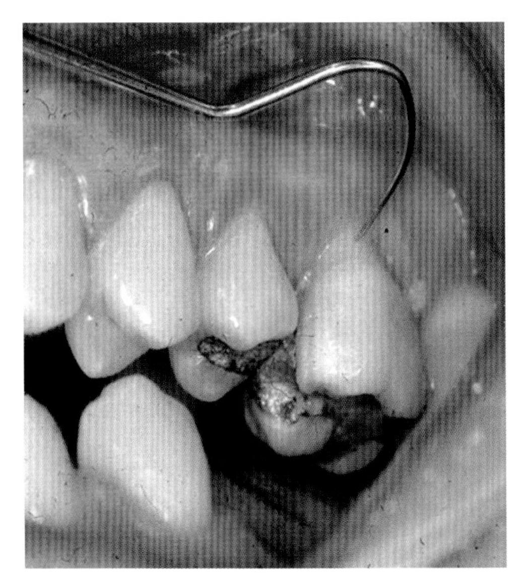

图2.6　过度萌出、敏感的第一磨牙的临床照片展示了牙本质敏感症和不良修复体的关系。牙齿对冷的液体、吹气、暴露的近颊根用牙科探针如图所示探诊敏感。患者的敏感症状长期存在，草酸盐应用于局部暴露牙根表面没有改善敏感。更换目前的银汞充填体后，敏感症状解决，牙齿无临床症状且活力正常。推测修复体周围的细菌微渗漏引起的牙髓炎症使牙髓神经对刺激敏感。在这种敏感状态下，常用的局部脱敏药物不能减轻疼痛。更换不良修复体解决了炎症过程和疼痛敏感［来自Markowitz K，未公开发表的照片（2000）］。

运用先进的成像和电生理学方法，可以定位牙齿刺激激活的大脑区域（Kubo et al. 2008；Meier et al. 2012）。反复或强烈地激活痛觉感受器可以促进中枢神经系统的疼痛传递。据报道，有害的热刺激激活的牙髓传入神经可以诱导三叉神经核复合体的二级神经对相同热刺激的反应增强（Ahn et al. 2012）。牙髓神经强烈的刺激或有害的化学物质诱导的牙髓炎症也可能诱导三叉神经核复合体基因表达的改变、提高其他面部区域如嘴唇的疼痛感受（Park et al. 2001；Chattipakorn et al. 2005）。目前中枢神经可塑性在牙本质敏感症中的作用仍不清楚。在牙本质敏感症发作前，牙周手术伴随的痛觉感受器使中枢通路敏感化，导致对牙本质的刺激，引起更多疼痛。

口腔微生物对暴露牙本质的渗透性产生主要影响。尽管过度刷牙可导致牙齿表面缺损，但菌斑控制在预防牙周治疗后的牙本质敏感症方面具有重要作用（Wallace and Bissada 1990；Tammaro et al. 2000）。与表面无菌斑的牙本质表面相比，由菌斑覆盖的暴露牙本质会观察到增宽的牙本质小管（Suge et al. 2006）。玷污层的酸性能力使根面洁刮治后短期未观察到牙本质敏感症，而在7～14天后发作的原因参见第3章。时间延迟可以使牙根表面形成牙菌斑，其中的微生物可溶解玷污层、玷污栓结合物（Kerns et al. 1991）。

牙本质是由矿物质和主要为胶原纤维

的有机质组成的生物复合物。除胶原蛋白外，牙本质的有机基质还含有几种在牙本质矿化中起重要作用的非胶原蛋白（Tay and Pashley 2008, 2009；Kim et al. 2010）。这些蛋白是高度酸性的，并包含调控矿物质形成的钙结合磷酸盐基团（Boskey et al. 1990）。成牙本质细胞在矿化前分泌这些蛋白到前期牙本质，以引发矿化（Veis 1993）。与其来源的牙本质一致，牙本质玷污层也含有矿物质和有机成分（Pashley 1992）。

牙本质的成分影响它对损害的敏感性和修复能力。为了使牙本质降解，组织的有机和无机成分必须同时被侵害（Love 2002）。菌斑来源于酸溶解玷污层的无机物和深层的牙本质矿物成分；细菌和宿主来源于酶攻击牙本质的有机物（Chaussain-Miller et al. 2006）。宿主来源于胶原蛋白降解酶，例如，基质金属蛋白酶（MMPs）来源于龈沟液、唾液、牙本质本身。在牙本质中，这些酶能通过酸暴露而激活并造成腐蚀性牙结构丧失（Buzalaf et al. 2012）。在修复的牙齿中，MMPs和其他酶的长期作用可能通过溶解树脂渗透的胶原纤维来削弱牙本质及修复体的结合（Tjäderhane et al. 2013a）。用氯己定和其他阳离子化合物处理的牙本质，可以通过抑制这些酶来维持结合强度（Tjäderhane et al. 2013b）。

缓解牙本质敏感症：自然进程和治疗效果

针对牙本质渗透性的脱敏治疗

阻塞牙本质小管降低牙本质渗透性是治疗敏感牙齿的重要策略（Pashley 1986；Cummins 2009）。降低牙本质通透性不仅可减弱刺激引起的牙本质液流动，而且能阻止直接物理刺激和减少化学向内扩散的刺激来防止牙髓神经的激活（Hirvonen et al. 1984；Rifai et al. 2004；Chidchuangchai et al. 2007）。检测治疗对牙本质渗透性和显微外观影响的体外实验可以用于筛选材料与产品，降低牙本质液流动的能力（参见第6章）。体外研究证实，有效的治疗可能被认为是可接受的候选治疗方法，可进行包括临床试验在内的更集中的深入研究。由于牙本质小管半径（r）与流量之间存在几何级数的关系（流动$\propto r^4$），可以预期介导小管部分闭塞的治疗可使牙本质脱敏，从而将刺激诱发的流动减少，使其不能激活足够的神经反应，无法产生有意识疼痛感。几个经临床试验的脱敏疗法在体外实验中显示能显著降低流动（Pashley et al. 1978）。据报道，已经证实在临床试验中其他有效脱敏剂在体外测试时显示，牙本质渗透性的适度（$<90\%$）降低（Patel et al. 2011）（图2.7）。其中一些治疗方法，需要反复使用以达到牙本质小管完全闭塞（Sharma et al. 2013）。

评估治疗对牙本质渗透的预期影响时，确定由疼痛刺激引起的牙本质液

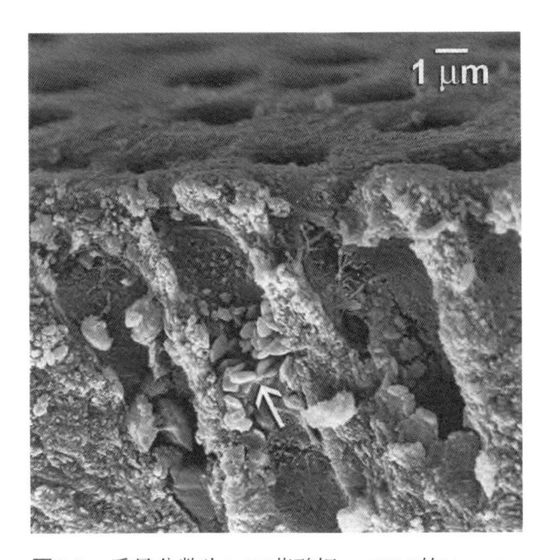

图2.7　质量分数为1.4%草酸钾，pH4.2的Listerine Advanced Defense Sensitive 脱敏漱口液处理酸蚀牙本质破裂边缘的扫描电镜。因为酸蚀清除了牙本质表面和管周牙本质的所有磷灰石晶体，直到草酸盐扩散进入小管约10μm才能与钙离子反应。在那里它能从酸蚀矿化的管周牙本质释放Ca^{2+}，用各种尺寸的草酸钙晶体（白箭头）填满小管口，阻止液体流动［来自Pashley DH，未公开发表的照片（2013）］。

流动是否因治疗而减少是十分重要的（Markowitz and Pashley 2008）。吹气使牙本质小管口处的液体蒸发，使小管液向外流动（图2.4c）（Matthews et al. 1993）。多孔材料封闭小管，降低小管的有效半径，并且在很大程度上阻止了压力驱动的对流。如图2.8所示，这种处理（如形成玷污层和应用草酸盐）可明显抑制牙本质小管液流动，但对吹气引起的流动影响较小。这些结果表明可能需要高效的小管闭塞来有效防止吹气引起的流动。

牙髓牙本质复合体有修复的能力（Smith et al. 2012）。然而，临床观察显示，牙本质暴露到口腔环境中的个体并无牙本质敏感症。目前已知存在几种可能降低牙本质渗透性的自然机制（Daculsi et al. 1987）。在不断萌出牙齿的动物中，牙本质暴露并且牙本质小管迅速矿化。不断萌出的牙齿磨耗迅速，如大鼠的切牙或马的磨牙。在这些牙齿中，牙本质暴露伴随着快速的牙本质形成和小管闭塞（Dimuzio and Veis 1978）。人体中，年龄、长期暴露至口腔环境及龋洞深层，伴随牙本质小管的生理闭塞（Daculsi et al. 1987；Tagami et al. 1992）。

第三期牙本质和管周牙本质形成是牙髓减少牙本质渗透性和牙本质敏感症的过程（Lundy and Stanley 1969；Senawongse et al. 2008）。在发育过程中，促进牙本质形成的生长因子留在矿化牙本质中。随着牙齿磨耗、食物引起的酸蚀和牙本质酸蚀，这些生长因子暴露并释放（Smith et al. 2012）。这些生物和生理化学过程是使暴露牙本质脱敏的自然方法。

据报道，保有酸性蛋白的脱矿牙本质基质能够再矿化（Clarkson et al. 1991；Bertassoni et al. 2011）。研究人员开发了酸性蛋白质的仿生类似物，这种类似物锚定在胶原纤维的适当位置，以复制牙本质的原始结构并恢复其物理性质的方式促进矿化，这一研究结果已被广泛应用（Tjäderhane et al. 2013）。这个方法对修复龋坏和饮食酸破坏的牙本质有重要的应用。

应用黏附在牙本质上的材料可与唾

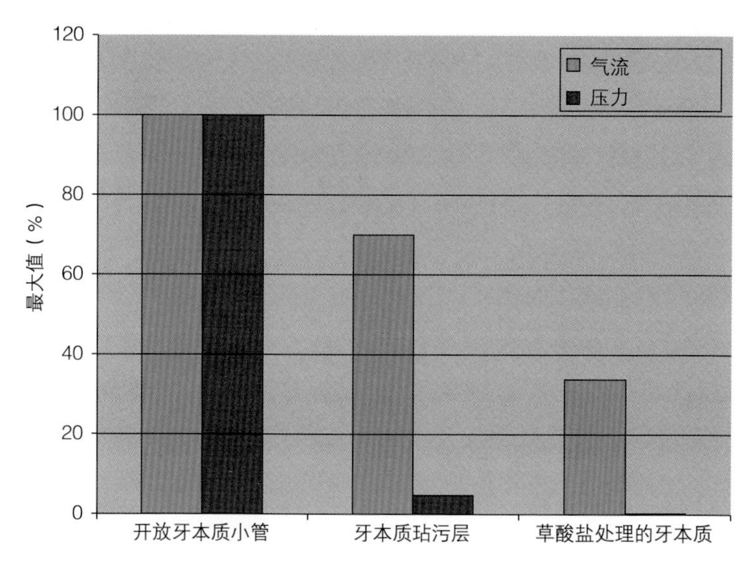

图2.8 对吹气使水分蒸发或压力诱导使液体流出牙本质片的处理的影响。最左侧为牙本质小管酸蚀敞开的情况。在这种情况下，压力和蒸发引起的流动都最大。中间为液体流出牙本质表面玷污层的测量结果。最右侧为敞开牙本质小管的酸蚀牙本质用草酸铁处理后的情况，使草酸钙和磷酸铁晶体闭塞牙本质小管。应用草酸铁后，压力驱使的流动为零。孔栓的形成，例如，玷污层或草酸钙晶体，对流动的影响比吹气诱导的流动更大。这些结果表明除非小管密封，否则天然刺激（如吹气）诱导的牙本质液流动可能很难消除［数据来自Pashley et al.（1996）和Markowitz K，未公开发表（2001）］。

液相互作用形成沉淀物使牙本质表面矿化（Markowitz and Pashley 2008；Cummins 2009）。生物活性玻璃是其中一种能促进再矿化的材料，已应用于牙科产品上（Wang et al. 2011；Lynch et al. 2012）（参见第11章）。除脱敏外，延伸至牙本质小管的富含矿物质表面层的形成还可改善牙本质对酸蚀和机械磨耗的抵抗力（Wang et al. 2010；Seong et al. 2013）。几种通过促进表面矿化以缓解牙本质敏感症的药物也可起到预防或阻止龋坏发展的作用（Reynolds 2008；Cummins 2013）（参见第8章和第10章）。

牙本质暴露引发宿主防御反应，随后可能降低牙本质渗透性。当活体动物的牙本质暴露时，其渗透性在数小时内就会降低。相反，在用一种蛇毒治疗的动物中牙本质渗透性仍然很高。这种蛇毒可导致纤维蛋白原（一种可溶性凝血因子）消耗转化为纤维蛋白（血栓中主要的不溶组分）。该研究表明，牙本质液存在与凝血相关的过程并导致牙本质渗透性降低（Pashley et al. 1984）。牙髓中达到牙本质液的抗体证实可以降低体外牙本质的渗透性（Hahn and Overton 1997）。大量与牙髓防御反应中所产生相似的分子由向外流动的牙本质液运输，通过牙本质小管向外移动。在牙本质小管较狭窄的外部，这些大分子结合到牙本质壁，降低牙本质的渗透性。这个机制保护牙髓免受细菌产物的侵入，预计随着时间推移可缓解牙本质敏感症。

针对牙髓神经的脱敏治疗

敏感牙齿中，刺激经过牙本质小管激活或到达牙髓神经。这些小管也可作为治疗敏感牙齿药物的给药途径。局部应用到牙齿表面的药物可通过牙本质扩散到牙髓神经与位于深部牙本质和牙髓的其他靶点（Ciarlone and Pashley 1992）。基于经验观察，硝酸钾（KNO_3）作为脱敏药用于临床（Hodosh 1974）。几个临床研究表明，当每天两次施用KNO_3和其他钾盐刷牙，大约2周内缓解敏感症状（Orchardson and Gillam 2000）（参见第8章）。这些盐在体外测试时对牙本质渗透性影响很小（Greenhill and Pashley 1981），这表明它们通过干扰牙髓神经活化以缓解牙本质敏感症症状。

当钾盐溶液应用于深牙本质窝洞或置于高生理浓度培养的离体神经时，它们对神经兴奋性具有重要作用（Orchardson 1978；Markowitz et al. 1991；Peacock and Orchardson 1999）。当钾盐首次应用于深牙本质窝洞时，或在压力下用于浅窝洞以使溶液通过牙本质时，钾盐可暂时兴奋牙髓神经（Markowitz et al. 1991；Wanachantararak et al. 2011）。随着钾离子浓度增高，牙髓神经对内向流动的敏感性比它们暴露于正常离子环境时更敏感（Wanachantararak et al. 2011）。在含有高钾离子浓度的溶液引起初次兴奋后，牙髓神经停止兴奋，并且抑制它们对各种刺激的反应（Markowitz and Kim 1992）。在动物中，施加负压期间由向外牙本质流动引起的强烈神经反应可被含高浓度钾离子溶液的正压暂时抑制（Wanachantararak et al. 2011）。

包含高浓度钾离子的溶液正压下应用到人牙试验窝洞时，即诱发疼痛（Ajcharanukul et al. 2007）。这种疼痛反应与在动物实验中的神经兴奋反应一致。压力下应用钾溶液后，探查这些试验洞型的牙本质底或吹气时，与应用钾溶液前相比，疼痛反应减低。含有高钠离子浓度的溶液不具有这种脱敏作用。相反，当这些包含钾离子的溶液在没有正压力用于人牙本质窝洞时，没有疼痛产生。此外，当这些溶液在大气压下应用到人牙本质窝洞时，钾盐的疼痛抑制作用温和且持续时间短暂（Noparatkailas et al. 2009）。这些结果表明，没有向内的压力帮助，钾离子通过扩散渗透到牙髓神经末梢是有限的。

这些实验表明，尽管钾盐可以抑制由临床相关刺激引起的疼痛，但是当这些药剂应用于临床使用治疗敏感牙齿时，这种作用可能是有限的。在最近进行的旨在测试精氨酸-碳酸钙牙膏的临床研究中，使用市售的含钾盐牙膏作为阳性对照。钾盐基质产品比阴性对照氟化物牙膏有效，但比精氨酸碳酸钙产品功效差（Docimo et al. 2009）。虽然这个研究和许多其他临床研究支持使用钾盐作为脱敏药物（Orchardson and Gillam 2000），但许多作者认为证明效力的证据很弱（Poulsen et al. 2006；Karim and Gillam 2013）（参见第8章）。

牙本质向外的液体流动具有抵抗和减少溶质的作用，例如钾离子通过牙本质向内扩散（Vongsavan et al. 2000）。牙本质的这种生理功能可以解释临床医生难以通过局部麻醉剂在暴露的牙本质上放置而麻醉牙齿。如果对牙本质应用高浓度的麻醉剂或通过向内压力应用溶液，则可以抑制神经反应（Rirattanapong et al. 2013）。当应用于完整牙齿的牙本质表面时，含钾盐牙膏中的500mmol/L钾离子只有一小部分扩散到神经支配的内部牙本质中。有限的扩散进入牙本质减弱钾盐作为脱敏药物的临床效果，这种理论一定程度上是基于考虑了解剖和生理参数的钾扩散通过牙本质的计算机模型得出的（Stead et al. 1996）。

当时测量钾离子或其他物质扩散的实验，在存在相反的跨牙本质压力梯度的条件，部分牙本质小管阻塞增强了穿过牙本质的扩散（Pashley and Matthews 1993；Pashley et al. 2002）。虽然部分牙本质小管阻塞可减少对流和扩散，但阻塞对流动产生更大影响，因为流动正比于r^4（公式2.2）而扩散正比于r^2。因此局部小管闭塞大大地降低对流而对扩散影响不大。局部小管闭塞是否可以通过提高牙膏来源的钾离子传送到内层牙本质实现（Pashley et al. 2002）。然而只有有限的临床证据支持应用局部小管闭塞作为提高钾基质牙膏作用的方法（Schiff et al. 2000；Sowinski et al. 2001）。

当将钾盐置于牙本质窝洞中，可以观察到这些药物对牙髓神经的兴奋性具有短期作用（以分钟测量），这种现象可以通过胞外钾离子浓度具有决定神经细胞静息膜电位的作用来解释（Markowitz and Kim 1992；Markowitz and Pashley 2008）。增加的胞外钾离子浓度使细胞去极化；如果去极化的膜电位超过动作电位的临界值，神经将产生动作电位（Hodgkin and Huxley 1952；Hodgkin and Horowicz 1959）。生理实验发现，当钾溶液在压力下作用到人牙本质上时，神经被兴奋并导致疼痛（Markowitz et al. 1991；Ajcharanukul et al. 2007；Wanachantararak et al. 2011）。

如果高浓度胞外钾离子持续存在，神经的动作电位阈值适应于去极化。持续地去极化引起细胞动作电位通道失活并关闭（Hodgkin and Huxley 1952）。这种情况发生时，就像上述人体和动物实验观察到的，兴奋停止，神经细胞沉默并对其他刺激无反应。

在分离的神经纤维暴露于钾离子溶液的实验中，提高胞外K^+到10mmol/L导致神经反应被抑制（Orchardson 1978；Peacock and Orchardson 1999）。这些效应依赖于胞外钾离子浓度，并且当离子梯度恢复到生理水平时迅速逆转。钾盐的这些对神经兴奋性的生理作用是否有助于钾盐作为脱敏剂获得的临床效果尚不清楚（Markowitz and Pashley 2008；Wanachantararak et al. 2011）。

含有二价阳离子（例如钙、镁或锶）的溶液也可以降低牙髓神经兴奋性。应用含有这些阳离子的溶液阻止对钾盐的剧烈兴奋反应（Markowitz et al. 1991）。细胞外环境中二价阳离子水平升高可降低神经元的兴奋性（Markowitz and Kim 1992）。含锶盐的牙膏配方用于治疗敏感牙齿（Hughes et al. 2010）。体外应用这些产品到牙本质引起局部小管闭塞，然而锶盐兴奋神经的作用对这些盐功效的作用仍不清楚（Olley et al. 2012；Seong et al. 2013；West et al. 2013）。

与钾离子对牙髓神经活性的影响相比，与受体结合或具有其他特定靶点的药理学试剂在很低的浓度下有效（具有更高的效力）并且具有更长的作用时间。例如，从氧化锌丁香酚填料中过滤到牙本质液的低浓度丁香酚（0.1mmol/L）对牙髓有止痛和抗炎作用（Kozam 1977；Hume 1984；Markowitz et al. 1992）。丁香酚对神经细胞有兴奋和抑制作用，并和各种神经受体相互作用（Park et al. 2006, 2009；Chung et al. 2014；Klein et al. 2014）。这些明确旧药作用机制的研究使我们得出结论：可以实现对DH和其他形式牙痛更有效的靶向治疗。

有一种新方法是利用高温 / 辣椒素受体（TRPV1）离子通道作为途径，使高效但通常不通透的阳离子局部麻醉药穿过细胞膜并阻断伤害感受器。这种治疗将通过同时给予辣椒素和阳离子局部麻醉剂来完成。由于许多疼痛感受器（不包括响应牙本质刺激的神经元）具有TRPV1受体，这种方法将选择性地靶向作用痛觉而不丧失非疼痛感觉（Kim et al. 2010）。

炎症和炎症介质使牙髓神经对引起疼痛的牙本质刺激敏感（Ngassapa et al. 1992；Olgart 1996；Byers and Närhi 1999；Ajcharanukul et al. 2011）。在由组织损伤引起的急性炎症中，前列腺素使伤害感受器敏感化并增强其他介质的作用（Goodis et al. 2000）。这些细胞脂源性的介质有助于观察炎症中神经元VGNa通道的改变（Rush and Waxman 2004）。

抑制前列腺素合成可抵消急性损伤对牙髓神经功能的一些影响。非甾体抗炎药（NSAIDs）全身给药可预防热刺激激活牙髓神经（Ahlberg 1978）。牙齿受伤后，NSAIDs的全身给药可减少牙髓炎症介质的产生（Chidiac et al. 2009），并且可以防止代表疼痛感增强的中枢神经可塑性变化（Worsley et al. 2008）。

目前，炎症在无龋洞或其他病理形式的牙本质敏感症中的作用尚不清楚。如上所述，具有暴露、开放牙本质小管的牙髓易受来自表面菌斑的细菌侵害。因此全身和局部抗感染治疗在DH治疗中的作用是一个开放的研究领域（Pashley 2013）。

所有牙本质敏感症治疗的目的都是恢复牙本质和牙髓到健康状态。从体外研究转化到临床领域是复杂的。正如本书的其他章节所讨论的，牙本质敏感症治疗的临床评估是复杂的且提出了独特的挑战（参见第4章、第5章和第10章）。

参考文献

[1] Absi EG, Addy M, Adams D (1987) Dentine hypersensitivity. A study of the patency of dentinal tubules in sensitive and non-sensitive cervical dentine. J Clin Periodontol 14(5):280–284.

[2] Absi EG, Addy M, Adams D (1989) Dentine hypersensitivity. The development and evaluation of a replica technique to study sensitive and non-sensitive cervical dentine. J Clin Periodontol 16(3):190–195.

[3] Addy M (1992) Clinical aspects of dentine hypersensitivity. Proc Finn Dent Soc 88(Suppl 1):23–30.

[4] Addy M, Mostafa P, Newcombe RG (1987) Dentine hypersensitivity: the distribution of recession, sensitivity and plaque. J Dent 15(6):242–248.

[5] Ahlberg KF (1978) Dose-dependent inhibition of sensory nerve activity in the feline dental pulp by anti-inflammatory drugs. Acta Physiol Scand 102(4):434–440.

[6] Ahlquist ML, Franzén OG (1994) Encoding of the subjective intensity of sharp dental pain. Endod Dent Traumatol 10(4):153–166.

[7] Ahlquist ML, Edwall LG, Franzén OG, Haegerstam GA(1984) Perception of pulpal pain as a function of intradental nerve activity. Pain 19(4):353–366.

[8] Ahlquist M, Franzén O, Coffey J, Pashley D (1994) Dental pain evoked by hydrostatic pressures applied to exposed dentin in man: a test of the hydrodynamic theory of dentin sensitivity. J Endod 20(3):130–134.

[9] Ahn DK, Doutova EA, McNaughton K, Light AR, Närhi M, Maixner W (2012) Functional properties of tooth pulp neurons responding to thermal stimulation. J Dent Res 91(4):401–406.

[10] Ajcharanukul O, Kraivaphan P, Wanachantararak S, Vongsavan N, Matthews B (2007) Effects of potassium ions on dentine sensitivity in man. Arch Oral Biol 52(7):632–639.

[11] Ajcharanukul O, Chidchuangchai W, Charoenlarp P, Vongsavan N, Matthews B (2011) Sensory transduction in human teeth with inflamed pulps. J Dent Res 90(5):678–682.

[12] Allard B, Magloire H, Couble ML, Maurin JC, Bleicher F (2006) Voltage-gated sodium channels confer excitability to human odontoblasts: possible role in tooth pain transmission. J Biol Chem 281(39):29002–29010.

[13] Amir R, Argoff CE, Bennett GJ, Cummins TR, Durieux ME, Gerner P, Gold MS, Porreca F, Strichartz GR (2006) The role of sodium channels in chronic inflammatory and neuropathic pain. J Pain 7(5 Suppl 3):S1–S29.

[14] Anderson DJ, Matthews B (1976) Dentinal and periodontal sensory mechanisms. Front Oral Physiol 2:38–50.

[15] Anderson DJ, Matthews B, Gorretta C (1967a) Fluid flow through human dentine. Arch Oral Biol 12(2):209–216.

[16] Anderson DJ, Matthews B, Shelton LE (1967b) Variations in the sensitivity to osmotic stimulation of human dentine. Arch Oral Biol 12(1):43–47.

[17] Andrew D, Matthews B (2000) Displacement of the contents of dentinal tubules and sensory transduction in intradental nerves of the cat. J Physiol 529(Pt 3): 791–802.

[18] Andrew D, Matthews B (2002) Properties of single nerve fibres that evoke blood flow changes in cat dental pulp. J Physiol 542(Pt 3):921–928.

[19] Armstrong CM, Hille B (1998) Voltage-gated ion channels and electrical excitability. Neuron 20(3):371–380.

[20] Bekes K, Hirsch C (2013) What is known about the influence of dentine hypersensitivity on oral health-related quality of life? Clin Oral Invest 17(Suppl 1):S45–S51.

[21] Bertassoni LE, Habelitz S, Marshall SJ, Marshall GW (2011) Mechanical recovery of dentin following remineralization in vitro–an indentation study. J Biomech 44(1):176–181.

[22] Bletsa A, Berggreen E, Fristad I, Tenstad O, Wiig H (2006) Cytokine signalling in rat pulp interstitial fluid and transcapillary fluid exchange during lipopolysaccharide-induced acute inflammation. J Physiol 573(Pt 1): 225–236.

[23] Bletsa A, Fristad I, Berggreen E (2009) Sensory pulpal nerve fibres and trigeminal ganglion neurons express IL-1RI: a potential mechanism for development of inflammatory hyperalgesia. Int Endod J 42(11):978–986.

[24] Boskey AL, Maresca M, Doty S, Sabsay B, Veis A (1990) Concentration-dependent effects of dentin phosphophoryn in the regulation of in vitro hydroxyapatite formation and growth. Bone Miner

11(1):55–65.

[25] Bowles WR, Withrow JC, Lepinski AM, Hargreaves KM (2003) Tissue levels of immunoreactive substance Pare increased in patients with irreversible pulpitis. J Endod 29(4):265–267.

[26] Brännström M (1962) The elicitation of pain in human dentine and pulp by chemical stimuli. Arch Oral Biol 7:59–62.

[27] Brännström M (1963) Dentin sensitivity and aspiration of odontoblasts. J Am Dent Assoc 66:366–370.

[28] Brännström M (1965) The surface of sensitive dentine. An experimental study using replication. Odontol Revy 16(4):293–299.

[29] Brännström M (1966) Sensitivity of dentine. Oral Surg Oral Med Oral Pathol 21(4):517–526.

[30] Brännström M (1968) The effect of dentin desiccation and aspirated odontoblasts on the pulp. J Prosthet Dent 20(2):165–171.

[31] Brännström M (1986) The hydrodynamic theory of dentinal pain: sensation in preparations, caries, and the dentinal crack syndrome. J Endod 12(10):453–457.

[32] Brännström M (1992) Etiology of dentin hypersensitivity. Proc Finn Dent Soc 88(Suppl 1):7–13.

[33] Brännström M, Linden LA, Astrom A (1967) The hydrodynamics of the dental tubule and of pulp fluid. A discussion of its significance in relation to dentinal sensitivity. Caries Res 1(4):310–317.

[34] Buzalaf MA, Kato MT, Hannas AR (2012) The role of matrix metalloproteinases in dental erosion. Adv Dent Res 24(2):72–76.

[35] Byers MR (1984) Dental sensory receptors. Int Rev Neurobiol 25:39–94.

[36] Byers MR (1994) Dynamic plasticity of dental sensory nerve structure and cytochemistry. Arch Oral Biol 39(Suppl):13S–21S.

[37] Byers MR, Närhi MV (1999) Dental injury models: experimental tools for understanding neuroinflammatory interactions and polymodal nociceptor functions. Crit Rev Oral Biol Med 10(1):4–39.

[38] Byers MR, Sugaya A (1995) Odontoblast processes in dentin revealed by fluorescent Di-I. J Histochem Cytochem 43(2):159–168.

[39] Byers MR, Westenbroek RE (2011) Odontoblasts in developing, mature and ageing rat teeth have multiple phenotypes that variably express all nine voltage-gated sodium channels. Arch Oral Biol 56(11):1199–1220.

[40] Byers MR, Neuhaus SJ, Gehrig JD (1982) Dental sensory receptor structure in human teeth. Pain 13(3):221–235.

[41] Byers MR, Närhi MV, Dong WK (1987) Sensory innervation of pulp and dentin in adult dog teeth as demonstrated by autoradiography. Anat Rec 218(2):207–215.

[42] Byers MR, Wheeler EF, Bothwell M (1992) Altered expression of NGF and P75 NGF-receptor by fibroblasts of injured teeth precedes sensory nerve sprouting. Growth Factors 6(1):41–52.

[43] Camps J, Pashley D (2003) In vivo sensitivity of human root dentin to air blast and scratching. J Periodontol 74(11):1589–1594.

[44] Camps J, Salomon JP, Meerbeek BV, Tay F, Pashley D (2003) Dentin deformation after scratching with clinically-relevant forces. Arch Oral Biol 48(7):527–534.

[45] Carrilho MR, Tay FR, Sword J, Donnelly AM, Agee KA, Nishitani Y, Sadek FT, Carvalho RM, Pashley DH (2007) Dentine sealing provided by smear layer/smear plugs vs. adhesive resins/resin tags. Eur J Oral Sci 115(4):321–329.

[46] Catania KC (2011) The sense of touch in the star-nosed mole: from mechanoreceptors to the brain. Philos Trans R Soc Lond B Biol Sci 366(1581):3016–3025.

[47] Charoenlarp P, Wanachantararak S, Vongsavan N, Matthews B (2007) Pain and the rate of dentinal fluid flow produced by hydrostatic pressure stimulation of exposed dentine in man. Arch Oral Biol 52(7):625–631.

[48] Chattipakorn SC, Sigurdsson A, Light AR, Närhi M, Maixner W (2002) Trigeminal c-Fos expression and behavioral responses to pulpal inflammation in ferrets. Pain 99(1–2):61–69.

[49] Chattipakorn S, Chattipakorn N, Light AR, Närhi M, Maixner W (2005) Comparison of Fos expression within the ferret's spinal trigeminal nuclear complex evoked by electrical or noxious-thermal pulpal stimulation. J Pain 6(9):569–580.

[50] Chaussain-Miller C, Fioretti F, Goldberg M, Menashi S (2006) The role of matrix metalloproteinases (MMPs) in human caries. J Dent Res 85(1):22–32.

[51] Chidchuangchai W, Vongsavan N, Matthews B (2007) Sensory transduction mechanisms responsible for pain caused by cold stimulation of dentine in man. Arch Oral Biol 52(2):154–160.

[52] Chidiac JJ, Al-Asmar B, Rifai K, Jabbur SJ, Saade NE (2009) Inflammatory mediators released

following application of irritants on the rat injured incisors. The effect of treatment with anti-inflammatory drugs. Cytokine 46(2):194–200.

[53] Chung MK, Lee J, Duraes G, Ro JY (2011) Lipopolysaccharide-induced pulpitis up-regulates TRPV1 in trigeminal ganglia. J Dent Res 90(9):1103–1107.

[54] Chung MK, Jue SS, Dong X (2012) Projection of non-peptidergic afferents to mouse tooth pulp. J Dent Res 91(8):777–782.

[55] Chung G, Jung SJ, Oh SB (2013) Cellular and molecular mechanisms of dental nociception. J Dent Res 92(11):948–955.

[56] Chung G, Im ST, Kim YH, Jung SJ, Rhyu MR, Oh SB (2014) Activation of transient receptor potential ankyrin 1 by eugenol. Neuroscience 261:153–160.

[57] Ciarlone AE, Pashley DH (1992) Medication of the dental pulp: a review and proposals. Endod Dent Traumatol 8(1):1–5.

[58] Ciucchi B, Bouillaguet S, Holz J, Pashley D (1995) Dentinal fluid dynamics in human teeth, in vivo. J Endod 21(4):191–194.

[59] Clarkson BH, Feagin FF, McCurdy SP, Sheetz JH, Speirs R (1991) Effects of phosphoprotein moieties on the remineralization of human root caries. Caries Res 25(3):166–173.

[60] Cook SP, McCleskey EW (2002) Cell damage excites nociceptors through release of cytosolic ATP. Pain 95(1–2):41–47.

[61] Cooper PR, McLachlan JL, Simon S, Graham LW, Smith AJ (2011) Mediators of inflammation and regeneration. Adv Dent Res 23(3):290–295.

[62] Cowin SC (2007) The significance of bone microstructure in mechanotransduction. J Biomech 40(Suppl 1): S105–S109.

[63] Cummins D (2009) Dentin hypersensitivity: from diagnosis to a breakthrough therapy for everyday sensitivity relief. J Clin Dent 20(1):1–9.

[64] Cummins D (2013) The development and validation of a new technology, based upon 1.5% arginine, an insoluble calcium compound and fluoride, for everyday use in the prevention and treatment of dental caries. J Dent 41(Suppl 2):S1–S11.

[65] Daculsi G, LeGeros RZ, Jean A, Kerebel B (1987) Possible physico-chemical processes in human dentin caries. J Dent Res 66(8):1356–1359.

[66] Davidson RM (1994) Neural form of voltage-dependent sodium current in human cultured dental pulp cells. Arch Oral Biol 39(7):613–620.

[67] Delmas P, Coste B (2013) Mechano-gated ion channels in sensory systems. Cell 155(2):278–284.

[68] Dimuzio MT, Veis A (1978) The biosynthesis of phosphophoryns and dentin collagen in the continuously erupting rat incisor. J Biol Chem 253(19):6845–6852.

[69] Diogenes A, Ferraz CC, Akopian AN, Henry MA, Hargreaves KM (2011) LPS sensitizes TRPV1 via activation of TLR4 in trigeminal sensory neurons. J Dent Res 90(6):759–764.

[70] Docimo R, Montesani L, Maturo P, Costacurta M, Bartolino M, DeVizio W, Zhang YP, Cummins D, Dibart S, Mateo LR (2009) Comparing the efficacy in reducing dentin hypersensitivity of a new toothpaste containing 8.0% arginine, calcium carbonate, and 1450 ppm fluoride to a commercial sensitive toothpaste containing 2% potassium ion: an eightweek clinical study in Rome, Italy. J Clin Dent 20(1):17–22.

[71] Eckert SP, Taddese A, McCleskey EW (1997) Isolation and culture of rat sensory neurons having distinct sensory modalities. J Neurosci Methods 77(2): 183–190.

[72] El Karim IA, Linden GJ, Curtis TM, About I, McGahon MK, Irwin CR, Lundy FT (2011) Human odontoblasts express functional thermo-sensitive TRP channels: implications for dentin sensitivity. Pain 152(10): 2211–2223.

[73] Fehrenbacher JC, Sun XX, Locke EE, Henry MA, Hargreaves KM (2009) Capsaicin-evoked iCGRP release from human dental pulp: a model system for the study of peripheral neuropeptide secretion in normal healthy tissue. Pain 144(3):253–261.

[74] Fogel HM, Marshall FJ, Pashley DH (1988) Effects of distance from the pulp and thickness on the hydraulic conductance of human radicular dentin. J Dent Res 67(11):1381–1385.

[75] Fors U, Ahlquist ML, Skagerwall R, Edwall LG, Haegerstam GA (1984) Relation between intradental nerve activity and estimated pain in man–a mathematical model. Pain 18(4):397–408.

[76] Fouad A (2012) Molecular mediators of inflammation, Chap. 11. In: Hargreaves KM, Goodis HE, Tay FR (eds) Seltzer and Bender's dental pulp, 2nd edn. Quintessence Publishing Co, Chicago, pp 241–275.

[77] Fried K, Sessle BJ, Devor M (2011) The paradox of pain from tooth pulp: low-threshold algoneurons? Pain 152(12):2685–2689.

[78] Fujita T, Kamisaki Y, Yonehara N (2004) Nitric oxide-induced increase in excitatory amino acid levels in the trigeminal nucleus caudalis of the rat with tactile hypersensitivity evoked by the

loose-ligation of the inferior alveolar nerves. J Neurochem 91(3):558–567.
[79] Fuss Z, Trowbridge H, Bender IB, Rickoff B, Sorin S (1986) Assessment of reliability of electrical and thermal pulp testing agents. J Endod 12(7):301–305.
[80] Gillam DG, Orchardson R, Närhi MVO, Kontturi-Närhi V (2000) Present and future methods for the evaluation of pain associated with dentine hypersensitivity. In: Addy M, Embery G, Edgar WM, Orchardson R (eds) Tooth wear and sensitivity. Martin Dunitz Ltd, London, pp 283–297.
[81] Gillespie PG, Walker RG (2001) Molecular basis of mechanosensory transduction. Nature 413(6852): 194–202.
[82] Gold MS, Flake NM (2005) Inflammation-mediated hyperexcitability of sensory neurons. Neurosignals 14(4):147–157.
[83] Goldberg M, Farges JC, Lacerda-Pinheiro S, Six N, Jegat N, Decup F, Septier D, Carrouel F, Durand S, Chaussain-Miller C, Denbesten P, Veis A, Poliard A (2008) Inflammatory and immunological aspects of dental pulp repair. Pharmacol Res 58(2):137–147.
[84] Goodis HE, Bowles WR, Hargreaves KM (2000) Prostaglandin E2 enhances bradykinin-evoked iCGRP release in bovine dental pulp. J Dent Res 79(8): 1604–1607.
[85] Goodis HE, Poon A, Hargreaves KM (2006) Tissue pH and temperature regulate pulpal nociceptors. J Dent Res 85(11):1046–1049.
[86] Greenhill JD, Pashley DH (1981) The effects of desensitizing agents on the hydraulic conductance of human dentin in vitro. J Dent Res 60(3):686–698.
[87] Guyton AC, Hall JE (2000) Textbook of medical physiology, 10th edn. W.B. Saunders Company, Philadelphia Gysi A (1900) An attempt to explain the sensitiveness of dentine. Br J Dent Sci 43:865–868.
[88] Hahn CL, Liewehr FR (2007) Update on the adaptive immune responses of the dental pulp. J Endod 33(7):773–781.
[89] Hahn CL, Overton B (1997) The effects of immunoglobulins on the convective permeability of human dentine in vitro. Arch Oral Biol 42(12):835–843.
[90] Hahn CL, Falkler WA Jr, Minah GE (1993) Correlation between thermal sensitivity and microorganisms isolated from deep carious dentin. J Endod 19(1):26–30.
[91] Hargreaves KM, Keiser K (2002) Local anesthetic failure in endodontics: mechanisms and management. Endod Top 2002(1):26–39.
[92] Henry MA, Hargreaves KM (2007) Peripheral mechanisms of odontogenic pain. Dent Clin N Am 51(1): 19–44, v.
[93] Henry MA, Luo S, Foley BD, Rzasa RS, Johnson LR, Levinson SR (2009) Sodium channel expression and localization at demyelinated sites in painful human dental pulp. J Pain 10(7):750–758.
[94] Henry MA, Luo S, Levinson SR (2012) Unmyelinated nerve fibers in the human dental pulp express markers for myelinated fibers and show sodium channel accumulations. BMC Neurosci 13:29.
[95] Hermanstyne TO, Markowitz K, Fan L, Gold MS (2008) Mechanotransducers in rat pulpal afferents. J Dent Res 87(9):834–838.
[96] Heyeraas KJ, Berggreen E (1999) Interstitial fluid pressure in normal and inflamed pulp. Crit Rev Oral Biol Med 10(3):328–336.
[97] Heyeraas KJ, Kim S, Raab WH, Byers MR, Liu M (1994) Effect of electrical tooth stimulation on blood flow, interstitial fluid pressure and substance P and CGRP-immunoreactive nerve fibers in the low compliant cat dental pulp. Microvasc Res 47(3):329–343.
[98] Hirafuji M, Ogura Y (1987) 5-Hydroxytryptamine stimulates the release of prostacyclin but not thromboxane A2 from isolated rat dental pulp. Eur J Pharmacol 136(3):433–436.
[99] Hirvonen TJ, Närhi MV, Hakumäki MO (1984) The excitability of dog pulp nerves in relation to the condition of dentine surface. J Endod 10(7):294–298.
[100] Hodgkin AL, Horowicz P (1959) The influence of potassium and chloride ions on the membrane potential of single muscle fibres. J Physiol 148:127–160.
[101] Hodgkin AL, Huxley AF (1952) The dual effect of membrane potential on sodium conductance in the giant axon of Loligo. J Physiol 116(4):497–506.
[102] Hodosh M (1974) A superior desensitizer–potassium nitrate. J Am Dent Assoc 88(4):831–832.
[103] Horst OV, Tompkins KA, Coats SR, Braham PH, Darveau RP, Dale BA (2009) TGF-beta1 Inhibits TLR-mediated odontoblast responses to oral bacteria. J Dent Res 88(4):333–338.
[104] Hughes N, Mason S, Jeffery P, Welton H, Tobin M, O'Shea C, Browne M (2010) A comparative

clinical study investigating the efficacy of a test dentifrice containing 8% strontium acetate and 1040 ppm sodium fluoride versus a marketed control dentifrice containing 8% arginine, calcium carbonate, and 1450 ppm sodium monofluorophosphate in reducing dentinal hypersensitivity. J Clin Dent 21(2):49–55.

[105] Hume WR (1984) An analysis of the release and the diffusion through dentin of eugenol from zinc oxide-eugenol mixtures. J Dent Res 63(6):881–884.

[106] Ichikawa H, Kim HJ, Shuprisha A, Shikano T, Tsumura M, Shibukawa Y, Tazaki M (2012) Voltage-dependent sodium channels and calcium-activated potassium channels in human odontoblasts in vitro. J Endod 38(10):1355–1362.

[107] Ikeda H, Tokita Y, Suda H (1997) Capsaicin-sensitive A delta fibers in cat tooth pulp. J Dent Res 76(7): 1341–1349.

[108] Izumi T, Kobayashi I, Okamura K, Sakai H (1995)Immunohistochemical study on the immunocompetent cells of the pulp in human non-carious and carious teeth. Arch Oral Biol 40(7):609–614.

[109] Jeske NA, Patwardhan AM, Gamper N, Price TJ, Akopian AN, Hargreaves KM (2006) Cannabinoid WIN 55,212-2 regulates TRPV1 phosphorylation in sensory neurons. J Biol Chem 281(43):32879–32890.

[110] Jontell M, Okiji T, Dahlgren U, Bergenholtz G (1998) Immune defense mechanisms of the dental pulp. Crit Rev Oral Biol Med 9(2):179–200.

[111] Jyväsjärvi E, Kniffki KD (1987) Cold stimulation of teeth: a comparison between the responses of cat intradental A delta and C fibres and human sensation. J Physiol 391:193–207.

[112] Jyväsjärvi E, Kniffki KD (1992) Studies on the presence and functional properties of afferent C-fibers in the cat's dental pulp. Proc Finn Dent Soc 88(Suppl1):533–542.

[113] Kang S, Jang JH, Price MP, Gautam M, Benson CJ, Gong H, Welsh MJ, Brennan TJ (2012) Simultaneous disruption of mouse ASIC1a, ASIC2 and ASIC3 genes enhances cutaneous mechanosensitivity. PLoS One 7(4):e35225.

[114] Karim BF, Gillam DG (2013) The efficacy of strontium and potassium toothpastes in treating dentine hypersensitivity: a systematic review. Int J Dent 2013:573258.

[115] Kerezoudis NP, Olgart L, Edwall L (1993) Evans blue extravasation in rat dental pulp and oral tissues induced by electrical stimulation of the inferior alveolar nerve. Arch Oral Biol 38(10):893–901.

[116] Kerns DG, Scheidt MJ, Pashley DH, Horner JA, Strong SL, Van Dyke TE (1991) Dentinal tubule occlusion and root hypersensitivity. J Periodontol 62(7):421–428.

[117] Kim S (1990) Neurovascular interactions in the dental pulp in health and inflammation. J Endod 16(2):48–53.

[118] Kim HY, Kim K, Li HY, Chung G, Park CK, Kim JS, Jung SJ, Lee MK, Ahn DK, Hwang SJ, Kang Y, Binshtok AM, Bean BP, Woolf CJ, Oh SB (2010a) Selectively targeting pain in the trigeminal system. Pain 150(1):29–40.

[119] Kim J, Arola DD, Gu L, Kim YK, Mai S, Liu Y, Pashley DH, Tay FR (2010b) Functional biomimetic analogs help remineralize apatite-depleted demineralized resin-infiltrated dentin via a bottom-up approach. Acta Biomater 6(7):2740–2750.

[120] Kim HY, Chung G, Jo HJ, Kim YS, Bae YC, Jung SJ, Kim JS, Oh SB (2011) Characterization of dental nociceptive neurons. J Dent Res 90(6):771–776.

[121] Klein AH, Joe CL, Davoodi A, Takechi K, Carstens MI, Carstens E (2014) Eugenol and carvacrol excite firstand second-order trigeminal neurons and enhance their heat-evoked responses. Neuroscience 271:45–55.

[122] Kontturi-Nahri V, Närhi M (1993) Testing sensitive dentine in man. Int Endod J 26(1):4.

[123] Kozam G (1977) The effect of eugenol on nerve transmission. Oral Surg Oral Med Oral Pathol 44(5):799–805.

[124] Kress M (2010) Nociceptor sensitization by proinflammatory cytokines and chemokines. Open Pain J 3:97–107.

[125] Kubo K, Shibukawa Y, Shintani M, Suzuki T, Ichinohe T, Kaneko Y (2008) Cortical representation area of human dental pulp. J Dent Res 87(4):358–362.

[126] Lai J, Porreca F, Hunter JC, Gold MS (2004) Voltage-gated sodium channels and hyperalgesia. Annu Rev Pharmacol Toxicol 44:371–397.

[127] Law AS, Baumgardner KR, Meller ST, Gebhart GF (1999) Localization and changes in NADPH-diaphorase reactivity and nitric oxide synthetase immunoreactivity in rat pulp following tooth preparation. J Dent Res 78(10):1585–1595.

[128] Lilja J, Nordenvall KJ, Branstrom M (1982)

Dentin sensitivity, odontoblasts and nerves under desiccated or infected experimental cavities. A clinical, light microscopic and ultrastructural investigation. Swed Dent J 6(3):93–103.

[129] Love RM (2002) The effect of tissue molecules on bacterial invasion of dentine. Oral Microbiol Immunol 17(1):32–37.

[130] Love RM, McMillan MD, Park Y, Jenkinson HF (2000)Coinvasion of dentinal tubules by Porphyromonas gingivalis and Streptococcus gordonii depends upon binding specificity of streptococcal antigen I/II adhesin. Infect Immun 68(3):1359–1365.

[131] Loyd DR, Henry MA, Hargreaves KM (2013) Serotonergic neuromodulation of peripheral nociceptors. Semin Cell Dev Biol 24(1):51–57.

[132] Lundy T, Stanley HR (1969) Correlation of pulpal histopathology and clinical symptoms in human teeth subjected to experimental irritation. Oral Surg Oral Med Oral Pathol 27(2):187–201.

[133] Luo S, Perry GM, Levinson SR, Henry MA (2010) Pulpitis increases the proportion of atypical nodes of Ranvier in human dental pulp axons without a change in Nav1.6 sodium channel expression. Neuroscience 169(4):1881–1887.

[134] Lynch E, Brauer DS, Karpukhina N, Gillam DG, Hill RG (2012) Multi-component bioactive glasses of varying fluoride content for treating dentin hypersensitivity. Dent Mater 28(2):168–178.

[135] Magloire H, Maurin JC, Couble ML, Shibukawa Y, Tsumura M, Thivichon-Prince B, Bleicher F (2010) Topical review. Dental pain and odontoblasts: facts and hypotheses. J Orofac Pain 24(4):335–349.

[136] Markowitz K (2009) The original desensitizers: strontium and potassium salts. J Clin Dent 20:145–151.

[137] Markowitz K (2010) Pretty painful: why does tooth bleaching hurt? Med Hypotheses 74(5):835–840.

[138] Markowitz K (2013) A new treatment alternative for sensitive teeth: a desensitizing oral rinse. J Dent 41(Suppl 1):S1–S11.

[139] Markowitz K, Kim S (1992) The role of selected cations in the desensitization of intradental nerves. Proc Finn Dent Soc 88(Suppl 1):39–54.

[140] Markowitz K, Pashley DH (2008) Discovering new treatments for sensitive teeth: the long path from biology to therapy. J Oral Rehabil 35(4):300–315.

[141] Markowitz K, Bilotto G, Kim S (1991) Decreasing intradental nerve activity in the cat with potassium and divalent cations. Arch Oral Biol 36(1):1–7.

[142] Markowitz K, Moynihan M, Liu M, Kim S (1992) Biologic properties of eugenol and zinc oxide-eugenol. A clinically oriented review. Oral Surg Oral Med Oral Pathol 73(6):729–737.

[143] Matthews B, Vongsavan N (1994) Interactions between neural and hydrodynamic mechanisms in dentine and pulp. Arch Oral Biol 39(Suppl):87S–95S.

[144] Matthews WG, Showman CD, Pashley DH (1993) Air blast-induced evaporative water loss from human dentine, in vitro. Arch Oral Biol 38(6):517–523.

[145] McGrath PA, Gracely RH, Dubner R, Heft MW (1983) Non-pain and pain sensations evoked by tooth pulp stimulation. Pain 15(4):377–388.

[146] McKemy DD (2005) How cold is it? TRPM8 and TRPA1 in the molecular logic of cold sensation. Mol Pain 1(1):16.

[147] Meier ML, Brugger M, Ettlin DA, Luechinger R, Barlow A, Jancke L, Lutz K (2012) Brain activation induced by dentine hypersensitivity pain–an fMRI study. J Clin Periodontol 39(5):441–447.

[148] Merchant VA, Livingston MJ, Pashley DH (1977) Dentin permeation: comparison of diffusion with filtration. J Dent Res 56(10):1161–1164.

[149] Michelich V, Pashley DH, Whitford GM (1978) Dentin permeability: a comparison of functional versus anatomical tubular radii. J Dent Res 57(11–12):1019–1024.

[150] Michelich VJ, Schuster GS, Pashley DH (1980) Bacterial penetration of human dentin in vitro. J Dent Res 59(8):1398–1403.

[151] Mjör IA (2001) Pulp-dentin biology in restorative dentistry. Part 5: clinical management and tissue changes associated with wear and trauma. Quintessence Int 32(10):771–788.

[152] Mjör IA, Nordahl I (1996) The density and branching of dentinal tubules in human teeth. Arch Oral Biol 41(5):401–412.

[153] Närhi MV (1985) The characteristics of intradental sensory units and their responses to stimulation. J Dent Res 64(Spec No):564–571.

[154] Närhi M, Jyväsjärvi E, Hirvonen T, Huopaniemi T (1982a) Activation of heat-sensitive nerve fibres in the dental pulp of the cat. Pain 14(4):317–326.

[155] Närhi MV, Hirvonen TJ, Hakumäki MO (1982b) Responses of intradental nerve fibres to stimulation of dentine and pulp. Acta Physiol Scand 115(2):173–178.

[156] Närhi M, Virtanen A, Hirvonen T, Huopaniemi T (1983) Comparison of electrical thresholds of

intradental nerves and jaw-opening reflex in the cat. Acta Physiol Scand 119(4):399–403.

[157] Närhi M, Hirvonen T, Huopaniemi T (1984) The function of intradental nerves in relation to the sensations induced by dental stimulation. Acupunct Electrother Res 9(2):107–113.

[158] Närhi M, Jyväsjärvi E, Virtanen A, Huopaniemi T, Ngassapa D, Hirvonen T (1992a) Role of intradental A- and C-type nerve fibres in dental pain mechanisms. Proc Finn Dent Soc 88(Suppl 1):507–516.

[159] Närhi M, Kontturi-Närhi V, Hirvonen T, Ngassapa D (1992b) Neurophysiological mechanisms of dentin hypersensitivity. Proc Finn Dent Soc 88(Suppl 1):15–22.

[160] Ngassapa D, Närhi M, Hirvonen T (1992) Effect of serotonin (5-HT) and calcitonin gene-related peptide (CGRP) on the function of intradental nerves in the dog. Proc Finn Dent Soc 88(Suppl 1):143–148.

[161] Nissan R, Segal H, Pashley D, Stevens R, Trowbridge H (1995) Ability of bacterial endotoxin to diffuse through human dentin. J Endod 21(2):62–64.

[162] Noparatkailas S, Wanachantararak S, Vongsavan N, Matthews B (2009) The effect of applying potassium chloride solutions at atmospheric pressure on the sensitivity of dentine in man. Arch Oral Biol 54(1):50–54.

[163] Nweeia MT, Eichmiller FC, Hauschka PV, Donahue GA, Orr JR, Ferguson SH, Watt CA, Mead JG, Potter CW, Dietz R, Giuseppetti AA, Black SR, Trachtenberg AJ, Kuo WP (2014) Sensory ability in the narwhal tooth organ system. Anat Rec (Hoboken) 297(4):599–617.

[164] Okiji T, Morita I, Suda H, Murota S (1992) Pathophysiological roles of arachidonic acid metabolites in rat dental pulp. Proc Finn Dent Soc 88(Suppl 1):433–438.

[165] Olgart L (1996) Neural control of pulpal blood flow. Crit Rev Oral Biol Med 7(2):159–171.

[166] Olgart L, Gazelius B, Sundstrom F (1988) Intradental nerve activity and jaw-opening reflex in response to mechanical deformation of cat teeth. Acta Physiol Scand 133(3):399–406.

[167] Olgart L, Edwall L, Gazelius B (1991) Involvement of afferent nerves in pulpal blood-flow reactions in response to clinical and experimental procedures in the cat. Arch Oral Biol 36(8):575–581.

[168] Olley RC, Pilecki P, Hughes N, Jeffery P, Austin RS, Moazzez R, Bartlett D (2012) An in situ study investigating dentine tubule occlusion of dentifrices following acid challenge. J Dent 40(7):585–593.

[169] Orchardson R (1978) An electrophysiological investigation of the sensitivity of intradental nerves in the cat to changes in the ionic composition of extracellular fluid. Arch Oral Biol 23(6):471–475.

[170] Orchardson R, Gillam DG (2000) The efficacy of potassium salts as agents for treating dentin hypersensitivity. J Orofac Pain 14(1):9–19.

[171] Orchardson R, Gillam DG (2006) Managing dentin hypersensitivity. J Am Dent Assoc 137(7):990–998; quiz 1028–1029.

[172] Pan M, Naftel JP, Wheeler EF (2000) Effects of deprivation of neonatal nerve growth factor on the expression of neurotrophin receptors and brain-derived neurotrophic factor by dental pulp afferents of the adult rat. Arch Oral Biol 45(5):387–399.

[173] Pan Y, Wheeler EF, Bernanke JM, Yang H, Naftel JP (2003) A model experimental system for monitoring changes in sensory neuron phenotype evoked by tooth injury. J Neurosci Methods 126(1):99–109.

[174] Panopoulos P (1992) Factors influencing the occurrence of pain in carious teeth. Proc Finn Dent Soc 88(Suppl 1):155–160.

[175] Park SJ, Chiang CY, Hu JW, Sessle BJ (2001) Neuroplasticity induced by tooth pulp stimulation in trigeminal subnucleus oralis involves NMDA receptor mechanisms. J Neurophysiol 85(5):1836–1846.

[176] Park CK, Kim MS, Fang Z, Li HY, Jung SJ, Choi SY, Lee SJ, Park K, Kim JS, Oh SB (2006a) Functional expression of thermo-transient receptor potential channels in dental primary afferent neurons: implication for tooth pain. J Biol Chem 281(25):17304–17311.

[177] Park CK, Li HY, Yeon KY, Jung SJ, Choi SY, Lee SJ, Lee S, Park K, Kim JS, Oh SB (2006b) Eugenol inhibits sodium currents in dental afferent neurons. J Dent Res 85(10):900–904.

[178] Park CK, Kim K, Jung SJ, Kim MJ, Ahn DK, Hong SD, Kim JS, Oh SB (2009) Molecular mechanism for local anesthetic action of eugenol in the rat trigeminal system. Pain 144(1–2):84–94.

[179] Pashley DH (1984) Smear layer: physiological considerations. Oper Dent Suppl 3:13–29.

[180] Pashley DH (1986) Dentin permeability, dentin sensitivity, and treatment through tubule occlusion. J Endod 12(10):465–474.

[181] Pashley DH (1992a) Mechanistic analysis of fluid distribution across the pulpodentin complex. J

Endod 18(2):72–75.

[182] Pashley DH (1992b) Smear layer: overview of structure and function. Proc Finn Dent Soc 88(Suppl 1):215–224.

[183] Pashley DH (2013) How can sensitive dentine become hypersensitive and can it be reversed? J Dent 41(Suppl 4):S49–S55.

[184] Pashley DH, Matthews WG (1993) The effects of outward forced convective flow on inward diffusion in human dentine in vitro. Arch Oral Biol 38(7):577–582.

[185] Pashley DH, Whitford GM (1980) Permeability of human dentine in vitro interpreted from reflection coefficients. Arch Oral Biol 25(2):141–144.

[186] Pashley DH, Livingston MJ, Greenhill JD (1978a) Regional resistances to fluid flow in human dentine in vitro. Arch Oral Biol 23(9):807–810.

[187] Pashley DH, Livingston MJ, Reeder OW, Horner J (1978b) Effects of the degree of tubule occlusion on the permeability of human dentine in vitro. Arch Oral Biol 23(12):1127–1133.

[188] Pashley DH, Livingston MJ, Whitford GM (1979) The effect of molecular size on reflection coefficients in human dentine. Arch Oral Biol 24(6):455–460.

[189] Pashley DH, Michelich V, Kehl T (1981) Dentin permeability: effects of smear layer removal. J Prosthet Dent 46(5):531–537.

[190] Pashley DH, Galloway SE, Stewart F (1984) Effects of fibrinogen in vivo on dentine permeability in the dog. Arch Oral Biol 29(9):725–728.

[191] Pashley DH, Andringa HJ, Derkson GD, Derkson ME, Kalathoor SR (1987) Regional variability in the permeability of human dentine. Arch Oral Biol 32(7):519–523.

[192] Pashley DH, Matthews WG, Zhang Y, Johnson M (1996) Fluid shifts across human dentine in vitro in response to hydrodynamic stimuli. Arch Oral Biol 41(11):1065–1072.

[193] Pashley DH, Agee K, Zhang Y, Smith A, Tavss EA, Gambogi RJ (2002) The effects of outward forced convective flow on inward diffusion of potassium across human dentin. Am J Dent 15(4):256–261.

[194] Patel R, Chopra S, Vandeven M, Cummins D (2011) Comparison of the effects on dentin permeability of two commercially available sensitivity relief dentifrices. J Clin Dent 22(4):108–112.

[195] Peacock JM, Orchardson R (1999) Action potential conduction block of nerves in vitro by potassium citrate, potassium tartrate and potassium oxalate. J Clin Periodontol 26(1):33–37.

[196] Pertl C, Liu MT, Markowitz K, Kim S (1993) Effects of capsaicin on KCl-induced blood flow and sensory nerve activity changes in the tooth pulp. Pain 52(3):351–358.

[197] Poulsen S, Errboe M, Hovgaard O, Worthington HW (2006) Potassium nitrate toothpaste for dentine hypersensitivity. Cochrane Database Syst Rev (3):CD001476.

[198] Quan N, Avitsur R, Stark JL, He L, Shah M, Caligiuri M, Padgett DA, Marucha PT, Sheridan JF (2001) Social stress increases the susceptibility to endotoxic shock. J Neuroimmunol 115(1–2):36–45.

[199] Reeder OW Jr, Walton RE, Livingston MJ, Pashley DH (1978) Dentin permeability: determinants of hydraulic conductance. J Dent Res 57(2):187–193.

[200] Renton T, Yiangou Y, Plumpton C, Tate S, Bountra C, Anand P (2005) Sodium channel Nav1.8 immunoreactivity in painful human dental pulp. BMC Oral Health 5(1):5.

[201] Reynolds EC (2008) Calcium phosphate-based remineralization systems: scientific evidence? Aust Dent J 53(3):268–273.

[202] Rifai K, Chidiac JJ, Hawwa N, Baliki M, Jabbur SJ, Saade NE (2004) Occlusion of dentinal tubules and selective block of pulp innervation prevent the nociceptive behaviour induced in rats by intradental application of irritants. Arch Oral Biol 49(6):457–468.

[203] Rirattanapong P, Vongsavan K, Kraivaphan P, Vongsavan N, Matthews B (2013) Effect of the topical application of 50% lignocaine hydrochloride on the sensitivity of dentine in man. Arch Oral Biol 58(10):1549–1555.

[204] Rodd HD, Boissonade FM (2001) Innervation of human tooth pulp in relation to caries and dentition type. J Dent Res 80(1):389–393.

[205] Rush AM, Waxman SG (2004) PGE2 increases the tetrodotoxin-resistant Nav1.9 sodium current in mouse DRG neurons via G-proteins. Brain Res 1023(2):264–271.

[206] Schiff T, Zhang YP, DeVizio W, Stewart B, Chaknis P, Petrone ME, Volpe AR, Proskin HM (2000) A randomized clinical trial of the desensitizing efficacy of three dentifrices. Compend Contin Educ Dent 27(Suppl):4–10; quiz 28.

[207] Senawongse P, Otsuki M, Tagami J, Mjör IA (2008) Morphological characterization and permeability of attrited human dentine. Arch Oral Biol 53(1):14–19.

[208] Seong J, Macdonald E, Newcombe RG, Davies M, Jones SB, Johnson S, West NX (2013) In

situ randomised trial to investigate the occluding properties of two desensitising toothpastes on dentine after subsequent acid challenge. Clin Oral Invest 17(1):195–203.

[209] Sessle BJ (2000) Acute and chronic craniofacial pain: brainstem mechanisms of nociceptive transmission and neuroplasticity, and their clinical correlates. Crit Rev Oral Biol Med 11(1):57–91.

[210] Sessle BJ, Greenwood LF (1976) Inputs to trigeminal brain stem neurones from facial, oral, tooth pulp and pharyngolaryngeal tissues: I. Responses to innocuous and noxious stimuli. Brain Res 117(2):211–226.

[211] Sharma D, McGuire JA, Amini P (2013) Randomized trial of the clinical efficacy of a potassium oxalate-containing mouthrinse in rapid relief of dentin sensitivity. J Clin Dent 24(2):62–67.

[212] Shibukawa Y, Sato M, Kimura M, Sobhan U, Shimada M, Nishiyama A, Kawaguchi A, Soya M, Kuroda H, Katakura A, Ichinohe T, Tazaki M (2014) Odontoblasts as sensory receptors: transient receptor potential channels, pannexin-1, and ionotropic ATP receptors mediate intercellular odontoblast-neuron signal transduction. Pflugers Arch. [Epub ahead of print].

[213] Sixou JL (2013) How to make a link between oral health-related quality of life and dentin hypersensitivity in the dental office? Clin Oral Invest 17(Suppl 1):S41–S44.

[214] Smith AJ, Scheven BA, Takahashi Y, Ferracane JL, Shelton RM, Cooper PR (2012) Dentine as a bioactive extracellular matrix. Arch Oral Biol 57(2):109–121.

[215] Sommer C (2004) Serotonin in pain and analgesia: actions in the periphery. Mol Neurobiol 30(2):117–125.

[216] Sowinski J, Ayad F, Petrone M, DeVizio W, Volpe A, Ellwood R, Davies R (2001) Comparative investigations of the desensitising efficacy of a new dentifrice. J Clin Periodontol 28(11):1032–1036.

[217] Stead WJ, Orchardson R, Warren PB (1996) A mathematical model of potassium ion diffusion in dentinal tubules. Arch Oral Biol 41(7):679–687.

[218] Suge T, Kawasaki A, Ishikawa K, Matsuo T, Ebisu S (2006) Effects of plaque control on the patency of dentinal tubules: an in vivo study in beagle dogs. J Periodontol 77(3):454–459.

[219] Tagami J, Hosoda H, Burrow MF, Nakajima M (1992) Effect of aging and caries on dentin permeability. Proc Finn Dent Soc 88(Suppl 1):149–154.

[220] Tammaro S, Wennstrom JL, Bergenholtz G (2000) Root-dentin sensitivity following non-surgical periodontal treatment. J Clin Periodontol 27(9):690–697.

[221] Tay FR, Pashley DH (2008) Guided tissue remineralisation of partially demineralised human dentine. Biomaterials 29(8):1127–1137.

[222] Tay FR, Pashley DH (2009) Biomimetic remineralization of resin-bonded acid-etched dentin. J Dent Res 88(8):719–724.

[223] Taylor PE, Byers MR, Redd PE (1988) Sprouting of CGRP nerve fibers in response to dentin injury in rat molars. Brain Res 461(2):371–376.

[224] Tjäderhane L, Nascimento FD, Breschi L, Mazzoni A, Tersariol IL, Geraldeli S, Tezvergil-Mutluay A, Carrilho MR, Carvalho RM, Tay FR, Pashley DH (2013a) Optimizing dentin bond durability: control of collagen degradation by matrix metalloproteinases and cysteine cathepsins. Dent Mater 29(1): 116–135.

[225] Tjäderhane L, Nascimento FD, Breschi L, Mazzoni A, Tersariol IL, Geraldeli S, Tezvergil-Mutluay A, Carrilho M, Carvalho RM, Tay FR, Pashley DH (2013b) Strategies to prevent hydrolytic degradation of the hybrid layer-a review. Dent Mater 29(10):999–1011.

[226] Tsumura M, Sobhan U, Sato M, Shimada M, Nishiyama A, Kawaguchi A, Soya M, Kuroda H, Tazaki M, Shibukawa Y (2013) Functional expression of TRPM8 and TRPA1 channels in rat odontoblasts. PLoS One 8(12):e82233.

[227] Tsunozaki M, Bautista DM (2009) Mammalian somatosensory mechanotransduction. Curr Opin Neurobiol 19(4):362–369.

[228] Utreras E, Prochazkova M, Terse A, Gross J, Keller J, Iadarola MJ, Kulkarni AB (2013) TGF-beta1 sensitizes TRPV1 through Cdk5 signaling in odontoblast-like cells. Mol Pain 9:24.

[229] Veerayutthwilai O, Byers MR, Pham TT, Darveau RP, Dale BA (2007) Differential regulation of immune responses by odontoblasts. Oral Microbiol Immunol 22(1):5–13.

[230] Veis A (1993) Mineral-matrix interactions in bone and dentin. J Bone Miner Res 8(Suppl 2):S493–S497.

[231] Verworn M (1913) Irritability A physiological analysis of the general effect of stimuli in living substance, Yale University Mrs. Hepsa Ely Silliman Memorial Lectures. Yale University Press, New Haven.

[232] Virtanen AS, Huopaniemi T, Närhi MV, Pertovaara A, Wallgren K (1987) The effect of temporal parameters on subjective sensations evoked by electrical tooth stimulation. Pain 30(3):361–371.
[233] Vongsavan N, Matthews B (1992) Fluid flow through cat dentine in vivo. Arch Oral Biol 37(3):175–185.
[234] Vongsavan N, Matthews B (2007) The relationship between the discharge of intradental nerves and the rate of fluid flow through dentine in the cat. Arch Oral Biol 52(7):640–647.
[235] Vongsavan N, Matthews RW, Matthews B (2000) The permeability of human dentine in vitro and in vivo. Arch Oral Biol 45(11):931–935.
[236] Wadachi R, Hargreaves KM (2006) Trigeminal nociceptors express TLR-4 and CD14: a mechanism for pain due to infection. J Dent Res 85(1):49–53.
[237] Wallace JA, Bissada NF (1990) Pulpal and root sensitivity rated to periodontal therapy. Oral Surg Oral Med Oral Pathol 69(6):743–747.
[238] Wanachantararak S, Vongsavan N, Matthews B (2011) Electrophysiological observations on the effects of potassium ions on the response of intradental nerves to dentinal tubular flow in the cat. Arch Oral Biol 56(3):294–305.
[239] Wang Z, Sa Y, Sauro S, Chen H, Xing W, Ma X, Jiang T, Wang Y (2010) Effect of desensitising toothpastes on dentinal tubule occlusion: a dentine permeability measurement and SEM in vitro study. J Dent 38(5):400–410.
[240] Wang Z, Jiang T, Sauro S, Pashley DH, Toledano M, Osorio R, Liang S, Xing W, Sa Y, Wang Y (2011) The dentine remineralization activity of a desensitizing bioactive glass-containing toothpaste: an in vitro study. Aust Dent J 56(4):372–381.
[241] Warfvinge J, Dahlen G, Bergenholtz G (1985) Dental pulp response to bacterial cell wall material. J Dent Res 64(8):1046–1050.
[242] West N, Newcombe RG, Hughes N, Mason S, Maggio B, Sufi F, Claydon N (2013) A 3-day randomised clinical study investigating the efficacy of two toothpastes, designed to occlude dentine tubules, for the treatment of dentine hypersensitivity. J Dent 41(2):187–194.
[243] Worsley MA, Clayton NM, Bountra C, Boissonade FM (2008) The effects of ibuprofen and the neurokinin-1 receptor antagonist GR205171A on Fos expression in the ferret trigeminal nucleus following tooth pulp stimulation. Eur J Pain 12(3):385–394.
[244] Yoshiyama M, Masada J, Uchida A, Ishida H (1989) Scanning electron microscopic characterization of sensitive vs. insensitive human radicular dentin. J Dent Res 68(11):1498–1502.

第3章 牙本质敏感症的患病率

The Prevalence of Dentine Hypersensitivity

Sahar Taha

统计牙本质敏感症患病率的方法

从已有的文献来看，研究牙本质敏感症患病率的方法主要有两种，包括自我报告式问卷调查和临床检查。与临床检查结果相比，基于自我报告式问卷调查得出的患病率更高（表3.1）。在自我报告式问卷调查中，患病率通常被认为是过高的，因为其他疾病或条件等复杂的因素也可能会带来疼痛的表现，例如龋病、隐裂和牙折（Scaramucci et al. 2014; Rees and Addy 2004）（参见第4章和第5章）。另外，患者可能因为没有完全理解临床医生对其检查的要求，从而导致患者过于紧张或没有充分考虑具体症状。

此外，自我报告式问卷调查中涉及的问题性质也可能会对患病率造成影响。由于对疼痛或敏感没有明确的定义，需要纳入一个衡量调查者痛觉阈值的标准，同时还需要排除那些对自己的牙本质敏感没有察觉的患者（Cunha–Cruz et al. 2013）。

少数几个研究采访了试验中的受试者，询问他们有关在进行临床检查之前是否疼痛或不适的问题（Costa et al. 2014; Dhaliwal et al. 2012; Kehua et al. 2009; Que et al. 2013）。但是，这种方法也存在着采访者对情况报告的主观影响（Clayton et al. 2002）。

临床上对牙本质敏感症的检查通常有以下两个主要方法，包括吹气进行温度诊和用探针进行探诊（参见第5章）。相比于其他方法，比如探诊，敏感的牙齿更常对温度诊/蒸发实验做出阳性反应（Liu et al. 1998）。探诊技术相较于其他方法使用较少，可能是因为只有一小部分暴露出来的牙本质较为敏感，如果探针没有触碰到这一区域，受试者就不会有反应（Scaramucci et al. 2014）。

其他的研究者，如FLynn等（1985），使用冷水冲洗口腔的方法来诊断牙本质敏感症。然而，这种方法并不一定是非常准

S. Taha , DDS, MS, Diplomate (ABOD)
Department of Conservative Dentistry,
Faculty of Dentistry , University of Jordan ,
1000 shady creek , Danville , CA , 94526 , USA
e-mail: shr_taha@yahoo.com

D.G. Gillam (ed.), *Dentine Hypersensitivity: Advances in Diagnosis, Management, and Treatment*,
DOI 10.1007/978-3-319-14577-8_3, © Springer International Publishing Switzerland 2015

表3.1 对于牙本质敏感症患病率研究的总结

研究	国家	数量（n）	研究类型	临床评价方法	研究环境	患病率	峰值年龄（岁）	男女比	常见患牙	患牙龈退缩的比例
Clayton等（2002）	英国	250	问卷调查	不适用	全科牙科诊所	50%	20～30	1：1	右下后牙?	NA
Gillam等（2001）	英国和韩国	557	问卷调查	不适用	全科牙科诊所	52%～55.4%	20～40	NA	NA	NA
Gillam等（1999）	英国	277	问卷调查	不适用	全科牙科诊所	52%	20～30	1：1.4	NA	NA
Colak等（2012a）	土耳其	1463	问卷调查	不适用	大学学生	8.4%	NA	1：1.2	NA	NA
Rane等（2013）	印度	960	问卷调查+临床检查	对吹气敏感	口腔医院	42.5%	30～39	1.6：1	下前牙	NA
Bamise等（2007）	尼日利亚	2165	问卷调查+临床检查	对吹气敏感/锐器探查	大学	1.34%	30～39	1.4：1	磨牙	12.8%
Rees和Addy（2004）	英国	5477	问卷调查+临床检查	对吹气敏感/牙周病评估	全科牙科诊所	2.8%	30～39	1：1.5	上颌第一磨牙	93%
Taani和Awartani（2001）	沙特阿拉伯	259	问卷调查+临床检查	对吹气敏感/牙周病评估	全科牙科诊所	42.4%	30～39	1：4	上颌磨牙和下颌前牙	5%
Fischer等（1992）	巴西	635	问卷调查+临床检查	对吹气敏感/锐器探查	海上口腔诊所	17%	男性50～59；女性20～29	1：1	切牙和前磨牙	NA
Flynn等（1985）	苏格兰	369	问卷调查+临床检查	CWMR/锐器探查	大学	8.7%	30～39	1：1	前磨牙	NA
Liu等（1998）	中国台湾	780	问卷调查+临床检查	对吹气敏感/锐器探查	大学	32%	NA	1：1	前磨牙和磨牙	23%
Amarasena等（2011）	澳大利亚	12692	问卷调查+临床检查	不适用	全科牙科诊所	9.1%	30～49	1：1.5	上颌前磨牙和磨牙	39%
Chrysanthakopoulos（2011）	希腊	1450	问卷调查+临床检查	对吹气敏感	全科牙科诊所	18.2%	男性40～49；女性60～69	1：1.25	前磨牙	85.9%

（续表）

研究	国家	数量（n）	研究类型	临床评价方法	研究环境	患病率	峰值年龄（岁）	男女比	常见患牙	患牙龈退缩的比例
Ye等（2012）	中国	2120	问卷调查+临床检查	对吹气敏感	全科牙科诊所	34.1%	40～49	1：1.5	前磨牙	84.3%
Tengrungsun等（2012）	泰国	420	问卷调查+临床检查	对吹气敏感	大学	30.7%	30～39	1：2.4	第一磨牙	不适用
Bahsi等（2012）	土耳其	1368	问卷调查+临床检查	对吹气敏感/锐器探查	全科牙科诊所	5.3%	40～49	1：2	上颌前磨牙	88.4%
Colak等（2012b）	土耳其	1169	问卷调查+临床检查	对吹气敏感	大学	7.6%	40～49	1：1.5	上颌前磨牙	95.7%
Dhaliwal等（2012）	印度旁遮普	650	问卷调查+临床检查	对吹气敏感	村庄里随机参与者	25%	50～59	1：1.6	下颌切牙	不适用
Cunha-Cruz等（2013）	美国	787	问卷调查+临床检查	对吹气敏感	全科牙科诊所	12.3%	18～44	1：2.6	前磨牙和磨牙	85.6%
Que等（2013）	中国	1023	结构式访谈+临床检查	对吹气敏感	普通人群	27.1%	60～69	1.06：1	前磨牙	（年龄段60～69）15.5%
Scaramucci等（2014）	巴西	300	问卷调查+临床检查	对吹气敏感/锐器探查	大学	46%	不适用	1：2.56	NA	不适用
Al-Khafaji（2013）	阿拉伯联合酋长国	204	问卷调查+临床检查	对吹气敏感	全科牙科诊所	27%	20～29	1.3：1	下前牙	15%

确可靠的，因为其他口腔问题也有可能在冲洗过程中造成牙齿疼痛。

牙本质敏感症患病率的影响因素和混杂因素

牙颈部非龋性病损

在一个中国的调查样本中，1010名个体被诊断患有牙本质敏感症，其中644名（63.8%）属于牙颈部非龋性病损（non-carious cervical lesions，NCCLs）（Que et al. 2013）。在一个澳大利亚的调查样本中（Amarasena et al. 2011）牙齿遭受腐蚀也被认为是诱发牙本质敏感的因素之一。在同一个研究中，NCCL被认为是最不相关的诱发因素。相似的，在Bamise等（2007）的研究中，磨耗导致的牙本质敏感症占10.9%，其中牙齿磨损导致的占7.4%，遭受腐蚀导致的占3.5%，NCCL引起的占2.7%。在阿联酋的患者中，牙齿磨损通常最有可能引起牙本质敏感症，占到了27%，而NCCL则在牙本质敏感症患者中最为少见，只占到5%（Al-Khafaji 2013）。NCCL与牙本质敏感症之间缺乏一致性，可能是因为难以恰当诊断这些病损。

另一方面，在一项对787名美国人组成的队列研究中，没有发现NCCL与牙本质敏感症具有相关性（Cunha-Cruz et al. 2013）。

牙周病

正如第1章所说的，用于形容牙本质敏感症的术语发生过几次变化。同时，牙根敏感（root sensitivity, RS）被推荐来描述与牙周暴露的牙本质相关或者由牙周治疗进一步发展而来的疼痛（Sanz and Addy 2002）。牙龈萎缩也被广泛地认为与牙本质敏感症有关（Amarasena et al. 2011）。牙齿与牙龈组织附着丧失也是引起年轻人群体中牙本质敏感症发病率越来越高的原因之一（Que et al. 2013）。患有牙本质敏感症的患者同时患有牙龈萎缩的比例可高达95.7%（Colak et al. 2012b）。

据研究报道，牙本质敏感症的患病率会随着进行牙周治疗而增加（Lin and Gillam 2012；Splieth and Tachou 2012）。例如Al-Sabbagh等的研究表明在进行开放皮瓣牙周清创术1周后，牙本质敏感症的患病率由术前的30%增加到了79%（Al-Sabbagh et al. 2010）。此外，Fischer等（1992）报道了龈上、龈下刮治过程也可能会导致牙本质敏感症的暂时性发生。Lin和Gillam（2012）在他们的系统评价里有这样的报道：在进行非手术治疗后第1天，牙本质敏感症患病率为62.5%～90%；1周后，患病率则降至52.6%～55%。在进行手术治疗后的第1天，牙本质敏感症患病率为76.8%～80.4%；1周后，患病率则降至36.8%；2周后，患病率为33.4%；4周后则为29.6%；8周后降到了21.7%。目前普遍认为牙本质敏感症可能轻微或中度与牙周治疗相关，而这种关联可能是短暂也可能持续较长时间。

样本选择

在医院或是别的特定区域进行的研究总是倾向于使报告具有更高的患病率（Chabanski et al. 1996）。这也许是因为在经过牙周治疗后，治疗导致的黏附丧失和牙龈萎缩可能会给牙根的暴露带来更大风险。然而，现在还是缺少一个明确的方案来指导样本选择，从而获得更具意义的患病率数据。

牙齿位置与牙面

牙齿在口内的位置不同会影响到其发生牙本质敏感的易感程度。容易发生牙本质敏感的位置在下颌牙的顺序依次为：尖牙、第一前磨牙、切牙、第二前磨牙和磨牙（Dababneh et al. 1999）。然而，由于口腔内状况的不同，在不同的文献中关于牙本质敏感症的牙位分布也不同（Bamise et al.2007）。牙齿的颊侧患牙本质敏感的可能性最大，接下来依次是唇侧、𬌗面、远中面、舌侧，切缘与腭面是最不容易患病的（Amarasena et al. 2010；Splieth and Tachou 2012）。同时，相关研究发现𬌗面有着最高的敏感性，为56%；而颊侧敏感性大约为28%（Bamise et al. 2007），这可能是研究对象的差异导致的。

性别

很多研究都指出了牙本质敏感症与性别的关系。根据几篇相关文献，在类似的条件下，女性患上牙本质敏感症的可能性较大（Scaramucci et al. 2014；Rees and Addy 2004；Taani and Awartani 2001；Amarasena et al. 2011）。然而，也有一部分研究没有发现两种性别间患病率的差异（数据中没有体现出有显著差异）（Fischer et al.1992；Splieth and Tachou 2013；Clayton et al. 2002；Flynn et al. 1985；Liu et al. 1999）。研究中发现女性的患病率较高，可能是因为她们有更好的口腔卫生意识（Dababneh et al.1999），还有在她们的饮食习惯中会更多地吃一些健康的水果，而这些食物对牙齿的腐蚀性更大（Splieth and Tachou 2012）。女性也会更多地关心自己的牙齿状况，会更频繁地进行口腔诊疗，这就导致女性患者的比例较高。因此，如果这些样本被选择引入调查的话，会使样本选择的科学性产生偏差。另外，相较于男性，女性更善于也更愿意描述自己的健康问题，这就产生了一个额外的由诊断带来的偏差（Splieth and Tachou 2012）。但也有其他的研究发现男性患牙本质敏感症的可能性更高（Rane et al. 2013;Al-Khafaji 2013;Bamise et al. 2007），这可能与研究人口的统计资料差异有关。

年龄

牙本质敏感症主要发生在21～40岁的年轻人群中（表3.1）。这可能与这些群体所摄入的酸性食物或饮料的量逐渐增加有关，也和他们口腔卫生意识的增强、口腔诊疗的增多有一定关联（Chabanski et al. 1997；Clayton et al. 2002）。同时，随着全球老年人口所保留的牙的数量的整体增加，牙本质敏感症患者的整体数量也会持续上升。同样的，牙龈萎缩与牙周疾病的患病数量也会增加（Bahsi et al. 2012）（参见第4章）。

牙本质敏感症患病率统计

牙本质敏感症是一项流行性的临床疾病，然而评估其患病率的研究尚不充足而且互相矛盾（Splieth and Tachou 2013）。一篇根据已发表的牙本质敏感症文献所做出的系统评价清晰地指出：从目前已发表的结果上来看，牙本质敏感症的患病率差异很大（表3.1 ）。这种变化可能是由人口数量的不同、个体间的差异、调查方法的不同和饮食习惯的区别所导致的（Dababneh et al. 1999；Davari et al. 2013）。

探究牙本质敏感症的患病率对患者和口腔医生都具有重要的意义。常常因对发病率不准确的认知，导致口腔医生在诊断中无法确定合适的治疗时间以及治疗方法。从目前已经发表的文献中来看，其差异显著的患病率可以分为以下3类：

- 经调查所得的牙本质敏感症发病率（约50%）
- 经调查和临床检测综合所得的牙本质敏感症发病率（1%~20%）
- 患有牙周炎或者接受了牙周病治疗的患者的牙本质敏感症发病率（60%~90%）

长期以来，人们一直在讨论牙本质敏感症究竟是不是危害公众健康的一大因素，而目前已发表的文献似乎一致地认为其对公众健康的影响较小（Rees and Addy 2002；Gillam 2013）。尽管牙医们都表示牙本质敏感症对10%的患者带来严重的影响，并且这一事实不应该被忽略（Gillam et al. 2002）。最近Cunha-Cruz和Wataha（2014）发表了一篇牙本质敏感症负担的系统评价，其中包括了现阶段发表研究的33%。这篇评价提出牙本质敏感症患病率的最佳评估是10%。

牙本质敏感症患病率未来研究的展望

在不同的人群中，牙本质敏感症的患病率相对较高。目前，全国性的牙本质敏感症调查对其预防和治疗规范体系的建立应该有所帮助。这就需要基于人群的代表性样本（Splieth and Tachou 2012 ）。与此同时，在牙本质敏感症（DH）和根面敏感（RS）的定义都发生变化的情况下，研究人员应该对牙本质敏感症进行新的研究以便获取这两种病症患病率的精确数据，毕竟目前这两项研究都包含在牙本质敏感症的研究中。所有的混杂因素和贡献因素的数据都应收集并仔细分析，因为在已有的患病率报道中，某些因素被忽略了。将来，在研究方案的设定中以及检查其与引起口内腐蚀性和研磨性损伤的牙本质敏感症的联系时，NCCL相关的患病率应当引起特别的重视。

结论

牙本质敏感症患病率的报道并不充足，并且互相矛盾。如果将病情分为以下3类，文献中指出的牙本质敏感症患病率的宽泛的变化范围会适当缩小：①通过调查得出的患病率（约50%）；②通过调查和临床检查综合得出的患病率（1%～20%）；③患有牙周疾病和接受牙周治疗的患者的患病率（60%～90%）。在评估牙本质敏感症患病率时，调查问卷被广泛使用；然而当调查结果与临床检查综合在一起时，患病率的结果则明显下降。不仅如此，为了得到准确的患病率，调查者应当对牙本质敏感症以及RS展开新的调查。在未来关于牙本质敏感症患病率的研究中，应该更加谨慎地评估多种与牙本质敏感症相关的混杂和促进因素的影响。

参考文献

[1] Al-Khafaji H (2013) Observations on dentine hypersensitivity in general dental practices in the United Arab Emirates. Eur J Dent 7(4):389–394. doi: 10.4103/1305- 7456.120634 , EJD-7-389 [pii].

[2] Al-Sabbagh M, Beneduce C, Andreana S, Ciancio SG(2010) Incidence and time course of dentinal hypersensitivity after periodontal surgery. Gen Dent 58(1):e14–e19.

[3] Amarasena N, Spencer J, Ou Y, Brennan D (2010) Dentine hypersensitivity – Australian dentists' perspective. Aust Dent J 55(2):181–187. doi: 10.1111/j.1834- 7819.2010.01223.x , ADJ1223 [pii].

[4] Amarasena N, Spencer J, Ou Y, Brennan D (2011) Dentine hypersensitivity in a private practice patient population in Australia. J Oral Rehabil 38(1):52–60. doi: 10.1111/ j.1365-2842.2010.02132.x , JOR2132 [pii].

[5] Bahsi E, Dalli M, Uzgur R, Turkal M, Hamidi MM, Colak H (2012) An analysis of the aetiology, prevalence and clinical features of dentine hypersensitivity in a general dental population. Eur Rev Med Pharmacol Sci 16(8):1107–1116.

[6] Bamise CT, Olusile AO, Oginni AO, Dosumu OO (2007) The prevalence of dentine hypersensitivity among adult patients attending a Nigerian teaching hospital. Oral Health Prev Dent 5(1):49–53.

[7] Chabanski MB, Gillam DG, Bulman JS, Newman HN. J Clin Periodontol. Prevalence of cervical dentine sensitivity in a population of patients referred to a specialist Periodontology Department 1996 Nov;23(11):989–992.

[8] Chrysanthakopoulos NA (2011) Prevalence of dentine hypersensitivity in a general dental practice in Greece. J Clin Exp Dent 3(5):e445–e451.

[9] Clayton DR, McCarthy D, Gillam DG (2002) A study of the prevalence and distribution of dentine sensitivity in a population of 17-58-year-old serving personnel on an RAF base in the Midlands. J Oral Rehabil 29(1):14–23, 805 [pii].

[10] Colak H, Aylikci BU, Hamidi MM, Uzgur R (2012a) Prevalence of dentine hypersensitivity among university students in Turkey. Niger J Clin Pract15(4):415–419. doi: 10.4103/1119-3077.104514, NigerJClinPract_2012_15_4_415_104514 [pii].

[11] Colak H, Demirer S, Hamidi M, Uzgur R, Koseoglu S (2012b) Prevalence of dentine hypersensitivity among adult patients attending a dental hospital clinic in Turkey. West Indian Med J 61(2):174–179.

[12] Costa RS, Rios FS, Moura MS, Jardim JJ, Maltz M, Haas AN (2014) Prevalence and risk indicators of dentin hypersensitivity in adult and elderly populations from Porto Alegre. Braz J Periodontol. doi: 10.1902/ jop.2014.130728.

[13] Cunha-Cruz J, Wataha JC (2014) The burden of dentine hypersensitivity. In: Robinson PG (ed) Dentine hypersensitivity: developing a person-centred approach to oral health. Academic Press, Elsevier Inc., Oxford, UK. pp 34–44.

[14] Cunha-Cruz J, Wataha JC, Heaton LJ, Rothen M, Sobieraj M, Scott J, Berg J (2013) The prevalence

of dentin hypersensitivity in general dental practices in the northwest United States. J Am Dent Assoc 144(3):288–296, 144/3/288 [pii].
[15] Dababneh RH, Khouri AT, Addy M (1999) Dentine hypersensitivity – an enigma? A review of terminology, mechanisms, aetiology and management. Br Dent J 187(11):606–611. doi: 10.1038/sj.bdj.4800345a , discussion 603. 4800345a [pii].
[16] Davari A, Ataei E, Assarzadeh H (2013) Dentin hypersensitivity: etiology, diagnosis and treatment; a literature review. J Dent (Shiraz) 14(3):136–145.
[17] Dhaliwal JS, Palwankar P, Khinda PK, Sodhi SK (2012) Prevalence of dentine hypersensitivity: a crosssectional study in rural Punjabi Indians. J Indian Soc Periodontol 16(3):426–429. doi: 10.4103/0972- 124X.100924 , JISP-16-426 [pii].
[18] Fischer C, Fischer RG, Wennberg A (1992) Prevalence and distribution of cervical dentine hypersensitivity in a population in Rio de Janeiro, Brazil. J Dent 20(5):272–276, 0300-5712(92)90043-C [pii].
[19] Flynn J, Galloway R, Orchardson R (1985) The incidence of 'hypersensitive' teeth in the West of Scotland. J Dent 13(3):230–236.
[20] Gillam DG (2013) Current diagnosis of dentin hypersensitivity in the dental offi ce: an overview. Clin Oral Inv 17(Suppl 1):S21–S29.
[21] Gillam DG, Seo HS, Bulman JS, Newman HN (1999) Perceptions of dentine hypersensitivity in a general practice population. J Oral Rehabil 26(9):710–714, jor436 [pii].
[22] Gillam DG, Seo HS, Newman HN, Bulman JS (2001) Comparison of dentine hypersensitivity in selected occidental and oriental populations. J Oral Rehabil 28(1):20–25, jor631 [pii].
[23] Gillam DG, Bulman JS, Eijkman MA, Newman HN (2002) Dentists' perceptions of dentine hypersensitivity and knowledge of its treatment. J Oral Rehabil 29(3):219–225.
[24] Kehua Q, Yingying F, Hong S, Menghong W, Deyu H, Xu F (2009) A cross-sectional study of dentine hypersensitivity in China. Int Dent J 59(6):376–380.
[25] Lin YH, Gillam DG (2012) The prevalence of root sensitivity following periodontal therapy: a systematic review. Int J Dent 2012:407023. doi: 10.1155/2012/407023.
[26] Liu HC, Lan WH, Hsieh CC (1998) Prevalence and distribution of cervical dentin hypersensitivity in a population in Taipei, Taiwan. J Endod 24(1):45–47. doi: 10.1016/ S0099-2399(98)80213-6 , S0099-2399(98)80213-6 [pii].
[27] Que K, Guo B, Jia Z, Chen Z, Yang J, Gao P (2013) A crosssectional study: non-carious cervical lesions, cervical dentine hypersensitivity and related risk factors. J Oral Rehabil 40(1):24–32. doi: 10.1111/ j.1365-2842.2012.02342.x.
[28] Rane P, Pujari S, Patel P, Gandhewar M, Madria K, Dhume S (2013) Epidemiological study to evaluate the prevalence of dentine hypersensitivity among patients. J Int Oral Health 5(5):15–19.
[29] Rees JS, Addy M (2004) A cross-sectional study of buccal cervical sensitivity in UK general dental practice and a summary review of prevalence studies. Int J Dent Hyg 2(2):64–69. doi: 10.1111/ j.1601-5029.2004.00068.x, IDH068 [pii].
[30] Sanz M, Addy M (2002) Group D summary. J Clin Periodontol 29(Suppl 3):195–196. doi: 10.1034/ j.1600-051X.29.s3.19.x.
[31] Scaramucci T, de Almeida Anfe TE, da Silva FS, Frias AC, Sobral MA (2014) Investigation of the prevalence, clinical features, and risk factors of dentin hypersensitivity in a selected Brazilian population. Clin Oral Inv 18(2):651–657. doi: 10.1007/ s00784-013-1008-1.
[32] Splieth CH, Tachou A (2012) Epidemiology of dentin hypersensitivity. Clin Oral Inv. doi: 10.1007/ s00784-012-0889-8.
[33] Splieth CH, Tachou A (2013) Epidemiology of dentin hypersensitivity. Clin Oral Inv 17(Suppl 1):S3–S8. doi: 10.1007/s00784-012-0889-8.
[34] Taani DQ, Awartani F (2001) Prevalence and distribution of dentin hypersensitivity and plaque in a dental hospital population. Quintessence Int 32(5): 372–376.
[35] Tengrungsun T, Jamornnium Y, Tengrungsun S (2012) Prevalence of dentine hypersensitivity among Thai dental patients at the Faculty of Dentistry, Mahidol University. Southeast Asian J Trop Med Public Health 43(4):1059–1064.
[36] Ye W, Feng XP, Li R (2012) The prevalence of dentine hypersensitivity in Chinese adults. J Oral Rehabil 39(3):182–187. doi: 10.1111/j.1365-2842. 2011.02248.x.

第4章　牙本质敏感症的病因及临床表现

Aetiology and Clinical Features of Dentine Hypersensitivity

Ryan Olley, David Bartlett

引言

牙本质敏感症（Dentine hypersensitivity，DH）是一种常见的口腔病症，通常表现为牙齿短暂尖锐的疼痛，常常与冷刺激有关。尽管牙本质敏感症长期困扰患者，但是由于它的临床表现是一过性的，在临床检查时，并不总是能够产生敏感症状。DH的症状有周期性发作的特点，患者通常自行用药或使用脱敏牙膏以缓解症状。大量的研究也已指出DH是一种一过性的症状（Gillam 2013；West 2006；West et al. 2013b）。长久以来，出现这个观点的原因尚不明确。对DH的病因知之甚少导致牙本质敏感自32年前便成为一个被反复提及的谜团（Johnson et al. 1982；Dababneh et al. 1999；Addy 2002；Markowitz and Pashley 2008）。由于长期缺乏对特定的牙齿磨损病因的理解，导致临床上的预防及治疗策略不明确，并且这些策略往往针对DH的症状，而不是病因（Markowitz and Pashley 2008）。尽管如此，如今我们对这种DH的理解已经比较清楚了。因此，本章将关注DH的临床特征并详细介绍DH的病因及相关的临床表现。

DH的临床特点

DH是一种患者描述为短暂尖锐的疼痛并且累及恒牙列的常见口腔症状（Addy 2002）。DH的定义阐述了它的临床特征。DH的概念由Dowell等在1983年首次提出（Dowell and Addy 1983），后由关于DH临床试验设计和操作的国际研讨会完成。最近加拿大牙本质敏感症咨询委员会（Canadian Advisory Board on Dentin Hypersensitivity）对牙本质敏感症传统定义提出修正（Canadian Advisory Board 2003），将其定义为“暴露的牙本质对外界刺激产生短而尖锐的疼痛，并且不能归因于其他特定原因引起的牙体缺损或病变，典型的刺激包括温度刺激、吹气刺

R. Olley (✉) • D. Bartlett
Department of Prosthodontics , King’s College London Dental Institute , London , UK
e-mail: ryan.olley@kcl.ac.uk

D.G. Gillam (ed.), *Dentine Hypersensitivity: Advances in Diagnosis, Management, and Treatment,*
DOI 10.1007/978-3-319-14577-8_4, © Springer International Publishing Switzerland 2015

激、机械性刺激或化学刺激”。该定义首先描述了牙本质敏感症的临床特点。其次将牙本质敏感症与其他临床症状相似但管理策略不同的疾病鉴别（Dowell et al. 1985）。这些疾病详见表4.1。

表4.1 确诊DH前应排除的临床状况举例

龋病
牙隐裂
充填体折裂
充填后敏感
药物敏感
非手术及手术治疗术后牙周敏感
畸形舌侧沟
非牙源性敏感

加拿大的牙本质敏感症专家共识提出对牙本质敏感症传统定义的修正，将“病理状态（pathology）”更改为“病（disease）”。疾病更多是强调临床状况和结局，而不是病因或者病理状态，这点我们将在下文进行详述。

病因

DH的发生是包括牙周手术非及手术治疗、酸蚀和牙龈退缩在内等多种病因联合作用的结果。这些病因及其他罕见病因将在下文中进行详细阐述。

牙周手术后疾病（治疗导致牙龈退缩）

牙本质敏感症可能是医源性疾病。研究也已证实，高达57%的龈下刮治和根面平整术后人群罹患牙本质过敏症（Irwin and McCusker 1997）。另一项针对牙周病患者的研究表明，DH的发生率为85%～95%（Chabanski et al. 1996）。一项早期体外研究表明，牙根面清创/平整术去除表面覆盖物或（部分）玷污层可导致牙本质小管暴露。在健康人群中，玷污层重组并阻止了86%牙本质小管内的液体流动（Pashley et al. 1978）。玷污层是由来源于唾液及牙本质碎屑的有机胶原及黏多糖形成的一层薄而松散的黏性基质，覆盖于牙矿化组织表面并且阻塞牙本质小管（Brannstrom 1966；Pashley 1984）。另有报道指出，在牙周疾病及任何可能暴露牙本质的治疗中，细菌会定植并分解玷污层，深入根部牙本质（Adriaens 1989），从而引发牙髓炎症。部分研究者认为，这可能是牙本质敏感症的另一种发生机制（Lundy and Stanley 1969；Brannstrom 1982；Dababneh et al. 1999）。虽然从DH/RS术语的变化来说，它与RS的发生机制更相关，然而细菌代谢产物较细菌本身更易扩散至牙髓。血液中的血浆蛋白质/免疫球蛋白首先扩散至牙本质小管，并降低其通透性。随后慢性牙周病及持续的治疗、髓腔压力增高、神经痛阈急剧降低、瘢痕组织及血浆蛋白质减少都可能加重牙本质敏感（Pashley 1984）。

牙齿美白治疗（相关性不确定或不明确）

牙齿美白治疗是利用过氧化脲分解形成过氧化氢及尿素来美白牙齿。这个过程引起牙齿脱水及牙本质敏感症状。然而，这些症状仅在治疗过程中短暂出现（Ferrari et al. 2007）。牙齿美白导致敏感的机制可能与DH发生机制不同。严格来说，牙齿美白并不是牙本质敏感症的致病因素，因此，它需要其他管理策略（Markowitz 2010）。

发育性缺陷（牙齿表面形态改变，少见）

发育性缺陷常常累及乳牙列及恒牙列，并且引起牙本质敏感症状。发育性病变通常包括牙釉质发育不全、牙本质发育不全及其他引起牙釉质、牙本质矿化或发育不全的情况。与牙齿美白一样，引起这些症状的机制可能与引起DH的机制不同。

饮食因素（腐蚀性饮食）和牙龈退缩

DH与腐蚀性饮食因素及牙龈退缩密切相关。本章后面的小节将对此进行详细阐述。为了研究DH与多种致病因素的相关性，欧洲的最大规模临床研究从法国、西班牙、意大利、英国、芬兰、拉脱维亚及爱沙尼亚的全科牙科诊所招募了3187名成年人（West et al. 2013b）。42%的研究对象在蒸汽刺激下至少有一个牙面在临床检查中表现出牙本质敏感。而在就诊前12个月内，报告有牙本质敏感症状的比例较少（27%）。这表明，DH除了具有良好的应对机制外，还具有一过性疼痛的特征。据报道（West et al. 2013b），在研究DH的各种病因时，DH的临床检出与饮食因素及牙龈退缩致腐蚀性牙齿磨损存在显著的相关关系。腐蚀磨损基础检查检出29%的受试者表现出牙齿磨损的体征（Bartlett et al. 2013）。该项研究DH发生率明显高于在其他全科牙科诊所进行的类似研究所报道的2.8%（Rees and Addy 2004）、9.1%（Amarasena et al. 2011）和5.3%（Bahsi et al. 2012）。但业已有研究提出DH与腐蚀性牙齿磨损（Lussi and Schaffner 2000; Fares et al. 2009）及牙龈退缩（Bamise et al. 2008）密切相关（参见第3章）。DH在英国的检出率超过40%，并且与牙龈退缩相关（Olley et al. 2013）。对同一组患者的调查发现，43%的人群牙表面磨损（Olley et al. 2014b）。一项瑞士随机选择研究对象的前瞻性研究发现34.8%的研究对象患有DH。同时DH在患有牙齿磨损的人群中的发生率为84.6%（Lussi and Schaffner 2000）。最新研究表明（Olley et al. 2014b），口腔检查中，近期内有食用饮食酸的研究对象更易被检出DH。因此，DH常被描述成一种牙齿磨损现象（Addy 2002）。DH通常发生在牙周组织完好的牙颈部釉质缺损、冠部牙本质暴露并伴发有非龋性牙颈部病变或者继发性牙龈退缩的牙齿上。因此，识别出牙齿磨损的临床症状，尤其是酸蚀症的临床特点十分重要。这些将与牙龈退缩及口腔卫生措施一并于下文进行更详细的探讨。

牙齿磨损和牙龈退缩

牙齿磨损是酸蚀、磨耗、磨损及楔状缺损（Bartlett and Smith 2000; Ganss et

al. 2006）所致的牙硬组织不可逆的非创伤性缺损。从人类学的角度来看，牙齿磨损被认为是一种增龄性变化或生理现象（Whittacker 2000）。从历史角度来看，人类的牙列就是被设计用来磨损的，这对优化牙列的功能性十分重要（Berry and Poole 1974）。Smith 和Knight 第一次在牙科领域将生理性牙齿磨损与活跃的病理性牙齿磨损鉴别（Smith and Knight 1984）。牙齿磨损出现在相对年轻患者的口腔内，并且进展迅速，被定义为病理性磨损。关键的生理性牙齿磨损为牙髓提供足够的时间以形成修复性牙本质或继发性牙本质，防止牙本质小管液流动，进而减少DH（Krauser 1986）。与此相反，病理性牙齿磨损在引起DH的同时，还造成美观及功能问题（Smith and Knight 1984；Al-Omiri et al. 2006）。病理性牙齿磨损更易导致牙本质敏感症的发生（Smith and Knight 1984；Absi et al. 1987；Addy and Pearce 1994；Dababneh et al. 1999；Addy 2000, 2002）。随着病理性牙齿磨损病变侵袭牙本质，牙本质小管半径逐渐增大，距牙髓的距离逐渐缩短，导致牙本质小管液导水率升高同时伴随牙本质敏感症状加重。然而，牙齿磨损或牙龈退缩所致的牙本质暴露并不一定会导致DH（Absi et al. 1987；Yoshiyama et al. 1996；Addy 2002）。因此，仅用表面损失来衡量牙齿磨损的工具不能准确反映DH的存在。

为了了解牙本质敏感症的病因过程，名词“病损定位（lesion localisation）”和“病损形成（lesion initiation）”被提出来（Dababneh et al. 1999；Addy 2002）。病变定位涉及牙釉质及牙本质磨损或牙龈退缩，导致牙本质暴露。病损形成可能在病变定位出现，并包含暴露或未闭塞的牙本质小管从牙本质表面到牙髓的暴露。病损形成通常继发于玷污层的丧失。应该值得注意的是，除了玷污层或其他表面阻塞之外，管周牙本质硬化程度及牙髓侧面修复性牙本质的阻塞程度均可能影响在牙本质小管内的流体运动能力（Yoshiyama et al. 1996）。仅有牙本质暴露，而牙本质小管系统不开放，不一定导致牙本质敏感。的确，临床观察研究表明，哪怕透过菲薄牙本质桥（由硬化或透明牙本质组成）可见牙髓组织的情况下，DH可能也并不常见，因为其牙本质小管并未开放。

酸蚀和DH

目前在欧洲，酸蚀被认为是牙齿磨损最常见和最重要的致病因素（Seligman et al. 1988；Deery et al. 2000；Addy and Hunter 2003；Grippo et al. 2004；Lussi 2006）。酸导致牙体硬组织表层脱矿和磷灰石晶体化学性溶解（Bartlett 2005）。这种与牙本质敏感密切相关（West et al. 2013a）的内源性或外源性酸并非由口腔菌群产生（ten Carte et al. 2008）。典型的内源性酸是由于呕吐或胃食管反流引起的含有盐酸的反流性胃酸（Scheutzel 1996）。典型的外源性酸如下表所示（Zero 1996；

Lussi 2006）（图4.1）：

- 饮食（酸性柑橘及其他水果、碳酸饮料及运动饮料、啤酒及草药茶、醋及泡菜和糖果等）
- 药物［非胶囊型盐酸替代品、咀嚼型抗坏死酸（Vc）片剂、乙酰水杨酸片剂（阿司匹林）、铁剂和唾液腺刺激物等］
- 职业（与品酒相关或常接触到酸性工业蒸汽的工作等）
- 运动（氯消毒不当的游泳池等）

越来越多的文献证实，相对较小的酸性刺激即可产生酸性腐蚀引起牙釉质及牙本质缺损，导致牙本质小管暴露并诱发DH。这些文献包含实验室研究（Addy et al. 1987b；Absi et al. 1992；West et al. 1999；Vanuspong et al. 2002；Gregg et al. 2004；Ganss et al. 2009）、综述（Addy and Hunter 2003；Addy 2005；Zero and Lussi 2005；Lussi 2006）、临床研究（Absi et al. 1992；Hughes et al. 1999；Hunter et al. 2000；Olley et al. 2012，2014a）及流行病学调查（Lussi and Schaffner 2000；Smith et al. 2008；West et al. 2013b）。

腐蚀性酸性刺激在去除玷污层（暴露于唾液的牙面）、获得性膜及引起DH中发挥重要作用。在两项临床实验中，龋洞洞型预备至牙本质层，流体静压作用于暴露的牙本质表面。预备后的窝洞表面用酸去除了病损处玷污层的患者出现短暂而尖锐疼痛，而病损部位玷污层未被去除的患者未出现这种疼痛（Brannstrom 1965；Ahlquist et al.1994）。这种现象在实验室中很容易被证明。例如，图4.2显示的是选自一个前磨牙颊侧颈部区域的根部牙本质表面的高倍扫描电子显微镜图像。采用6%的柠檬酸溶液对牙本质表面进行处理并振荡1分钟后，玷污层被去除，牙本质小管清晰可见。许多试验均能证明该项结果（Pashley et al. 1981；Addy et al. 1987a）。酸处理后的牙本质小管直径超过1μm，明显大于可以引起釉牙本质界附近牙颈部牙本质敏感的最小的牙本质小管的直径0.83μm（Absi et al. 1987）。酸蚀可去除玷污层并暴露未被阻塞的或未封闭的牙本质小管。这些研究均证实未封闭的牙本质小管与DH的临床表现密切相关。

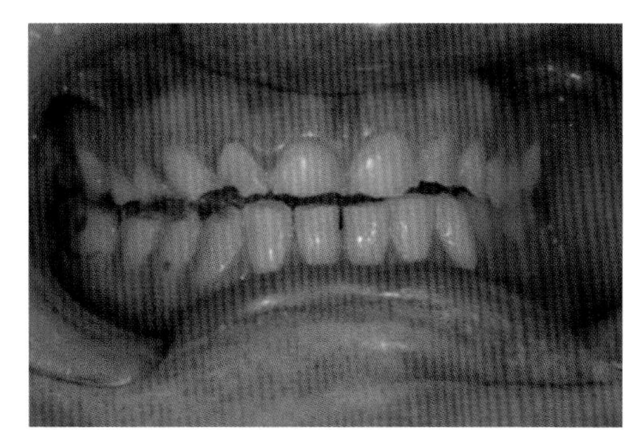

图4.1　重度酸蚀患者实例：胃酸酸蚀引起的牙冠高度的丧失及前牙殆。

在英国，大量含有酸的食物是非常大众化的消耗品。表4.2中总结了这些食物及其pH、酸度系数（*pKa*值，将在下文阐述）。

尽管表4.2中食物均为酸性，但不是所有常见的酸性饮料都能引起牙本质小管的暴露。一项研究多种饮料对牙本质影响的早期研究显示，许多酸性的或低pH的酸性

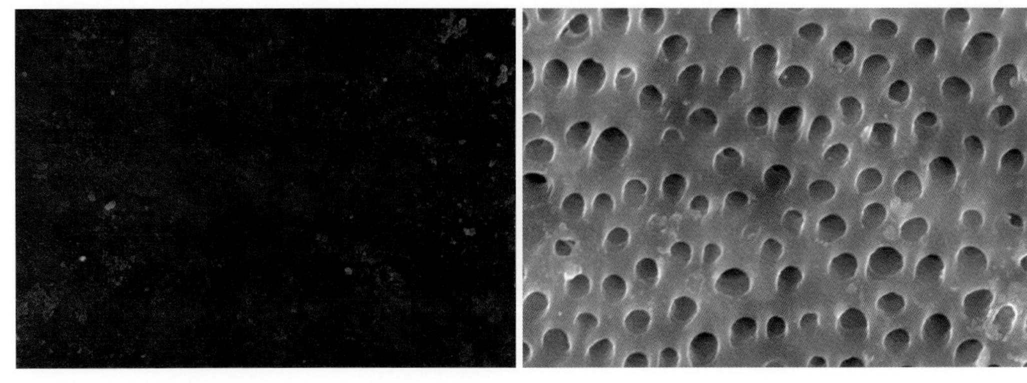

图4.2 未处理的牙根表面（左）及6%柠檬酸轻度振荡1分钟后的牙根表面（右）的扫描电镜图片（×2000）。比例尺为2μm。

饮料并不会引起未封闭的牙本质小管暴露（Addy et al. 1987a）。这些饮料包括一种低pH的碳酸饮料、可口可乐和利宾纳（一种水果软饮料）。相反，扫描电子显微镜证实有些食品，例如红酒、白酒、柠檬类水果果汁、苹果汁和酸奶，可使牙本质小管暴露（Abby et al. 1987a）。Abby及Absi等指出酸蚀仅去除玷污层并不伴有牙齿结构的丧失。当时，人们认为柠檬酸对人类釉质危害最大（Meurman et al. 1987）。Grenby等证实，对于决定碳酸饮料、果汁等食品的腐蚀性能，可滴定酸度较pH更重要（Grenby et al. 1989）。例如，检测表明可口可乐和利宾纳的可滴定酸度明显低于果汁（柠檬、橙子和菠萝汁），因此，它们的酸性较弱。可滴定酸度或中和酸度（*pK*a值：酸度系数）表示的是标准体积（通常为25mL）饮料的pH升至7时所消耗的碱的体积（一般为0.1mol/L的氢氧化钠）（Chadwick 2006）。在牙齿酸蚀过程中，可滴定酸度表示可以与矿化牙面发生反应的可用氢离子的真实浓度，从而反映了某一种酸的酸蚀能力（Zero 1996）。除了高可滴定酸度及低pH外，酸蚀的严重程度随着酸蚀时间、温度、离子浓度、酸蚀频率及螯合物的增加而加重（Moss 1998; West et al. 2000; Wiegand et al. 2007）。而后者与酸的钙结合能力有关。酸（如柠檬酸、苹果酸和酒石酸）含有一个以上羧基（二元羧酸和多聚羧酸），使它们在高pH情况下可以结合一个以上的可溶性钙离子复合物（Meurman et al. 1987）。唾液中钙离子结合会导致唾液中钙离子效应丧

表4.2 英国常见的酸性产品（及相关酸）及其酸度系数与pH

饮料	酸	酸度系数（可滴定酸度）	pH
柠檬类水果包括橙子、柠檬及葡萄柚	柠檬酸	3.14	2.2
苹果、李子和桃	苹果酸	3.4	2.2
葡萄及葡萄酒	酒石酸	2.89	2.2
发酵产品及酸奶	乳酸	3.86	2.4
防腐剂	醋酸	4.76	2.9
大黄	草酸	4.14	1.3
可乐类饮料	磷酸	2.15	1.5

失，从而增加溶解倾向。同样，唾液中钙离子被结合将导致牙体组织更易溶解，以代偿唾液中钙离子的丧失（Meurman and tenCate 1996）。由于这种缓冲作用导致的牙齿矿物质的逐步释放，进一步加重牙面表层的酸蚀（Grenby et al. 1989）。因此，果汁（橙汁或菠萝汁）较其他含有磷酸盐的酸性饮料（可口可乐和柠檬汽水）产生更严重的脱矿反应（Grenby et al. 1989）。尽管可乐饮料的pH很低，但是可乐饮料中的磷酸盐提高了溶液相对于牙齿矿物质（钙和磷酸盐）的饱和度。此外，与大多数有机酸不同，草酸钙盐是不可溶的。因此，含有这类酸的食物腐蚀性更弱。

成熟的唾液薄膜在酸蚀过程中发挥着重要的保护作用，特别是其中的磷酸盐、钙和氟化物含量可以防止酸蚀致牙齿磨损（Zero and Lussi 2005），而睡眠药物（可减少唾液流量）则与DH发生密切相关（West et al. 2013a）。目前，这方面研究正在进行，临床试验已经证实唾液膜可形成抵抗酸蚀的保护层（Moazzez et al. 2014）。

机械磨损与DH

机械磨损是一种由外物对牙组织形成机械性磨损的物理过程。刷牙及牙膏成分是造成牙科机械磨损的常见形式（Addy and Hunter 2003；Addy and West 2013）。刷牙引起的机械磨损受刷牙的习惯、使用的力量及刷牙时间的影响（Hooper et al. 2003）。还有其他的习惯与机械磨损有关，例如，咬指甲癖、咬回形针或其他可接触到牙齿的工具可引起机械磨损。与酸蚀不同，只有有限的资料支持机械磨损在引发牙本质敏感过程中发挥重要作用；但牙膏刷牙早已被证实与牙本质敏感的病因密切相关（Addy and Hunter 2003；Abrahamsen 2005；Bartlett and Shah 2006；Ganss et al. 2009；Addy and West 2013）（图4.3）。

根据Addy的报道，常规刷牙对牙釉质磨损所起到的作用是微不足道的，除非同时伴有酸蚀症，否则单纯刷牙不会引起牙本质暴露。常规刷牙，即使刷很长一段时间（以年来计算），仅能引起非常有限的牙本质磨损，并且这种磨损是局限在玷污层的，这可能对牙本质敏感症的产生有一定的作用（Absi et al. 1992）。此外，加大刷牙的力量可加剧牙本质表层丧失。与电动刷牙不同的是，由于手动刷牙所使用的力量往往比电动刷牙大，手动刷牙会引起更严重的牙本质磨损（Knezevic et al. 2010；Van der Weijden et al. 2011）。与

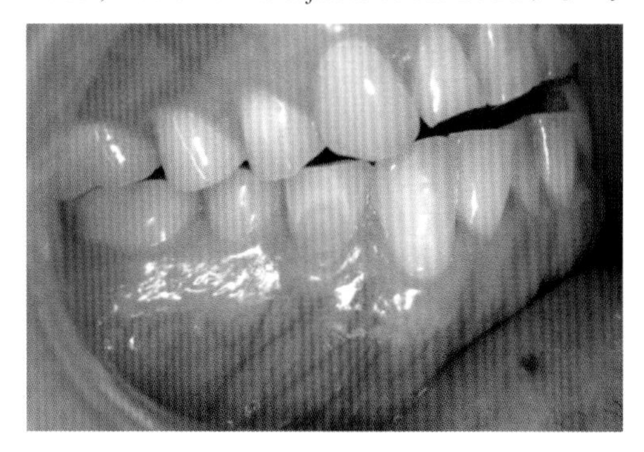

图4.3　通常称为非龋性颈部病损（NCCL）的颊颈部区域的机械磨损实例。

此相似的是，流行病学调查显示，使用中毛和硬毛等刚性牙刷刷牙，而不用软毛牙刷，会引起更严重的牙本质磨损（Smith et al. 2008）。同样有报道表明，采用手动牙刷并使用较大的力量刷健康牙本质时，患者更易出现类似牙本质敏感的疼痛症状（Addy 2005）。

使用牙膏刷牙也是一种磨损因素。虽然如此，在没有酸的刺激下，使用常规牙膏配方（不含有非水化氧化铝）的常规刷牙几乎不会引起牙釉质及牙本质磨损（Hunter et al. 2002；Addy 2005）。然而，异常刷牙或滥用牙膏（如使用过多牙膏）会引起病理性磨损（Hunter et al. 2002；Hooper et al. 2003；Turssi et al. 2010）。牙刷刷毛的硬度在牙膏致牙本质磨损中发挥重要作用。实验室研究表明，使用含有各种磨料配方（酸腐蚀后）的牙膏刷牙时，低硬度的刷毛（较小的刷毛直径）也能引起较严重的牙本质磨损，因此牙膏或牙粉的研磨性较刷毛的硬度更重要（Wiegand et al.2009 ）。这可能意味着，多纤维丝的软毛牙刷因可以容纳更多的牙膏而引起更严重的牙本质磨损。

洁齿剂（即牙膏）的耐磨性通常是通过具体数值——RDA值（牙本质相对磨损值）进行测量。国际标准化组织指导声明，对于牙本质来说，待测试配方的耐磨性不能超过参考摩擦剂耐磨性的2.5倍，即RDA值不能超过250［国际标准化组织（ISO）11609，1995］。牙膏许可pH范围（pH4～10）可能是更值得关注，这表示有些低pH的牙膏配方本身就可引起化学–物理性的牙齿磨损。基于这种情况，ISO必须确保所有的牙膏产品的pH应高于可引起脱矿的pH（牙釉质：pH5.5，牙本质：pH6.5）或牙膏中所含的氟可平衡低pH 效应（Hunter et al. 2002）。牙膏配方富含牙齿所需矿物质，特别是具有缓冲能力的氟化物可有效地促进再矿化形成，从而减少磨损（Betke et al. 2003；Zero and Lussi 2005）。

综上所述，虽然普通牙膏配方本身并不会引起牙本质敏感症病变，但是高磨耗性的牙膏配方或过度刷牙或牙膏的过度使用可引发牙本质磨损，导致玷污层去除及牙本质小管暴露，从而引发DH病变形成（Addy and Hunter 2003）。尽管如此，一些牙膏配方，尤其是那些含有二氧化硅的配方，可以部分封闭牙本质小管，从而预防牙本质敏感症并发挥治疗作用（Addy and Mostafa 1989；West et al. 2002）。这些牙膏可能同时还含有可加强这种封闭效应的活性成分（Olley et al. 2012，2014a）。

磨耗与DH

磨耗是发生在咬合面或切缘的牙与牙接触所导致的牙体硬组织的物理磨损。在行使正常功能时，牙齿仅在进食或吞咽时短暂接触。但是，当这种接触发生在其他时候，它被称为功能紊乱或磨牙症。这通常发生在夜间，是一种缓解压力的方式。尽管DH多发于伴有牙龈萎缩的颊面，但流

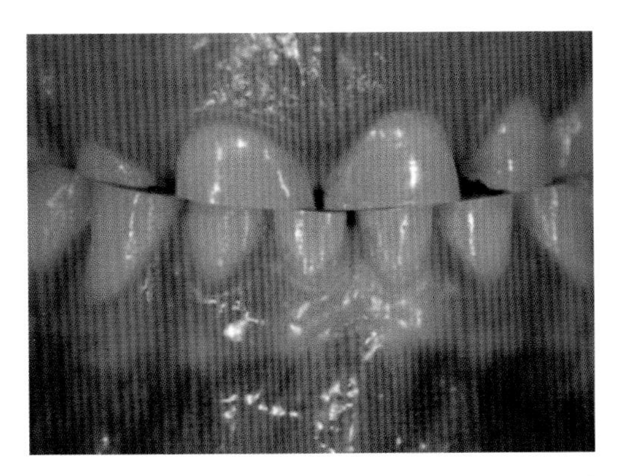

图4.4 一例严重的磨牙症导致的牙齿磨耗，切牙的切缘已经被磨平。

行病学研究也调查了咬合面，表明咬合面也可表现出DH（Bamise et al. 2008；Olley et al. 2013）（图4.4）。其严重程度与牙齿磨损的程度有关（Olley et al. 2015）。

楔状缺损与DH

楔状缺损（后于1991年命名）最先由Lee和Eakle（1984；Grippo 1991）提出。楔状缺损是因咬合力发生在牙颈部边缘的非酸蚀和/或磨损导致的牙齿损伤（Bevenius et al. 1993）。作为NCCL的病因之一，楔状缺损被认为与DH密切相关（Addy 2002）。然而，证实咬合力与NCCL相关性的数据十分有限，因此酸蚀和磨损仍是DH的主要病因（Bartlett and Shah 2006；Smith et al. 2008）。

口腔卫生、牙龈萎缩与DH

口腔卫生良好和菌斑评分较低（如右利者患者左上象限牙齿表面）更易患DH（Addy et al. 1987b, c）。的确，牙龈健康且无探诊出血的牙齿表面（并且口腔卫生良好）更可能出现DH（Olley et al. 2013）。此外，牙周病与牙龈萎缩治疗有关，与DH间接相关（Chabanski et al. 1996；Madhu and Setty 2006）。吸烟在欧洲是引起牙周病的重要因素（Olley and Gallagher 2010），而欧洲的流行病学研究也表明吸烟与DH之间存在关联（West et al. 2013b）。口腔卫生、牙周状况和吸烟都是DH病因的相关因素。因此，临床医生必须鼓励良好的口腔卫生和控烟，然而，DH患者可能因为疼痛而不愿刷牙。这增加了牙本质上的菌斑水平，这虽然可能一定程度上减少DH，但可能增加患牙周病的可能性。然而，这方面的证据完全是道听途说的，现在已知口腔卫生良好与DH的发病率较高有关（Olley et al. 2013），因此DH患者更应该正确刷牙。

牙龈退缩和因此产生的DH可以由不当的口腔保健措施医源性地引发（Addy and Hunter 2003）。刷牙不当（太重或太过频繁）可能会导致牙龈萎缩引起的牙本质暴露和局部病损（Chabanski et al. 1996；Addy and Hunter 2003；Hooper et al. 2003；McCracken et al. 2003；Smith et al. 2008）、牙刷习惯、牙龈萎缩与DH密切相关（Addy et al. 1987b, d；Olley et al. 2013）。

牙齿磨损和DH的多种致病因素

在牙齿磨损中，磨损、磨耗或酸蚀

通常不会单独发生，如先前的一篇综述所述，利用牙科摩擦术语分别描述为双体、三体和化学-物理磨损可能更准确（Addy 2000, 2005）。对于患者，这些磨损过程可能包括口腔卫生习惯、饮食习惯、压力及其对咬合的影响（Bartlett and Shah 2006；Bartold 2006；Shah et al. 2009）。在过去的20年中，发表的文献中NCCL和DH的主要病因发生了变化。1984年，病例研究及综述指出，楔状缺损、酸蚀和磨损是主要病因（Lee and Eakle 1984）。随后在1996年，对1007名牙科医院患者的流行病学研究将主要病因归因于酸蚀和磨损（Smith and Robb 1996）。最近，酸蚀被认为是主要病因（Addy and Hunter 2003）。总的来说，这些研究证据表明酸蚀在牙本质暴露和DH发生中具有重要作用。如果要避免这些原因引起的DH，获得性膜和玷污层一定会在NCCL和术后牙龈退缩期间短暂发挥对牙本质的保护作用。

例如，在NCCLs和DH（Lussi 2006）的病因学中，牙酸蚀通常与磨损协同作用，并且刷牙至少会移除获得性膜，该薄膜已被证实可在体外防止酸蚀（Wetton et al. 2006）。刷牙与酸蚀结合将加强玷污层的去除，早期体外研究也提示，正因如此，应避免饭后立即刷牙（Absi et al. 1987）。另一项体外研究报道指出，单独刷牙可能需要几年的时间才能去除玷污层并暴露牙本质小管系统，但如果酸刺激后刷牙（Absi et al. 1992），牙本质则更易暴露。临床也表明酸刺激后立即刷牙可导致更多DH样症状（Ahlquist et al. 1994；Addy 2005）。因此，已发表研究的证据将支持多种因素作用，尤其是侵蚀和磨损在DH病因学中的作用，尽管在该过程中，其中一个因素可能占优势。各种病因之间的协同作用部分反映在目前牙科专业临床建议中——避免酸性食物或饮料消耗后立即刷牙（Dababneh et al. 1999）。

未来趋势

本章首先认识到牙齿磨损，特别是酸蚀在DH病因学中的重要性，重要的是未来的治疗策略要考虑到这一点。与DH不同，牙齿磨损（磨耗，磨损和酸蚀）是WHO认可的疾病。因此，如前所述（Dababneh et al. 1999），DH的存在可能是活动性疾病过程的重要诊断指标，这些疾病过程如果不受干扰可能导致牙齿磨损病变频率和严重程度的增加（Addy 2002）。

因此酸刺激的频率和数量可影响牙齿酸蚀的程度，这可能是牙科专业人员所关注的问题。例如，英国增加软饮料消费量的趋势在增加，1997年的一份报道指出，英国软饮料消费量在过去10年中增长了56%，并预计将以每年2%～3%继续增长（Zenith International Ltd 1997）。最近英国软饮料协会（BSDA 2011）的一份报道证实了预测的增长。表4.3显示了2004—2010年期间英国软饮料消费量。除瓶装水外，所有饮料的消费量均有所增加。特别令人担忧的是已消耗的酸性饮料，例如，果汁型饮料和鲜榨果汁，已被证实可引发牙齿磨损及牙本质小管暴露，并且消费量如上所述显著增加。特别值得关注的事实是，能量饮料和运动饮料的销售几乎翻了一番，并且在那些希望遵循健康生活方式的人群中很常见，但其实与其他酸性饮料一样，这些饮料与患者DH密切相关（West et al. 2013a）。

这些数据清楚地表明预防、咨询和DH管理的重要性（参见第10章）。例如，临床医生使用临床照片或研究模型进行监测（Bartlett 2003），可以测量（不同时间点）牙齿磨损和相关DH的进展。此外，临床指标，例如，用于牙齿磨损的基本酸蚀性磨损检查（Bartlett et al. 2008；Olley et al. 2014b）和累积超敏性指数（CHI）评分，可用于：①测量DH的严重程度（Olley et al. 2013）；②用于临床研究。据报道，DH的严重程度会影响生活质量（Boiko et al. 2010）（参见第9章）。牙齿磨损和DH应与相关的病因一起鉴别，因为这些对于随后的病情处理也很重要（Gillam et al. 2013）（参见第10章）。尽管DH的病因学是一种表面现象，但特定脱敏洁牙剂在

表4.3　2004—2010年期间英国软饮料消费量

英国软饮料	英国消费量（百万升）	
	2004	2010
碳酸盐	6195	6400
粉状软饮料和稀释剂	3125	3500
瓶装水	2060	2055
不起泡和果汁饮料	1090	1450
果汁	1040	1180
运动和能量饮料	320	600

牙表面的作用可能会增强其对DH管理的影响。

未来，英国人口预计将继续老龄化，平均（中值）年龄从2010年的39.7岁上升至2020年的39.9岁，到2035年将增至42.2岁。此外，人口规模从2010年的6230万增长到2020年预计的6720万，经过25年到2035年中期的7320万。“老年人”（分类为65岁以上）的人数将增加最快（统计公报：2010年为基础的国家人口预测，2011年11月23日），并且对于这部分人群，估计到2028年，将消除65岁以下人群的牙列缺失，显著减少75岁以下人群的牙列缺失（Kelly et al. 1998 ）。在英国，老年人保留牙齿时间延长并考虑到牙齿磨损，尤其是随着年龄增长的酸蚀（Van’t Spijker et al. 2009；Steele and O’Sullivan 2011）以及预计增长的饮料消费量；这表明，即使口腔保健实践持续改善，未来牙齿磨损和DH的发病率也可能会显著增加。例如，美国西北部地区的证据表明，牙齿磨耗在老年人，男性，使用咬合板的患者和患有牙周病的成年人中更常见（Cunha-Cruz et al. 2010）。然而，最近的研究报道，在欧洲年轻人中DH的患病率高（West et al. 2013b），西部患NCCLs年轻成人酸性食物和饮料的消耗量也很高（Lussi et al. 2004），这表明牙齿磨损和DH开始影响成年人的时间可能比以前报道的年龄更早。这种趋势也可能逆转并影响年轻人。因此，流行病学研究人员和牙医应意识到，DH可能在全年龄组中日益普遍。

参考文献

[1] Abrahamsen TC (2005) The worn dentition–pathognomonic patterns of abrasion and erosion. Int Dent J 55(4 Suppl 1):268–276.

[2] Absi EG, Addy M, Adams D (1987) Dentine hypersensitivity. A study of the patency of dentinal tubules in sensitive and non-sensitive cervical dentine. J Clin Periodontol 14(5):280–284.

[3] Absi EG, Addy M, Adams D (1992) Dentine hypersensitivity–the effect of toothbrushing and dietary compounds on dentine in vitro: an SEM study. J Oral Rehabil 19(2):101–110.

[4] Addy M (2000) Dentine hypersensitivity: defi nition, prevalence, distribution and aetiology. In: Addy M, Embery G, Edgar WM, Orchardson R (eds) Tooth wear and sensitivity. Martin Dunitz, London, pp 239–248.

[5] Addy M (2002) Dentine hypersensitivity: new perspectives on an old problem. Int Dent J 52(5):367–375.

[6] Addy M (2005) Tooth brushing, tooth wear and dentine hypersensitivity–are they associated? Int Dent J 55(4 Suppl 1):261–267.

[7] Addy M, Hunter ML (2003) Can tooth brushing damage your health? Effects on oral and dental tissues. Int Dent J 53(Suppl 3):177–186.

[8] Addy M, Mostafa P (1989) Dentine hypersensitivity. II. Effects produced by the uptake in vitro of toothpastes onto dentine. J Oral Rehabil 16(1):35–48.

[9] Addy M, Pearce N (1994) Aetiological, predisposing and environmental factors in dentine hypersensitivity. Arch Oral Biol 39(Suppl):33S–38S.

[10] Addy M, West NX (2013) The role of toothpaste in the aetiology and treatment of dentine hypersensitivity. Monogr Oral Sci 23:75–87.

[11] Addy M, Absi EG, Adams D (1987a) Dentine hypersensitivity. The effects in vitro of acids and dietary substances on root-planed and burred dentine. J Clin Periodontol 14(5):274–279.

[12] Addy M, Griffi ths G, Dummer P, Kingdom A, Shaw WC (1987b) The distribution of plaque and gingivitis and the infl uence of toothbrushing hand in a group of south-wales 11-12 year-Old children. J Clin Periodontol 14(10):564–572.

[13] Addy M, Mostafa P, Newcombe R (1987c) Dentine hypersensitivity: a comparison of fi ve toothpastes used during a 6-week treatment period. Br Dent J 163(2):45–51.

[14] Addy M, Mostafa P, Newcombe RG (1987d) Dentine hypersensitivity: the distribution of recession, sensitivity and plaque. J Dent 15(6):242–248.

[15] Adriaens PA (1989) Bacterial invasion in periodontitis, is it important in periodontal treatment? Rev Belge Med Dent (1984) 44(2):9–30.

[16] Ahlquist M, Franzen O, Coffey J, Pashley D (1994) Dental pain evoked by hydrostatic pressures applied to exposed dentin in man: a test of the hydrodynamic theory of dentin sensitivity. J Endod 20(3):130–134.

[17] Al-Omiri MK, Lamey PJ, Clifford T (2006) Impact of tooth wear on daily living. Int J Prosthodont 19(6):601–605.

[18] Amarasena N, Spencer J, Ou Y, Brennan D (2011) Dentine hypersensitivity in a private practice patient population in Australia. J Oral Rehabil 38(1):52–60.

[19] Bahsi E, Dalli M, Uzgur R, Turkal M, Hamidi MM, Colak H (2012) An analysis of the aetiology, prevalence and clinical features of dentine hypersensitivity in a general dental population. Eur Rev Med Pharmacol Sci 16(8):1107–1116.

[20] Bamise CT, Olusile AO, Oginni AO (2008) An analysis of the etiological and predisposing factors related to dentin hypersensitivity. J Contemp Dent Pract 9(5):52–59.

[21] Bartlett DW (2003) Retrospective long term monitoring of tooth wear using study models. Br Dent J 194(4):211–213, discussion 204.

[22] Bartlett D (2005) The implication of laboratory research on tooth wear and erosion. Oral Dis 11(1):3–6.

[23] Bartlett DW, Ide M (1999) Dealing with sensitive teeth. Prim Dent Care 6(1):25–27.

[24] Bartlett DW, Shah P (2006) A critical review of noncarious cervical (wear) lesions and the role of abfraction, erosion, and abrasion. J Dent Res 85(4):306–312.

[25] Bartlett DW, Smith BGN (2000) Defi nition, classifi cation and clinical assessment of attrition, erosion and abrasion of enamel and dentine. In: Addy M, Embery G, Edgar WM, Orchardson R (eds) Tooth wear and sensitivity – clinical advances in restorative dentistry. Martin Dunitz, London.

[26] Bartlett D, Ganss C, Lussi A (2008) Basic Erosive Wear Examination (BEWE): a new scoring system for scientifi c and clinical needs. Clin Oral Investig 12(Suppl 1): S65–S68.

[27] Bartlett DW, Lussi A, West NX, Bouchard P, Sanz

M, Bourgeois D (2013) Prevalence of tooth wear on buccal and lingual surfaces and possible risk factors in young European adults. J Dent 41(11):1007–1013.
[28] Bartold PM (2006) Dentinal hypersensitivity: a review. Aust Dent J 51(3):212–218, quiz 276.
[29] Berry DC, Poole DF (1974) Masticatory function and oral rehabilitation. J Oral Rehabil 1(2):191–205.
[30] Betke H, Schick U, Buchalla W, Hellwig E, Attin T (2003) Infl uence of the buffer capacity of amine fl uoridecontaining toothpastes and gels in enamel erosion. Schweiz Monatsschr Zahnmed 113(11):1158–1164.
[31] Bevenius J, L'Estrange P, Karlsson S, Carlsson GE (1993). Idiopathic cervical lesions: in vivo investigation by oral microendoscopy and scanning electron microscopy. A pilot study. J Oral Rehabil 20(1):1–9.
[32] Boiko OV, Baker SR, Gibson BJ, Locker D, Sufi F, Barlow AP, Robinson PG (2010) Construction and validation of the quality of life measure for dentine hypersensitivity (DHEQ). J Clin Periodontol 37(11):973–980.
[33] Brannstrom M (1965) The surface of sensitive dentine. An experimental study using replication. Odontol Revy 16(4):293–299.
[34] Brannstrom M (1966) Sensitivity of dentine. Oral Surg Oral Med Oral Pathol 21(4):517–526.
[35] Brannstrom M (1982) Dentin and pulp in restorative dentistry. Wolfe Medical Publications Ltd., London.
[36] BSDA (2011) The 2011 soft drinks report. B. S. D. Assocation, London.
[37] Canadian, Advisory, board, on, dentine and hypersensitivity (2003) Consensus-based recommendations for the diagnosis and management of dentin hypersensitivity. J Can Dent Assoc 69(4):221–226.
[38] Chabanski MB, Gillam DG, Bulman JS, Newman HN (1996) Prevalence of cervical dentine sensitivity in a population of patients referred to a specialist Periodontology Department. J Clin Periodontol 23(11):989–992.
[39] Chadwick RG (2006) Dental erosion. Quintessence Publishing Co. Ltd., London Cunha-Cruz J, Pashova H, Packard JD, Zhou L, Hilton TJ (2010) Tooth wear: prevalence and associated factors in general practice patients. Community Dent Oral Epidemiol 38(3):228–234, P. for Northwest.
[40] Dababneh RH, Khouri AT, Addy M (1999) Dentine hypersensitivity - an enigma? A review of terminology, mechanisms, aetiology and management. Br Dent J 187(11):606–611, discussion 603.
[41] Deery C, Wagner ML, Longbottom C, Simon R, Nugent ZJ (2000) The prevalence of dental erosion in a United States and a United Kingdom sample of adolescents. Pediatr Dent 22(6):505–510.
[42] Dowell P, Addy M (1983) Dentine hypersensitivity–a review. Aetiology, symptoms and theories of pain production. J Clin Periodontol 10(4):341–350.
[43] Dowell P, Addy M, Dummer P (1985) Dentine hypersensitivity: aetiology, differential diagnosis and management. Br Dent J 158(3):92–96.
[44] Fares J, Shirodaria S, Chiu K, Ahmad N, Sherriff M, Bartlett D (2009) A new index of tooth wear. Reproducibility and application to a sample of 18- to 30-year-old university students. Caries Res 43(2):119–125.
[45] Ferrari M, Cagidiaco MC, Monticelli F, Kugel G, Barker ML, Gerlach RW (2007) Daytime use of a custom bleaching tray or whitening strips: initial and sustained color improvement. Am J Dent 20(Spec No A):19A–22A.
[46] Ganss C, Klimek J, Lussi A (2006) Accuracy and consistency of the visual diagnosis of exposed dentine on worn occlusal/incisal surfaces. Caries Res 40(3):208–212.
[47] Ganss C, Hardt M, Blazek D, Klimek J, Schlueter N (2009) Effects of toothbrushing force on the mineral content and demineralized organic matrix of eroded dentine. Eur J Oral Sci 117(3):255–260.
[48] Gillam DG (2013) Current diagnosis of dentin hypersensitivity in the dental offi ce: an overview. Clin Oral Investig 17(Suppl 1):S21–S29.
[49] Gillam D, Chesters R, Attrill D, Brunton P, Slater M, Strand P, Whelton H, Bartlett D (2013) Dentine hypersensitivity – guidelines for the management of a common oral health problem. Dent Updat 40(7):514–516, 518–520, 523–514.
[50] Gregg T, Mace S, West NX, Addy M (2004) A study in vitro of the abrasive effect of the tongue on enamel and dentine softened by acid erosion. Caries Res 38(6):557–560.
[51] Grenby TH, Phillips A, Desai T, Mistry M (1989) Laboratory studies of the dental properties of soft drinks. Br J Nutr 62(2):451–464.
[52] Grippo JO (1991) Tooth fl exure. J Am Dent Assoc 122(7):13.
[53] Grippo JO, Simring M, Schreiner S (2004) Attrition, abrasion, corrosion and abfraction revisited: a new perspective on tooth surface lesions. J Am Dent

Assoc 135(8):1109–1118, quiz 1163–1105.

[54] Holland GR, Narhi MN, Addy M, Gangarosa L, Orchardson R (1997) Guidelines for the design and conduct of clinical trials on dentine hypersensitivity. J Clin Periodontol 24(11):808–813.

[55] Hooper S, West NX, Pickles MJ, Joiner A, Newcombe RG, Addy M (2003) Investigation of erosion and abrasion on enamel and dentine: a model in situ using toothpastes of different abrasivity. J Clin Periodontol 30(9):802–808.

[56] Hughes JA, West NX, Parker DM, Newcombe RG, Addy M (1999) Development and evaluation of a low erosive blackcurrant juice drink. 3. Final drink and concentrate, formulae comparisons in situ and overview of the concept. J Dent 27(5):345–350.

[57] Hunter ML, West NX, Hughes JA, Newcombe RG, Addy M (2000) Erosion of deciduous and permanent dental hard tissue in the oral environment. J Dent 28(4):257–263.

[58] Hunter ML, Addy M, Pickles MJ (2002) The role of toothpastes and toothbrushes in the aetiology of toothwear. Int Dent J 52:399–405.

[59] Irwin CR, McCusker P (1997) Prevalence of dentine hypersensitivity in a general dental population. J Ir Dent Assoc 43(1):7–9.

[60] Johnson RH, Zulqar-Nain BJ, Koval JJ (1982) The effectiveness of an electro-ionizing toothbrush in the control of dentinal hypersensitivity. J Periodontol 53(6):353–359.

[61] Kelly M et al. Adult Dental Health Survey. Oral Health in the United Kingdom in 1998. London: The Stationery Offi ce, 2000.

[62] Knezevic A, Nyamaa I, Tarle Z, Kunzelmann KH (2010) In vitro assessment of human dentin wear resulting from toothbrushing. J Calif Dent Assoc 38(2):109–113.

[63] Krauser JT (1986) Hypersensitive teeth. Part I: etiology. J Prosthet Dent 56(2):153–156.

[64] Lee WC, Eakle WS (1984) Possible role of tensile stress in the etiology of cervical erosive lesions of teeth. J Prosthet Dent 52(3):374–380.

[65] Lundy T, Stanley HR (1969) Correlation of pulpal histopathology and clinical symptoms in human teeth subjected to experimental irritation. Oral Surg Oral Med Oral Pathol 27(2):187–201.

[66] Lussi A (2006) Dental erosion from diagnosis to therapy. Karger. The relationship between incisal/occlusal wear, dentine hypersensitivity and time after the last acid exposure in vivo. Olley RC, Moazzez R, Bartlett D. J Dent. 2014 Nov 15.

[67] Lussi A, Schaffner M (2000) Progression of and risk factors for dental erosion and wedge-shaped defects over a 6-year period. Caries Res 34(2):182–187.

[68] Lussi A, Jaeggi T, Zero D (2004) The role of diet in the aetiology of dental erosion. Caries Res 38(Suppl 1):34–44.

[69] Madhu PS, Setty S, Ravindra S (2006) Dentinal hypersensitivity?-Can this agent be the solution? J Dent Res 17:178–184.

[70] Markowitz K (2010) Pretty painful: why does tooth bleaching hurt? Med Hypotheses 74(5):835–840.

[71] Markowitz K, Pashley DH (2008) Discovering new treatments for sensitive teeth: the long path from biology to therapy. J Oral Rehabil 35(4):300–315.

[72] McCracken GI, Janssen J, Swan M, Steen N, de Jager M, Heasman PA (2003) Effect of brushing force and time on plaque removal using a powered toothbrush. J Clin Periodontol 30(5):409–413.

[73] Meurman JH, tenCate JM (1996) Pathogenesis and modifying factors of dental erosion. Eur J Oral Sci 104(2):199–206.

[74] Meurman JH, Rytomaa I, Kari K, Laakso T, Murtomaa H (1987) Salivary pH and glucose after consuming various beverages, including sugar-containing drinks. Caries Res 21(4):353–359.

[75] Moazzez RV, Austin RS, Rojas-Serrano M, Carpenter G, Cotroneo E, Proctor G, Zaidel L, Bartlett DW (2014).

[76] Comparison of the possible protective effect of the salivary pellicle of individuals with and without erosion. Caries Res 48(1):57–62.

[77] Moss SJ (1998) Dental erosion. Int Dent J 48(6):529–539.

[78] Olley RC, Gallagher JE (2010) Tobacco usage and control: information and advice for primary dental care practitioners. Dent Updat 37(1):40–42, 45–46, 49–50 passim.

[79] Olley RC, Pilecki P, Hughes N, Jeffery P, Austin RS, Moazzez R, Bartlett D (2012) An in situ study investigating dentine tubule occlusion of dentifrices following acid challenge. J Dent 40(7):585–593.

[80] Olley RC, Wilson R, Moazzez R, Bartlett D (2013) Validation of a Cumulative Hypersensitivity Index (CHI) for dentine hypersensitivity severity. J Clin Periodontol 40(10):942–947.

[81] Olley RC, Parkinson CR, Wilson R, Moazzez R, Bartlett D (2014a) A novel method to quantify dentine tubule occlusion applied to in situ model samples. Caries Res 48(1):69–72.

[82] Olley RC, Wilson R, Bartlett D, Moazzez R (2014b) Validation of the basic erosive wear examination. Caries Res 48(1):51–56.

[83] Olley RC, Moazzez R, Bartlett D (2015) The relationship between incisal/occlusal wear, dentine hypersensitivity and time after the last acid exposure in vivo. J Dent 43(2):248–52.

[84] Pashley DH (1984) Smear layer: physiological considerations. Oper Dent Suppl 3:13–29.

[85] Pashley DH (1990) Mechanisms of dentin sensitivity. Dent Clin N Am 34(3):449–473.

[86] Pashley DH, Livingston MJ, Reeder OW, Horner J (1978) Effects of the degree of tubule occlusion on the permeability of human dentine in vitro. Arch Oral Biol 23(12):1127–1133.

[87] Pashley DH, Michelich V, Kehl T (1981) Dentin permeability: effects of smear layer removal. J Prosthet Dent 46(5):531–537.

[88] Rees JS, Addy M (2004) A cross-sectional study of buccal cervical sensitivity in UK general dental practice and a summary review of prevalence studies. Int J Dent Hyg 2(2):64–69.

[89] Scheutzel P (1996) Etiology of dental erosion – intrinsic factors. Eur J Oral Sci 104(2):178–190.

[90] Seligman DA, Pullinger AG, Solberg WK (1988) The prevalence of dental attrition and its association with factors of age, gender, occlusion, and TMJ symptomatology. J Dent Res 67(10):1323–1333.

[91] Shah P, Razavi S, Bartlett DW (2009) The prevalence of cervical tooth wear in patients with bruxism and other causes of wear. J Prosthodont 18(5):450–454.

[92] Smith BG, Knight JK (1984) A comparison of patterns of tooth wear with aetiological factors. Br Dent J 157(1):16–19.

[93] Smith BG, Robb ND (1996) The prevalence of toothwear in 1007 dental patients. J Oral Rehabil 23(4):232–239.

[94] Smith WA, Marchan S, Rafeek RN (2008) The prevalence and severity of non-carious cervical lesions in a group of patients attending a university hospital in Trinidad. J Oral Rehabil 35(2):128–134.

[95] Steele J, O'Sullivan I (2011) Executive summary adult dental health survey 2009. The Stationary Offi ce, London.

[96] ten Carte JM, Larsen MJ, Pearce E, Fejerskov O (2008) Chemical interactions between the tooth and oral fl uids. In: Fejerskov O, Kidd EAM (eds) Dental caries: the disease and its clinical management. Blackwell Munksgaard, Oxford.

[97] Turssi CP, Messias DC, Hara AT, Hughes N, Garcia-Godoy F (2010) Brushing abrasion of dentin: effect of diluent and dilution rate of toothpaste. Am J Dent 23(5):247–250.

[98] Van der Weijden FA, Campbell SL, Dorfer CE, Gonzalez- Cabezas C, Slot DE (2011) Safety of oscillating- rotating powered brushes compared to manual toothbrushes: a systematic review. J Periodontol 82(1):5–24.

[99] Van't Spijker A, Rodriguez JM, Kreulen CM, Bronkhorst EM, Bartlett DW, Creugers NHJ (2009) Prevalence of tooth wear in adults. Int J Prosthodont 22(1):35–42.

[100] Vanuspong W, Eisenburger M, Addy M (2002) Cervical tooth wear and sensitivity: erosion, softening and rehardening of dentine; effects of pH, time and ultrasonication. J Clin Periodontol 29(4):351–357.

[101] West NX (2006) Dentine hypersensitivity. Monogr Oral Sci 20:173–189.

[102] West NX, Hughes JA, Parker DM, Newcombe RG, Addy M (1999) Development and evaluation of a low erosive blackcurrant juice drink. 2. Comparison with a conventional blackcurrant juice drink and orange juice. J Dent 27(5):341–344.

[103] West NX, Hughes JA, Addy M (2000) Erosion of dentine and enamel in vitro by dietary acids: the effect of temperature, acid character, concentration and exposure time. J Oral Rehabil 27(10):875–880.

[104] West NX, Hughes JA, Addy M (2002) Dentine hypersensitivity: the effects of brushing toothpaste on etched and unetched dentine in vitro. J Oral Rehabil 29(2): 167–174.

[105] West NX, Lussi A, Seong J, Hellwig E (2013a) Dentin hypersensitivity: pain mechanisms and aetiology of exposed cervical dentin. Clin Oral Investig 17(Suppl 1):S9–S19.

[106] West NX, Sanz M, Lussi A, Bartlett D, Bouchard P, Bourgeois D (2013b) Prevalence of dentine hypersensitivity and study of associated factors: a European population-based cross-sectional study. J Dent 41(10):841–851.

[107] Wetton S, Hughes J, West N, Addy M (2006) Exposure time of enamel and dentine to saliva for protection against erosion: a study in vitro. Caries Res 40(3):213–217.

[108] Whittacker DK (2000) Historical and forensic aspects of tooth wear. In: Addy M, Emberry G, Edgar R, Orchardson R (eds) Tooth wear and sensitivity- clinical advances in restorative dentistry. Martin Dunitz, London.

[109] Wiegand A, Stock A, Attin R, Werner C, Attin T (2007) Impact of the acid fl ow rate on dentin erosion. J Dent 35(1):21–27.

[110] Wiegand A, Kuhn M, Sener B, Roos M, Attin T (2009) Abrasion of eroded dentin caused by

toothpaste slurries of different abrasivity and toothbrushes of different fi lament diameter. J Dent 37(6):480–484.
[111] Yoshiyama M, Suge T, Kawasaki A, Ebisu S (1996) Morphological characterization of tube-like structures in hypersensitive human radicular dentine. J Dent 24(1–2):57–63.
[112] Zenith-International-Ltd (1997) The 1997 sucralose soft drinks report. T. a. L. I. Ltd. Reading RG6 6BX, UK Zero DT (1996) Etiology of dental erosion–extrinsic factors. Eur J Oral Sci 104(2 (Pt 2)):162–177.
[113] Zero DT, Lussi A (2005) Erosion–chemical and biological factors of importance to the dental practitioner. Int Dent J 55(4 Suppl 1):285–290.

第5章 牙本质敏感症的诊断学进展

Advances in the Diagnosis of Dentine Hypersensitivity

Joon Seong, Nicola West

引言

牙本质敏感症（DH）的诊断十分复杂，因为该病的疼痛和临床表现与其他可以导致牙齿疼痛的口腔疾病类似（Addy 2000）。例如，活髓牙牙齿美白后，许多患者出现短暂而尖锐的疼痛（Tam 1999；Dahl and Pallesen 2003），表现出牙本质敏感的疼痛特征。然而，活髓牙牙齿美白疼痛是由氢氧化物直接刺激生活牙髓组织造成的，体外研究表明，氢氧化物能够穿透牙釉质和牙本质（Patri et al. 2013；Cooper et al. 1992）。这与DH目前公认的流体动力学理论相反。该理论认为牙本质敏感是由于外界刺激引起牙本质小管内牙本质小管液流动，随后导致牙髓牙本质边界区域激活伤害感受器（Matthews et al. 2000）。同样，温度刺激能够导致DH和牙髓炎的患牙均产生非常剧烈的疼痛反应（Bender 2000；West et al. 2013a），其他口腔状况，如龋齿、修复体的边缘微渗漏、复合收缩及牙隐裂也能导致类似疼痛反应（Porto et al. 2009；Gernhardt 2013；Gillam 2013）。这些可通过临床检查与DH鉴别。例如，牙隐裂的牙尖在咬物后会出现疼痛。

临床表现及患者习惯，如牙龈退缩或釉质磨损引起的牙本质暴露、高酸饮食、吸烟及过度刷牙，均与牙本质过敏密切相关（Addy and West 2013）。相应现病史或既往史提示所出现的疼痛是由牙本质敏感引起的。口干症患者不仅具有患酸蚀症及潜在的牙本质敏感的风险，并且由于唾液流量减少而更易患龋（Grisius 2001）。过度刷牙可导致根部牙本质的暴露，而且当与冠部牙本质暴露及酸蚀症结合时，可能导致DH（West et al. 2012），尤其是牙颈部区域的DH。

然而，并非所有牙本质暴露个体都患有DH。通常，牙本质小管被堵塞，最常见原因是表面覆盖有口腔碎片产生的玷污层或二氧化硅或亚锡颗粒牙膏成分（Banfield

J. Seong • N. West, BDS, FDS, RCS, PhD, FDS (✉)
Periodontology, Clinical Trials Unit,
Bristol Dental School and Hospital,
Lower Maudlin St, Bristol BS1 2LY, UK
e-mail: N.X.West@bristol.ac.uk

D.G. Gillam (ed.), *Dentine Hypersensitivity: Advances in Diagnosis, Management, and Treatment*,
DOI 10.1007/978-3-319-14577-8_5, © Springer International Publishing Switzerland 2015

and Addy 2004；Claydon et al. 2009；White et al. 2007）。另外，增龄性的变化，如继发性牙本质的沉积和牙髓组织的纤维化可减少牙本质敏感的发生（West et al. 2013b）。

虽然牙本质敏感症这个专有名词已经被牙科专业人士所熟知（Addy and West 2013），但几乎没有证据表明敏感牙本质与正常牙本质不同，并且疼痛的机制可能也是相同的，敏感牙本质在临床上看起来与正常牙本质相同。虽然根据症状持续的时间长度提示牙髓不可能有急性或慢性炎症，但是DH中牙髓的状态尚不清楚。大多数研究报道指出病理状态和临床症状之间没有相关性（Seltzer et al. 1963；Tydesley and Mumford 1970）。然而，相关研究因为伦理问题而困难重重。"牙本质过敏"这个词可能被质疑，"牙本质敏感"可能是不经常使用但更准确的描述（参见第1章）。因此，牙本质敏感的特征（如牙本质暴露）虽然有助于诊断，但仅意味着这可能是患者疼痛的原因。

牙本质敏感症被认为是一种偶发情况（Addy 2002），常常在寒冷的天气和特定习惯如频繁的高酸性饮食中出现。这种情况可能是日常活动和刷牙期间牙本质小管的开放与封闭之间动态平衡的结果（Adams et al. 1992）。因此，指导患者每日两次使用具有潜在抗酸性能的牙本质小管封闭配方牙膏（Mason et al. 2010），可以维持牙本质小管的封闭性并减轻或阻断牙本质敏感相关的疼痛症状（West et al. 2012）。

牙本质敏感症及其他口腔情况引起疼痛及症状的相似性，以及牙本质敏感的口腔特征是其他口腔疾病及主诉共有的，导致牙本质敏感症的诊断存在一些问题。由于DH的准确诊断十分困难，因此，使用两种评估方法的研究结果显示临床检测到DH数据低于评估问卷的数据（Dhaliwal et al. 2012；Ye et al. 2012；Que et al. 2010）（参见第3章）。此外，已有研究提出，在某些情况下，牙本质敏感可能对个人生活质量产生不利影响（Bekes et al. 2008；Boiko et al. 2010），因此，临床医生建议进行任何治疗之前的准确诊断是至关重要的（参见第9章）。本章提供了有助于口腔全科诊疗过程中诊断牙本质敏感症的最新指南，同时也将讲解在临床研究中更适于检验脱敏产品功效的疼痛定量评估方法。

现有牙本质敏感症诊断方法

由于缺乏牙本质敏感确定性测试方法，主要使用鉴别诊断的方法诊断牙本质敏感症，即利用其他口腔疾病的诊断标准及完善全面病史，尤其是疼痛史，来排除其他的口腔疾病（Porto et al. 2009；Terry 2011；Gillam 2013）。只有当其他具有相似症状和体征的口腔疾病被排除后，才能明确诊断为牙本质敏感症。

已有研究检索文献并且提出牙本质敏感症的诊断指南（Canadian Advisory Board 2003；Gernhardt 2013；Gillam et al.

2013）。由于牙本质敏感症相当普遍，在欧洲、巴西和印度的最新的研究报道：18～35岁人群中患病率约为42%；35岁以上的人群中患病率为33%；就读牙科院校的人群中患病率为42%（West et al. 2013a；Costa et al. 2014；Rane et al. 2013），并且该病状可能对生活质量产生不良影响（Bekes et al. 2008；Boiko et al. 2010）（参见第9章）。因此，建议对于所有进行常规牙科预约检查的患者，均应询问他们是否有过任何牙齿敏感的症状。然而，临床医生极少进行DH的筛查（Canadian Advisory Board 2003；Gillam et al. 2013）。当患者向医生提及疼痛和敏感症状时，牙本质敏感症的诊断必须结合全面的病史及口腔治疗史来判断，包括疼痛的性质、尖锐程度、强度、持续时间、累及牙数、引起疼痛的刺激因素和缓解因素，以及近期的牙齿美白过程及饮食习惯等有关信息，这些信息可为寻找可能的病因提供线索（Terry 2011；Porto et al. 2009）（参见第4章）。医生应该避免使用诱导性的提问方式（Gillam et al. 2013）。牙本质敏感症的疼痛一般是短暂尖锐的疼痛，且持续时间短（Holland et al. 1997）。而长时间迟钝的跳痛往往是由牙髓病变引起的，而不是牙本质敏感症引起的（Addy 2002）。

病史采集后，临床医生应进行全面的临床口腔检查，寻找可能导致患牙所描述的疼痛明显存在的问题，并进行检查以确认或排除潜在病因（Gillam et al. 2013）。通过X线片或疼痛测试可以诊断出大多数与DH疼痛相似的口腔疾病。如果这些测试结果为阴性，那么牙本质敏感症可以被认为是潜在的病因。牙本质敏感症最常见的鉴别诊断之一是隐裂牙牙尖。隐裂牙牙尖咬合释放产生疼痛，并且常常只累及一颗牙齿，这种情况在常累及多颗牙齿的牙本质敏感中是非常罕见的（参见第4章）。有些口腔疾病较牙本质敏感更难被诊断出来，如无任何可检出病损的非典型性牙痛（Gillam and Orchardson 2006）。但是，如果发病时，疼痛是短暂尖锐的，并且在牙本质敏感症常见的诱发刺激因素刺激下发生的，那么牙本质敏感症可被认为是患者疼痛的病因（Terry 2011）。

医生可以通过已知的可以引起敏感症状的刺激来评估DH的范围和严重程度。这样的刺激将不可避免地引起患者疼痛，因而在解读患者反应时必须考虑到这一点。人们对疼痛的感知和疼痛的期望值也不应被低估。在Addy等（2007）的一项研究中，参与者均具有多颗对冷空气敏感的牙齿。当其中一颗被完全隔离的牙齿受到刺激时，参与者本不应该感受到任何疼痛，但参与者仍然描述感受到疼痛并对疼痛程度打分。

这些评估信息提示了疼痛是局限性的还是广泛性的，以及疼痛的强度，而这些信息反过来又决定了治疗计划路径（Gillam and Orchardson 2006）。虽然牙本质敏感症可被多种刺激因素引发，但是在实践操作中，不是所有的刺激因素都可用于评估牙本质敏感症。渗透刺激例如糖可能会引起敏感反应，但由于其扩散进入牙本质液，牙本质小管内外之间的渗透差减小，因此在短时间内不可能进行准确的重复评估，也不建议使用电刺激（Holland et al. 1997）。尽管这类刺激的好处是可以较容易地测量产生反应所需的刺激量，但是电流阈值与冷热空气刺激产生的疼痛评分之间没有相关性（Nahri et al. 1991；Kontturi-Narhi and Narhi 1993）。这些发现加上电刺激在评估与DH有关的疼痛方面并没有真正的临床相关性。这一事实表明，这种方法不应被推荐为评估DH的诊断工具（Gillam and Newman 1993）。此外，还应注意的是，除了气枪喷出的冷空气、探针并结合患者主观对疼痛评分的评估以外，大多数刺激不适合应用于临床实践中（见下文）。

常规或压力敏感的尖锐牙科探针可用于确定机械刺激引发的敏感反应。后者可提供可测量的，可重复的力（Yates et al. 1998）。Yeaple探头提供的力量可以每隔5g增加一次，直到70g的力量，当引起疼痛时停止。如果没有引发疼痛，该牙齿被认为是不敏感的（Garcia-Godoy 2013）。探针在暴露的牙本质区域以逐渐升高的水平方式移动。通常只有一小部分区域的牙本质会产生反应。然而，并非所有敏感牙齿都会对压力刺激产生反应（Flynn et al. 1985），因此，人们认为压力刺激较冷刺激侵袭性弱（Gillam and Newman 1993）。当然，Yeaple探针技术可能也存在一些问题，因为当力量超过一定值时，没有办法来检测或表明增加的力量。尽管如此，在临床实验设计中，机械刺激仍常常作为判定牙本质敏感症的方法之一（Gillam and Orchardson 2006；Cunha-Cruz et al. 2010；Costa et al. 2014）。

温度刺激及蒸汽刺激也常用于评估牙本质敏感症（Gillam and Orchardson 2006；Cunha-Cruz et al. 2010）。在确定DH患病率的临床研究中，短暂的冷空气刺激是常用的刺激方法（West et al. 2013a；Rane et al. 2013；Costa et al. 2014），也是在诊断过程中确定敏感牙的实用方法。当刺激低于室温或长时间应用时，可被认为是冷刺激。所以在多数临床研究中，如果应用吹气刺激，需将20℃刺激垂直置于距暴露的牙本质10mm处、持续时间为1秒（West et al. 2013a；Rahiotis et al. 2013）。在所有能引起牙本质敏感症的刺激中，冷刺激已被证明较其他刺激所引起的疼痛反应更大（Gillam and Newman 1993），因此，选择这种刺激并不总是合适的。对于临床试验来说，推荐使用能够诱发疼痛的刺激。理想情况下，应采用两种刺激（Holland et al. 1997；Canadian Advisory Board 2003）（弱刺激先于强刺激），两者之间应有适当的时间间隔，一般为5分钟，以防止两种刺激的效果相互重叠，并让牙髓有恢复的时间。通常先选择使用机械刺激，如使用探针在暴露牙本质区域按照近远中方向移动（Oktay et al. 2008；Miglani et al. 2010），随后使用吹气刺激，如冷空气刺激（Gillam and Newman 1993；Gillam et al. 2002；Rahiotis et al. 2013；Costa et al. 2014）。然而，对于临床实践中的DH诊断，吹气刺激如冷空气可用于确定敏感牙，在合适的时间间隔达到后（见上文），压力刺激可更好地用于识别敏感牙齿的特定敏感区域。

在牙本质敏感症的诊断明确后，必须对患者的疼痛程度进行评估。这对临床试验DH治疗效果的评估尤其重要。疼痛评估是困难的，因为疼痛在本质上是非常主观的（Gillam et al. 2000），同时对疼痛刺激的反应也受到诸如遇到疼痛的情况（Dworkin and Chen 1982）和患者焦虑程度（Oktay et al. 2008）等因素影响。此外，在临床试验中，疼痛评分受安慰剂效应的影响（West et al. 1997），其中接受有效治疗的期望可导致所有试验参与者（包括已被随机分配使用安慰剂的参与者）的疼痛评分降低。试验参与者也可能因参加试验而暂时改变其行为（霍桑效应，Hawthorne effect），尽管其强度尚不明确（McCambridge et al. 2014（参见第7章）。

当确定牙本质敏感症的严重程度时，疼痛评估通常是基于疼痛反应的描述，即刺激患牙后，要求患者以简单词汇来描述其感受的痛苦。在随后的复诊中，患者会被问类似的问题及疼痛是改善还是加重，并且以这种方式有效地监控患牙状况及治疗效果（Gillam et al. 2013）。在临床试验中，以常用更复杂疼痛反应为基础的疼痛评估方式，如视觉模拟评分法（VAS）。视觉模拟评估法要求患者在长约100mm的线上标记出感受到的疼痛程度，0分表示无痛，10分代表可以想象到的最严重的疼痛。测量至标记点的距离代表疼痛评分。作为一个连续变量，VAS易于分析且适用于临床研究（Clark and Troullos 1990）；VAS有时可作为常规临床评估，但患者需要接受培训后才能使用此量表进行评估。考虑到疼痛的主观性质，除了由患者评分的VAS，临床研究通常采用检查者评估的疼痛量表，如Schiff吹气量表（Schiff et al. 2006）。临床医生传导刺激后，按照量表评分0～3分对参与者反应进行评估。0分表示参与者对刺激无反应，3分表示受试者对刺激做出反应，认为该刺激很痛苦并要求停止。基于刺激的评估方案可作为基于反应评估的替代方案。在这种评估方式中，首先使用刻度感触探针传递低于疼痛阈值的压力，然后增加压力直到参与者表示疼痛以确定产生反应所需的刺激阈值（Schiff et al. 2009）。

上述方法应该可以帮助牙医准确诊断牙本质敏感症，然而，问卷调查研究显示许多牙医并无常规筛查牙本质敏感症的习惯（Canadian Advisory Board 2003；Amarasena et al. 2010；Gillam 2013）。研究表明，在加拿大，参加问卷调查研究的牙医中，只有不到50%的牙医考虑到鉴别诊断（Canadian Advisory Board 2003）；而在北美，牙医之间采用诊断性测试方法的差异很大（Cunha-Cruz et al. 2010）。相比之下，澳大利亚的一项问卷调查研究显示，当患者报告有牙本质敏感症时，绝大多数牙医会进行鉴别诊断（Amarasena et al.2010）。这些研究结果表明，目前仍没有可以明确诊断牙本质敏感症的最佳方法，而诊断困难提示我们仍需为此开发更多的新工具。英国的新法规确定对牙齿磨耗（与DH相关的主要病因之一）进行定期评估，这可能将有助于牙本质敏感症的管理（NHS England 2014）。

牙本质敏感症诊断学新进展

理想的DH检测方法应是一种简单易行的方法。尽管目前新技术正在进行研发，但目前这样的技术还未面世。

Jay敏感性探针是一项以微处理器为基础的用于检测牙本质敏感症的新工具。与Yeaple探针依赖电磁设备传导固定力度不同的是，Jay敏感性探针需要日常校正，并且已被证实其测量结果受周围环境的影响（Garcia-Godoy and Trushkowsky 2013；Garcia-Godoy 2013）。Jay敏感性探针传导力的增量是预先设置的，并且由微处理器控制。目前，已有研究评估Jay敏感性探针相对于Yeaple探针及其他牙本质敏感症的检测方法的效果及准确性。对12人为一组的重复测量研究显示，Yeaple探针测量数值发生显著变化，而Jay探针测量数值基本一致（Sowinski et al. 2013）。检查者间的差异性也较小。多项研究也显示由Jay探针获得的牙本质敏感症的测量结果与其他的敏感性测试关联性好（Kakar and Kakar 2013；Hegde et al. 2013；Kakar et al. 2013）。数据显示，这种新探针对于评估牙本质敏感症是有效的，但是目前需要进行更深入的研究来判断这种特殊的探针是否优于当前的其他评估措施。

DH各种诊断试验有效性的系统性回顾（Tejaswi and Anand 2014）表明，与其他诊断试验相比，使用Yeaple探针进行的触觉测试诊断的DH较其他诊断试验诊断的百分比更低。这些研究者同时提出，当比较治疗效果时，触觉试验对牙本质敏感的诊断要优于综述中所提到的其他诊断性测试。

除了提高检测牙本质敏感症设备的准确性之外，DH的测量方式也有所改进（参见下文和第7章）。目前在临床试验中，经常使用VAS，因为它易于分析，参与者可以很容易地学会如何完成测试。但是，由于VAS上的标签只出现在两端之间，且两者之间没有参考标记，因此患者在标记疼痛评分时可能不一致。除了要改进引发牙本质敏感症的工具准确性以外，也应改进牙本质敏感疼痛的测量模式（参见下文和第7章）。而且，由于来自DH的疼痛通常落在疼痛谱的较低端，因此评分可能聚集在该量表的底端，以至于难以确定参与者所经历的疼痛谱（Heft and Parker 1984）。除了测量疼痛强度的VAS检测之外，研究者还可采用口头描述评价疼痛（Turp 2013）。McGill疼痛问卷旨在确定不同疼痛特征的严重程度，并且提出某些单词比其他单词描述更严重的疼痛，例如，使用“stabbing”一词描述疼痛比使用

“pricking”一词表达疼痛更严重（Gillam et al. 2000）。然而，虽然口头描述易于使用，但词语是有限的，不同的疼痛强度可能会用相同的词语描述（Heaton et al. 2013）（参见第7章）。

最近，有5项系列研究旨在开发对牙本质敏感症患者所经历疼痛的差异敏感量表（Heaton et al. 2013）。LM量表可单独或与标准VAS联合应用，提供有关牙本质敏感症引起疼痛的强度、持续时间、耐受性及相关描述信息。

研究牙本质敏感症的最新技术是通过牙科印模材料复制暴露的牙本质表层，直接观察印模本身或观察印模翻制的牙本质模型。扫描电子显微镜观察模型表面（Absi et al.1992），可以看到暴露的牙本质小管，虽然人们并不确定这些小管是否与牙髓相通。这是一个非常有趣的概念，值得我们在临床上进一步探索。

小结

综上所述，临床上，牙本质敏感症是通过排除其他口腔疼痛症状来确诊的。尽管目前已发表的文献为临床实践及试验研究推荐了多种诊断检测方式，但是仍没有一种诊断方法可以用于明确诊断牙本质敏感症。

参考文献

[1] Absi EG, Addy M, Adams D (1992) Dentine hypersensitivity–the effect of toothbrushing and dietary compounds on dentine in vitro: an SEM study. J Oral Rehabil 19:101–110.

[2] Adams D, Addy M, Absi EG (1992) Abrasive and chemical effects of dentifrices. In: Clinical and biological aspects of dentifrices. Oxford University Press, Oxford/New York, pp 173–180, 345–355.

[3] Addy M (2000) Dentine hypersensitivity: defi nition, prevalence, distribution and aetiology. In: Addy M, Embery G, Edgar WM, Orchardson R (eds) Tooth wear and sensitivity. Martin Dunitz, London, pp 239–248.

[4] Addy M (2002) Dentine hypersensitivity: new perspectives on an old problem. Int Dent J 52(Suppl):367–375.

[5] Addy M, West NX (2013) The role of toothpaste in the aetiology and treatment of dentine hypersensitivity. Monogr Oral Sci 23:75–87.

[6] Addy M, Barlow A, Aydemir A, West NX (2007) Dentine hypersensitivity: is there both stimulus and placebo responses in clinical trials? Int J Dent Hyg 5:53–59.

[7] Amarasena N, Spenser J, Ou Y, Brennan D (2010) Dentine hypersensitivity – Australian dentists' perspective. Aust Dent J 55:181–187.

[8] Banfi eld N, Addy M (2004) Dentine hypersensitivity: development and evaluation of a model in situ to study tubule patency. J Clin Periodontol 31:325–335.

[9] Bekes K, John MT, Schaller H-G, Hirsch C (2008) Oral health-related quality of life in patients seeking care for dentin hypersensitivity. J Oral Rehabil 36:45–51.

[10] Bender IB (2000) Pulpal pain diagnosis—a review. J Endod 26(3):175–179.

[11] Boiko OV, Baker SR, Gibson BJ, Locker D, Sufi F, Barlow APS, Robinson PG (2010) Construction and validation of the quality of life measure for dentine hypersensitivity (DHEQ). J Clin Periodontol 37: 973–980.

[12] Canadian Advisory Board on Dentine Hypersensitivity (2003) Consensus-based recommendations for the diagnosis and management of dentin hypersensitivity. J Can Dent Assoc 69:221–226.

[13] Clark GE, Troullos ES (1990) Designing hypersensitivity clinical studies. Dent Clin N Am 34:531–544.

[14] Claydon NCA, Addy M, MacDonald EL, West NX, Maggio B, Barlow A, Parkinson C, Butler A (2009).

[15] Development of an in situ methodology for the clinical evaluation of dentine hypersensitivity

occlusion ingredients. J Clin Dent 20:158–166.
[16] Cooper JS, Bokmeyer TJ, Bowles WH (1992) Penetration of the pulp chamber by carbamide peroxide bleaching agents. J Endod 18:315–317.
[17] Costa RS, Rios FS, Moura MS, Jardim JJ, Maltz M, Haas AN (2014) Prevalence and risk indicators of dentine hypersensitivity in adult and elderly populations from Porto Alegre, Brazil. J Periodontol 86:1247–1258.
[18] Cunha-Cruz J, Wataha JC, Zhou L, Manning W, Trantow M, Bettendorf MM, Heaton LJ, Berg J (2010) Treating dentin hypersensitivity: therapeutic choices made by dentists of the northwest PRECEDENT network. J Am Dent Assoc 141(9):1097–1105.
[19] Dahl JE, Pallesen U (2003) Tooth bleaching–a critical review of the biological aspects. CROBM 14:292.
[20] Dhaliwal JS, Palwankar P, Khinda PK, Sodhi SK (2012) Prevalence of dentine hypersensitivity: a crosssectional study in rural Punjabi Indians. J Indian Soc Periodontol 16:426–429.
[21] Dworkin SF, Chen AC (1982) Pain in clinical and laboratory contexts. J Dent Res 61:772–774.
[22] Flynn J, Galloway R, Orchardson R (1985) The incidence of hypersensitive teeth in the West of Scotland. J Dent 13:230–236.
[23] García-Godoy F (2013) The Jay Sensitivity Sensor Probe to evaluate tactile sensitivity. Am J Dent 26:(Spec B) 2B.
[24] Garcia-Godoy F, Trushkowsky RD (2013) A diagnostic device to record dentin hypersensitivity. Am J Dent 26:3B–4B.
[25] Gernhardt CR (2013) How valid and applicable are current diagnostic criteria and assessment methods for dentin hypersensitivity? An overview. Clin Oral Invest 17:S31–S40.
[26] Gillam DG (2013) Current diagnosis of dentine hypersensitivity in the dental offi ce: an overview. Clin Oral Invest 17:S21–S29.
[27] Gillam DG, Newman HN (1993) Assessment of pain in cervical dentinal sensitivity studies. A review. J Clin Periodontol 20(6):383–394.
[28] Gillam DG, Orchardson R (2006) Advances in the treatment of root dentine sensitivity: mechanisms and treatment principles. Endod Top 13:13–33.
[29] Gillam D, Orchardson R, Nähri M, Konyyuri-Nähri V (2000) Present and future methods for evaluation of pain associated with dentine hypersensitivity. In: Addy M, Embery G, Edgar WM, Orchardson R (eds).
[30] Tooth wear and sensitivity. Martin Dunitz, London, pp 283–298.
[31] Gillam DG, Aris A, Bulman JS, Newman HN, Ley F (2002) Dentine hypersensitivity in subjects recruited for clinical trials: clinical evaluation, prevalence and intra-oral distribution. J Oral Rehabil 29:226–231.
[32] Gillam DG, Chesters R, Attrill D, Brunton P, Slater M, Strand P, Whelton H, Bartlett D (2013) Dentine hypersensitivity–guidelines for the management of a common oral health problem. Dent Update 40(7):514–516, 518–520, 523–514.
[33] Grisius MM (2001) Salivary gland dysfunction: a review of systemic therapies. Oral Surg Oral Med Oral Pathol Oral Radiol Endod 92(2):156–162.
[34] Heaton LJ, Barlow AP, Coldwell SE (2013) Development of labelled magnitude scales for the assessment of pain of dentine hypersensitivity. J Orofac Pain 27:72–81.
[35] Heft MW, Parker SR (1984) An experimental basis for revising the graphic rating scale for pain. Pain 19:153–161.
[36] Hegde S, Rao BH, Kakar RC, Kakr A (2013) A comparison of dentifrices for clinical relief from dentin hypersensitivity using the Jay Sensitivity Sensor Probe. Am J Dent 26:29B–36B.
[37] Holland GR, Nahri MN, Addy M, Gangarosa L, Orchardson R (1997) Guidelines for the design andconduct of clinical trials on dentine hypersensitivity. J Clin Periodontol 24:808–813.
[38] Kakar A, Kakar K (2013) Measurement of dentin hypersensitivity with the Jay Sensitivity Sensor Probe and the Yeaple probe to compare relief from dentin hypersensitivity by dentifrices. Am J Dent 26:21B–28B.
[39] Kakar A, Dilbart S, Kakr K (2013) Clinical assessment of a new dentifrice with 8% arginine and calcium carbonate on dentin hypersensitivity in an Indian population using a new measuring device: the Jay Sensitivity Sensor Probe. Am J Dent 26:13B–20B.
[40] Kontturi-Narhi V, Narhi M (1993) Testing sensitive dentin in man. Int J Endod 26:4.
[41] Mason S, Hughes N, Sufi F, Bannon L, Maggio B, North M, Holt J (2010) A comparative clinical study investigating the effi cacy of a dentifrice containing 8% strontium acetate and 1040ppm fl uoride in a silica base and a control dentifrice containing 1450ppm fl uoride in a silica base to provide immediate relief of dentine hypersensitivity. J Clin Dent 21:42–48.

[42] Matthews B, Andrew D, Wanachantararak S (2000) Biology of the dental pulp with special reference to its vasculature and innervations. In: Addy M, Embery G, Edgar WM, Orchardson R (eds) Tooth wear and sensitivity. Martin Dunitz, London, pp 39–51.

[43] McCambridge J, Witton J, Elbourne DR (2014) Systematic review of the Hawthorne effect: new concepts are needed to study research participation effects. J Clin Epidemiol 67:267–277.

[44] Melzack R (1975) The McGill pain questionnaire: major properties and scoring methods. Pain 1:277–299.

[45] Miglani S, Aggarwal V, Ahuja B (2010) Dentin hypersensitivity: recent trends in management. J Conserv Dent 13:218–224.

[46] Nahri M, Kontturi-Nahri V, Markkanen H (1991) Sensitivity of teeth with exposed dentine to air blasts, cold and electrical stimulation. J Dent Res 70:488.

[47] NHS England (2014) Dental contract uplift and effi ciencies 2014/15. www.england.nhs.uk/2014/03/31/dental-contract/.

[48] Oktay C, Eken C, Ozbek K, Ankun G, Eray O, Avci AB(2008) Pain perception of patients predisposed to anxiety and depressive disorders in emergency department. Pain Manag Nurs 9:150–153.

[49] Patri G, Agnihotri Y, Rao SR, Lakshmi N, Das S (2013) An in vitro spectrophotometric analysis of the penetration of bleaching agent into the pulp chamber of intact and restored teeth. J Clin Diagn Res Dec 7(12):3057–3059.

[50] Porto IC, Andrade AK, Montes MA (2009) Diagnosis and treatment of dentinal hypersensitivity. J Oral Sci 51:323–332.

[51] Que K, Ruan J, Fan X, Liang X, Hu D (2010) A multicentre and cross-sectional study of dentine hypersensitivity in China. J Clin Periodontol 37:631–637.

[52] Rahiotis C, Polychronopoulou A, Tsiklakis K, Kakboura A (2013) Cervical dentin hypersensitivity: a cross sectional investigation in Athens, Greece. J Oral Rehabil 40:948–957.

[53] Rane P, Pujaria S, Patel P, Gandhewar M, Madria K, Dhume S (2013) Epidemiological study to evaluate the prevalence of dentine hypersensitivity among patients. J Int Oral Health 5:15–19.

[54] Schiff T, He T, Sagel L, Baker R (2006) Effi cacy and safety of a novel stabilized stannous fl uoride and sodium hexametaphosphate dentifrice for dentinal hypersensitivity. J Contemp Dent Pract 7:1–8.

[55] Schiff T, Delgado E, Zhang YP, DeVizio W, Cummins D, Mateo LRN (2009) The clinical effect of a single direct topical application of a dentifrice containing 8.0% arginine, calcium carbonate, and 1450 ppm fl uoride on dentine hypersensitivity: the use of a cotton swab applicator versus the use of a fi ngertip. J Clin Dent 20:131–136.

[56] Seltzer S, Bender IB, Ziantz M (1963) The dynamics of pulp infl ammation: correlation between diagnostic data and actual histological fi ndings in the pulp. Oral Surg Oral Med Oral Pathol 16:846–969.

[57] Sowinski JA, Kakar A, Kakar K (2013) Clinical evaluation of the Jay sensitivity senor probe: a new microprocessor- controlled instrument to evaluate dentin hypersensitivity. Am J Dent 26:5B–12B.

[58] Tam L (1999) The safety of home bleaching techniques. J Can Dent Assoc 65:453–455.

[59] Tejaswi B, Anand S (2014) Effectiveness of various diagnostic tests in the diagnosing dentinal hypersensitivity – a systematic review. J Dent Med Sci 13:7–92.

[60] Terry DA (2011) Cervical dentine hypersensitivity: etiology, diagnosis, and management. Dent Today 30:61–62.

[61] Turp JC (2013) Discussion: how can we improve diagnosis of dentin hypersensitivity in the dental offi ce. Clin Oral Investig 17:S53–S54.

[62] Tydesley WR, Mumford JM (1970) Dental pain and the histological condition of the pulp. Dent Pract 20:333–336.

[63] West NX, Addy M, Jackson RJ, Ridge DB (1997) Dentine hypersensitivity and the placebo response. A comparison of the effect of strontium acetate, potassium nitrate and fl uoride toothpastes. J Clin Periodontol 24:209–215.

[64] West NX, Hooper SM, O'Sullivan D, Hughes N, North M, Macdonald EL, Davies M, Claydon NCA (2012) In situ randomised trial investigating abrasive effects of two desensitising toothpastes on dentine with acidic challenge prior to brushing. J Dent 40:77–85.

[65] West NX, Lussi A, Seong J, Hellwig E (2013a) Dentin hypersensitivity: pain mechanisms and aetiology of exposed cervical dentin. Clin Oral Investig 17(Suppl 1): S9–S19.

[66] West NX, Sanz M, Lussi A, Bartlett D, Bouchard P, Bourgeois D (2013b) Prevalence of dentine hypersensitivity and study of associated factors: a European population-based cross-sectional study. J

Dent 41(10): 841–851.
[67] White DJ, Lawless MA, Fatade A, Baig A, von Koppenfels R, Duschner H, Gotz H (2007) Stannous fl uoride/ sodium hexametaphosphate dentifrice increases resistance to tubule exposure in vitro. J Clin Dent 18: 55–59.
[68] Yates R, West N, Addy M, Marlow I (1998) The effects of potassium citrate, cetylpyridinium chloride, sodium fl uoride mouthrinse on dentine hypersensitivity, plaque and gingivitis. A placebo controlled study. J Clin Periodontol 25:813–820.
[69] Ye W, Feng XP, Li R (2012) The prevalence of dentine hypersensitivity in Chinese adults. J Oral Rehabil 39: 182–187.

第6章　牙本质敏感症体外检测技术进展

Advances in Vitro Testing Techniques for Dentine Hypersensitivity

Carlo Prati, David G. Gillam, Maria Giovanna Gandolfi

引言

牙本质敏感症（DH）是一种临床常见症状，表现为对各种刺激的不适和/或疼痛，且不能归因于其他特定原因所引起的牙齿或口腔疾病。典型的刺激有温度刺激，机械刺激，渗透性刺激或化学刺激（Charoenlarp et al. 2007）（参见第1章）。频繁地摄入酸性饮料和食品被认为是一种加重不适或者疼痛的典型状况。此外，牙周治疗和洁治等牙周治疗手段也可以导致轻度到中度不适，需要用脱敏产品来减轻或消除症状（Lin and Gillam 2012）。流行病学研究和临床试验结果显示，口腔卫生状况良好和患有牙周疾病（或牙本质过敏伴发于牙周治疗）两类人群中均可发现牙本质敏感（参见第1章、第3章和第4章）。根据牙本质敏感及牙根敏感（Root Sensitivity，RS）的最新定义（Canadian Advisory Board on Dentin Hypersensitivity 2003），我们可以从两方面讨论/描述牙本质敏感症：①釉质酸蚀及缺损和由于牙龈退缩及萎缩导致的牙本质（牙颈部）暴露导致原发性牙本质敏感症（DH）；②牙周手术及根面平整去除玷污层致部分牙本质小管暴露于口腔，继而引发的继发性牙本质敏感（RS）（参见第1章）。

回顾历史，人们已经了解刺激（化学、热、机械等）从牙本质传导至牙髓的机制（参见第2章）。显微镜观察牙本质敏感症（DH）患者的牙齿发现：敏感牙本质比非敏感的牙本质开放的牙本质小管数量更多，管径更大（Absi et al. 1987；Yoshiyama et al. 1990）。该结果与Brännström（1963）提出的传导疼痛的流体动力学假说一致。Gillam（2014）提出两种基于流体动力学假说的治疗牙本质敏

C. Prati (✉) • M. G. Gandolfi
Department of Biomedical and NeuroMotor Sciences, Endodontic Clinical Section, Alma Mater Studiorum University of Bologna, Bologna, Italy
e-mail: carlo.prati@unibo.it; mgiovanna.gandolfi@unibo.it

D. G. Gillam
Centre for Adult Oral Health, Barts and The London School of Medicine and Dentistry QMUL, Turner Street, London E1 2AD, UK

D.G. Gillam (ed.), *Dentine Hypersensitivity: Advances in Diagnosis, Management, and Treatment*,
DOI 10.1007/978-3-319-14577-8_6, © Springer International Publishing Switzerland 2015

感症的方法：①封闭牙本质小管，牙本质封闭剂阻塞开放的牙本质小管（如氟、锶盐、草酸、磷酸钙、修复材料等），以此来减少刺激导致的牙本质小管内液体的流动；②神经脱敏，通过降低牙本质小管神经的兴奋性（如钾离子、胍乙啶）以阻断神经刺激所诱发的小管液流动反应。

临床医生已应用专业诊室治疗操作及非处方药品于临床以缓解牙本质敏感症及牙根敏感症并取得了一定的疗效，尽管这些脱敏方法均被证实有效，但却没有普遍认可的金标准（Gillam 1997；Gillam et al. 2013）。

因此，本章的主要目的是回顾并讨论用于评价原发性及继发性牙本质敏感症的形态学特征（Pashley在2013年提出称为超敏感症牙本质），以及在体外检测缓解牙本质敏感症的（新）产品的效果的技术。本章同时讨论在实验室用于减小牙本质小管直径的方法及对小管液流动性的影响（即牙本质的渗透性）。

牙本质敏感症的治疗理念

两种主要治疗理念是持久稳定地封闭暴露和开放的牙本质小管（Markowitz and Pashley 2007）。封闭牙本质小管必须持久，不能被酸性液体（如软饮料）（Prati et al. 2002, 2003 ）或者酸性菌斑所影响或改变。封闭牙本质小管同样需保持小管的原有的压力传导现象（如渗透性）。另外，开放和重新开放牙本质小管增加了牙本质小管的渗透性，进而促进牙本质敏感症的发生（参见第2章）。

此外，牙本质敏感新治疗策略必须在理想情况下启动新的持续性管内牙本质再矿化，并伴有管间牙本质再矿化。新型再矿化剂已在研发中，以期为理想管内牙本质再矿化创造条件，并促进在牙本质小管深层沉积新的磷灰石（Suge et al. 2008；Gandolfi et al. 2012；Brauer et al. 2013；Vollenweider et al. 2007；Gandolfi et al. 2011）（参见第11章）。

需要重点注意的是化学及机械应力不断改变使暴露的牙本质表面形态处于“动态”变化中，例如，玷污层的去除、再矿化牙本质的去除、牙本质小管的酸蚀、小管直径的增大。玷污层由牙膏成分和刷牙方式（以及其他的机械压力）形成，随后菌斑入侵其中。这些细菌能够形成许多层生物膜，动态封闭牙本质小管并缓解DH。据Pashley（2013）描述，生物膜和细菌在7～10天内产生足量的有机酸溶解玷污层。酸性饮料和酸性食品可以去除玷污层（Prati et al. 2002, 2003 ）并且影响生物膜。受限或降低唾液缓冲能力也可能在诱导快速牙本质酸蚀和玷污层去除中起到负面作用。

因此，上述描述可用于讨论对正常口腔疾病的影响，酸性溶液和各种医用与非处方药品的影响及可能缓解牙本质敏感症的条件相互作用影响。我们需要认识到在体外环境中完全复制这种动态底物是不可能的。尽管使用人类（或牛）牙齿的牙本质切片存在限制性，但该模型可向研究者提供脱敏剂封闭牙本质小管和减少流体通过牙本质潜在能力的信息。然而，必须注意体外研究结果不能直接推断临床结果。在脱敏剂（产品）应用于临床之前，通常需在实验室中对这些材料进行评估以确定其临床适用性。例如，专业应用产品包括树脂、底漆和牙本质黏合剂，已被证实可通过沉淀活性物质以阻塞牙本质小管（Pashley 1986，1989；Pashley et al. 1996）。如上所述，实验环境通常难以完全模仿口腔环境，例如，由于牙本质表面上的唾液或血液污染，导致临床应用牙本质黏合剂（树脂）存在很大困难，这两种成分均已被证实会减少试剂与牙本质表面的接触，从而降低拟进行治疗的有效性（Prati et al. 2001；Tay and Pashley 2004）。磷酸钙，基于CCP基凝胶和来源于MTA根充材料的生物活性水硅酸钙水门汀被用于治疗DH（Gandolfi et al. 2008）。生物活性水门汀，如硅酸钙，能够在水合反应过程中将氢氧化钙和二氧化硅凝固并浸出到溶液中，从而解决“湿”牙本质表面相关的问题（Tay and Pashley 2008；Gandolfi et al. 2010）。家庭治疗方案（非处方药）消费者使用的如牙膏、糊剂和凝胶或者配方漱口水已被证实在体外模型中能够封闭牙本质小管，并且具有保护牙本质表面，以免受酸性环境影响的潜在能力（Gillam et al. 2001）。

表6.1　检验评估治疗牙本质敏感症的产品有效性实验方法实例

牙本质渗透率评价-流体流动速率（液压传导率模型）
扫描电子显微镜（SEM）
环境扫描电子显微镜（ESEM）
能量色散X射线能谱（EDS、EDX和XEDS）也称为能量色散X射线分析（EDXA）或能量色散X射线微量分析（EDXMA）
原子力显微镜（AFM）
拉曼光谱和微拉曼光谱
傅立叶变换红外光谱（FTIR）
共聚焦激光扫描显微镜（CLSM）
聚焦离子束扫描电子显微镜（FIB-SEM）
固态磁共振（NMR）光谱
^{27}铝、^{29}硅、^{19}氟和^{31}磷魔角旋转磁共振（MAS-NMR）

体外实验室检测技术

推荐实验测试技术，如表6.1。

Pashley首先提出测量牙本质小管流体流速（牙本质渗透性）的动态方法（1986，1989）。Pashley证实流体动力学理论，即牙本质小管开放面积越大和开放的小管越多导致牙本质小管内液体流速越高（1986）。体外牙本质渗透性及其随时间变化的计算代表了一种有趣的方法，可以定量检测特定治疗的有效性（参见第2章）。然而，使用这种模型时，牙本质盘上的流速有很大的变化。例如，冠部近髓腔的牙本质流速要高于较表浅部位牙本质（如根部牙本质）。正如第2章所提到的，Hagen-Poiseuille公式中开放牙本质小管半径在评估小管封闭的牙本质渗透性影响中发挥重要作用。该方法由Pashyley团队初步研究提出后，并由其他学者验证并广泛记录（Gillam et al. 1997）。据Prati等（2003）描述，该系统的优点是能够随着时间的推移，在存储于唾液或模拟体液之后，以及暴露于酸性刺激（如可口可乐或柠檬酸）之后重复测量。该方法非常灵敏并具有许多优点，这是评估任何新的和实验性治疗的基本步骤。此外，该方法是评估与DH流体流动有关的机制复杂但却实用的方法。如前所述，仍应当指出人牙或者牛牙制作的牙本质盘存在解剖学差异，拔出的牙齿（已萌出的）和拔出的未磨牙第三萌出之间具有流速变化。这使得该方法具有一定的限制性。

EDTA（螯合剂）或酸蚀剂（磷酸、柠檬酸等）处理的牙本质表面，已被证实可以去除所有的牙本质表面的玷污层，同时可形成牙本质敏感牙的小管开放的标准化牙本质表面（Reeder et al. 1978；Pashley et al. 1996；Gandolfi et al. 2008）（图6.1）。

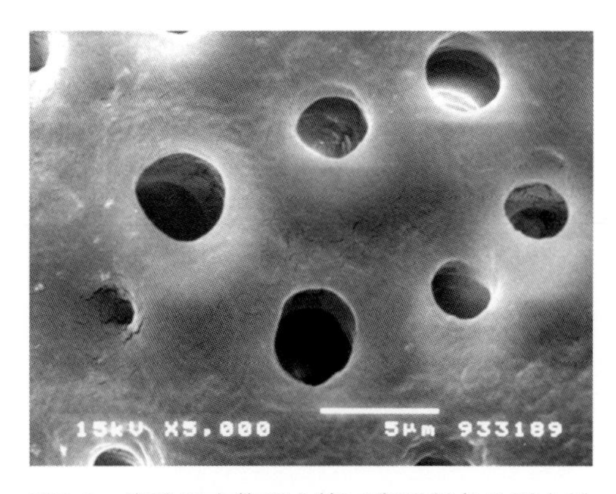

图6.1　实验室内使用人第三磨牙制备的牙本质盘。扫描电镜观察去除釉质后的近咬合面牙本质，EDTA溶液处理3分钟，扫描电镜观察确认去除了表面玷污层和玷污栓，同时确认了开放牙本质小管的存在。

大量研究结果表明，牙本质表面玷污层可持续减少或阻止液体流动（表6.2a）。Pashley（1986，1989）的初步研究清楚表明流体流速与开放牙本质小管数量之间的相关性，牙本质小管顶部表面沉积物的形成，人为创造了减少和/或停止流体流速的有利环境（Pashley 1989）。Prati（1994）提出，牙膏和底漆均能暂时减少液体流动，然而，这些沉淀物可轻易被唾液、饮水、漱口、咀嚼运动、酸性饮料等去除。

表6.2a　使用人工唾液、柠檬酸和DPBS或HBSS等液体模拟人体内液体（SBFs）浸泡后的牙本质表面渗透率

处理	EDTA处理后	处理10分钟后	处理24小时后
完整的新的玷污层	100 ± 0.1	99.4 ± 0.5	102.7 ± 3.2
10%柠檬酸	100 ± 0.1	32.2 ± 7.9	37.3 ± 9.5
人工唾液（pH5.4）	100 ± 0.1	94.7 ± 1.6	94.0 ± 2.2
DPBS	100 ± 0.1	98.7 ± 7.3	98.4 ± 8.7
HBSS	100 ± 0.1	98.1 ± 2.1	80.6 ± 12.4

应当意识到浅层和深层的牙本质之间具有不同的液体流速，例如，浅层的牙本质小管数量少且管径小导致渗透率低，与之相比，冠部牙本质中到深层具有更多牙本质小管及更高的渗透率。此外，多数研究利用冠中部的牙本质评估脱敏产品效果，而不是使用更能够代表临床牙本质敏感的颈部牙本质。这通常是出于实际操作原因，切割冠中份的牙本质要比切割冠颈

部或根部的牙本质更容易。此外，牙齿冠中部的牙本质较颈部牙本质小管的数量更多且小管的直径更大。结合流体流速测量和扫描电镜的观察发现厚的玷污层可以完全封闭牙本质小管并且能长时间地减少液体流动速率（图6.1，表6.2a）。已有研究表明部分或完全暴露的牙本质小管的小管液的流动速率随着柠檬酸（商业酸性软饮料和果汁的常见成分）去除玷污层而增加（Prati et al. 2002）（表6.2b和表6.2c）。

扫描电镜观察是一种重要的手段，可以检测处理前后的牙本质表面形态，同时还可以检测处理方法在牙本质表面的持续性或稳定性。这种方法主要用于定量分析牙本质小管的参数变化以及观察不同方法（如溶液、牙膏及专业抛光膏）处理后的封闭或开放的牙本质小管（Pashley 1989；Gillam et al. 2001；Ahmed et al. 2005；Burnett et al. 2013）。牙本质盘的纵断面分析有助于绘制牙本质小管形态图（Pashley 1989）。玷污层或牙膏形成的栓塞（如上所述）可以阻塞牙本质小管超过10μm或在小管中部沉积以阻塞牙本质小管（图6.2和图6.3）。

结合扫描电镜观察和流体速率测量

表6.2b 使用牙膏后的牙本质的渗透率（Lp）

治疗方案	EDTA处理后（*L*p100%）	处理10分钟后（*t*=0）	HBSS内24小时后
高露洁Pro-Gum Health	100 ± 0.1	34.6 ± 5.9	39.9 ± 10.3
Elmex专业过敏牙膏	100 ± 0.1	26.7 ± 12.9	22.3 ± 15.9

表6.2c 专业治疗后牙本质渗透率（Lp）

	EDTA处理后（*L*p100%）	处理10分钟后（*t*=0）	HBSS内24小时后
VocoAdmira Protect	100 ± 0.1	30.7 ± 9.4	45.3 ± 14.7
AlfaTC-MTA	100 ± 0.1	37.7 ± 12.5	49.2 ± 25.0
格鲁玛	100 ± 0.1	38.61 ± 12.1	79.7 ± 32.4

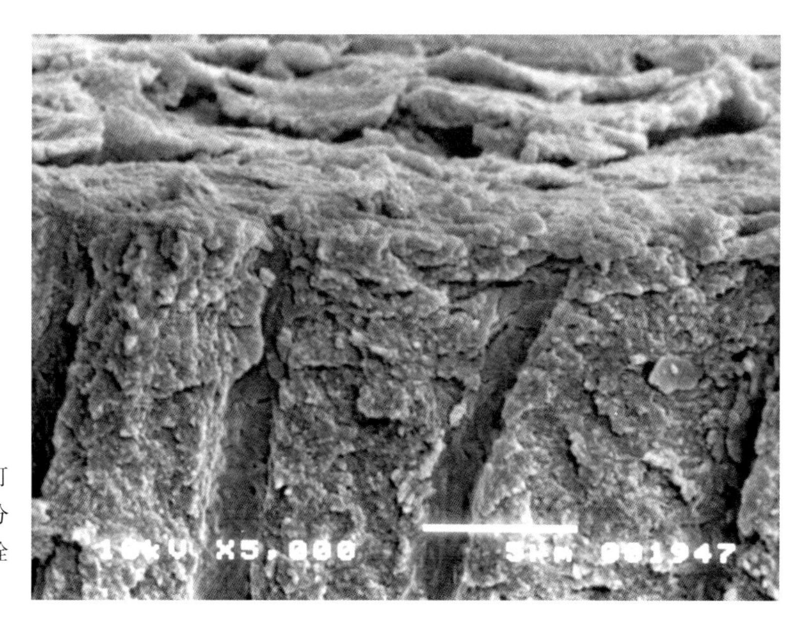

图6.2 牙本质盘横截面。牙本质表面可见玷污层。样本的鹅卵石样玷污层可能是样本干燥所致。部分牙本质小管被许多玷污栓覆盖（和阻塞）。

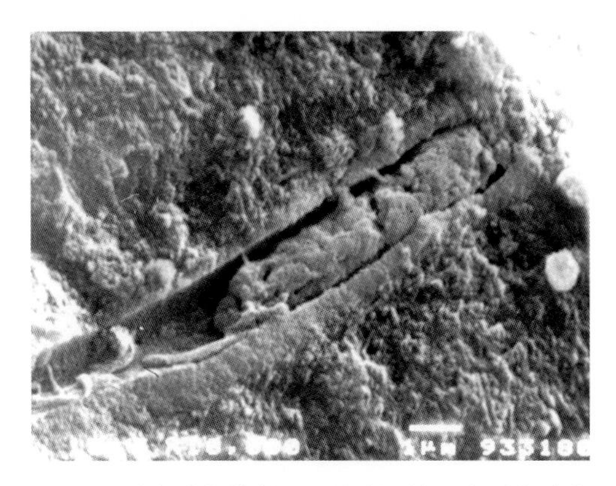

图6.3　牙本质盘横断面可见玷污栓阻塞牙本质小管。刷牙过程中可产生细小的碎屑（玷污层）和牙膏成分在抛光时候或者受压进入开放的牙本质小管，从而产生了玷污栓。同时，玷污栓的周围存在的小裂隙，但这可能是样本干燥导致的。在这种情况下，记录到的牙本质的流体流速很低。观察发现当大多数的牙本质小管全部或部分阻塞都伴随着流体流速降低，根据流体动力学理论，这就使在体内可以缓解牙本质敏感症成为可能。

法也证实，弱酸及强酸（酸性软饮料如可口可乐、果汁等）都可以完全去除玷污层，并使牙本质小管开放，随之增加液体的流动速率。SEM观察显示，磷酸、柠檬酸、丙酮酸、马来酸、丹宁酸和乙酸以及酒或饮料中其他酸也可明显增加牙本质的渗透性和去除所有的玷污层（Prati et al. 1989，2002），导致牙本质表面无玷污层保护，并随后增加牙本质渗透性。使用SEM的另一优点是它能够提供牙本质表面、牙本质栓塞和胶原纤维的细节，虽然该方法也有其局限性。例如，样本制作费时，样本的制备影响进一步观测，导致牙本质结构断裂或者在拍照前干燥样本，产生的玷污层等。

扫描电镜图如图6.4、图6.5和图6.6所示，牙膏制剂产生沉积物可以覆盖整个表

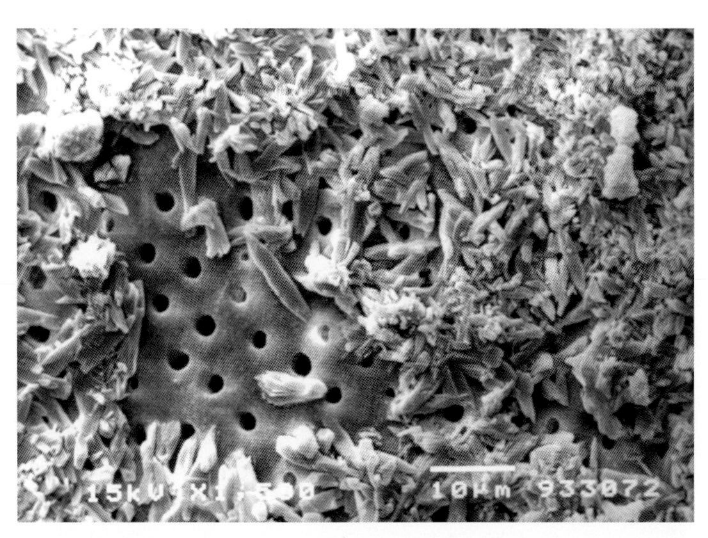

图6.4　牙本质盘的咬合面。使用牙膏后浸泡在水/唾液中形成新的玷污层，主要由牙膏晶体和沉积物组成。该样本中牙膏沉积物的尺寸阻止其渗透进牙本质小管。牙膏阻塞牙本质小管并随后减小牙本质渗透性的效果会受口内环境等多种因素的影响，例如，沉积物可能被刷牙时产生的酸性物质、唾液中的酸性物质及饮食（如酸性软饮料）中酸性成分清理掉。

面并遮蔽许多牙本质小管。每种牙膏都可呈现典型的形态，表明活性成分和赋形剂的不同组分可能足以在“活性”基质上发生的化学反应就像在牙本质与玷污层中一样（Prati et al. 2003 ）。许多牙膏配方产生直径0.5～2μm立方晶体层，伴有相关的细小碎片，并且部分渗入更深的胶原基质中。很明显，将牙膏应用于牙本质表面

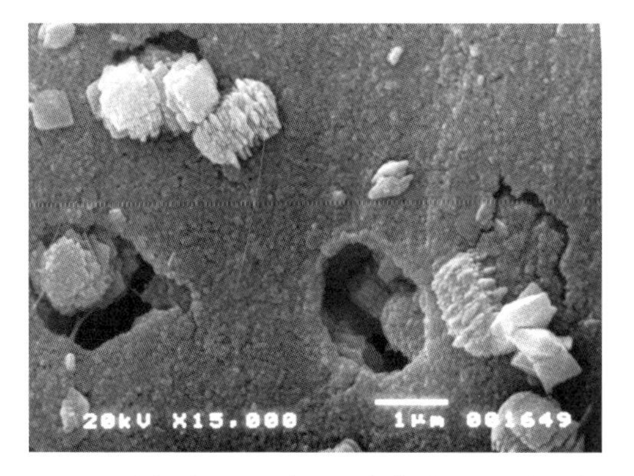

图6.5　牙本质盘的咬合面。高倍放大后观察到使用牙膏体外刷牙后的牙本质表面。在该样本中，我们可以观察到一些立方形沉积物（牙膏成分）阻塞牙本质小管并在刷牙后仍然存在。同时观察到，尽管在这个牙质样本中仅存在部分闭塞的小管，但牙本质渗透性值被降到非常低的数值，因为部分闭塞的小管中沉积物降低了牙本质小管的功能性直径，并且随后减少（流体）流速。

可以产生主要由牙膏成分组成（如二氧化硅）新的人工玷污层。这种人工玷污层容易被唾液去除或被水冲洗掉，导致牙本质小管重新开放并且影响液体流动速率。如前所述，酸性软饮料（例如草酸钙晶体沉积物）的应用可以部分去除表面沉积物。草酸钾被证实具有耐酸性，降低了其去除的风险。此外，草酸钾能够在牙本质小管内产生非常细的沉淀物（Gillam et al. 2001；Mongiorgi and Prati 1994；Pereira et al. 2005；Markowitz and Pashley 2007），有效地减小牙本质小管功能直径并影响液体流速。

扫描电镜技术也可用于评估敏感和不敏感牙齿取模后的牙本质（和牙釉质）表面复制品的情况。在SEM观察之前，用牙齿印模材料制造环氧树脂铸件以检测牙本质表面上开放/关闭的牙本质小管存在的差异（Pashley 2013）。该方法可进一步扩展到临床研究期间治疗前后制取口腔印模以及复制印模。根据许多学者观察，SEM和EDX联合应用是评估脱敏产品有效性的关键步骤（Prati et al. 1999；Gandolfi et al.

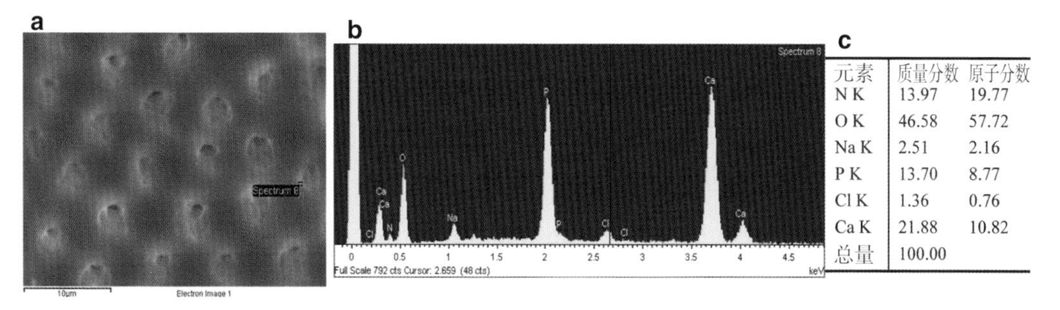

元素	质量分数	原子分数
N K	13.97	19.77
O K	46.58	57.72
Na K	2.51	2.16
P K	13.70	8.77
Cl K	1.36	0.76
Ca K	21.88	10.82
总量	100.00	

图6.6　EDTA处理牙本质表面3分钟，用大量水冲洗，放置于模拟体液（DPBS杜氏磷酸盐缓冲液）中24小时。（a）环境扫描电子显微镜放大1000倍照片，牙本质未见玷污层，可见开放的牙本质小管。（b）X线能谱仪检测到大量钙和磷，微量的钠和氯。（c）元素分析表格。

2008）。例如，EDX可以确认沉积在牙本质表面的各种化合物，例如，锌、氧化硅和锶，它们经常是牙膏制剂的成分。例如，牙本质表面含有二氧化硅可以证明牙膏成分与牙本质表面反应和/或深入到牙本质细小管中的能力。

Gandolfi等（2009）的研究表明，ESEM（环境扫描电子显微镜）可能是比SEM更适合的技术。例如，ESEM可应用于湿润牙本质样本，并避免由于干燥和金属/金涂层等人为因素而导致的任何表面改变和人为影响。在研究湿润或潮湿样品（例如牙本质和水性水门汀）的形态时，ESEM的多功能性优于SEM。ESEM具有许多优势，如观察前不需要去除样本水分或用金属涂覆，因此人为影响相对较少。

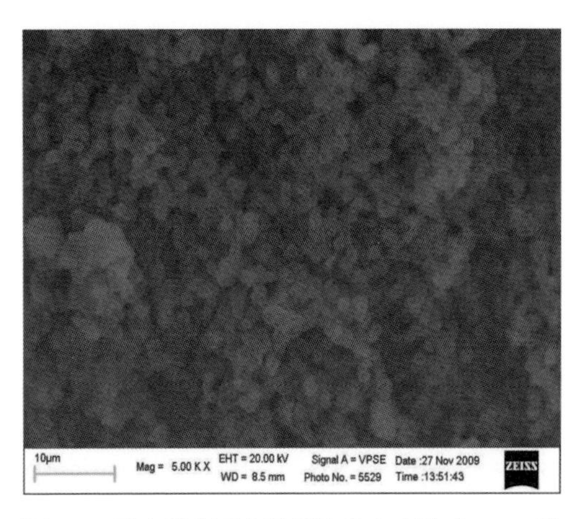

图6.7 牙本质表面玷污层被完全去除（EDTA处理后）随后用阿尔法TCP硅酸钙实验试剂处理3分钟，并在DPBS中放置24小时。ESEM显微照片高倍镜下（10000倍）的一层小针状晶体遍布牙本质表面。同时观察到发散的球形晶体团簇（放大倍数10000倍）。

EDX/EDS与ESEM联合使用是检测牙本质样品表面（形态和化学表面改性）的完美组合（Gandolfi et al. 2012）。例如，活性硅酸钙生物活性水门汀的应用已被证实可诱导形成作为磷灰石前体的磷酸钙沉积物，并产生能够封闭牙本质小管并使表面再矿化的微米级磷酸钙沉积物（Gandolfi et al. 2008, 2012）（图6.7和图6.8）。在这方面，ESEM / EDX似乎是研究可能需要湿润牙本质表面的脱敏剂、粘接剂等材料（例如生物活性玻璃）的适当工具（Gandolfi et al. 2011 ）。

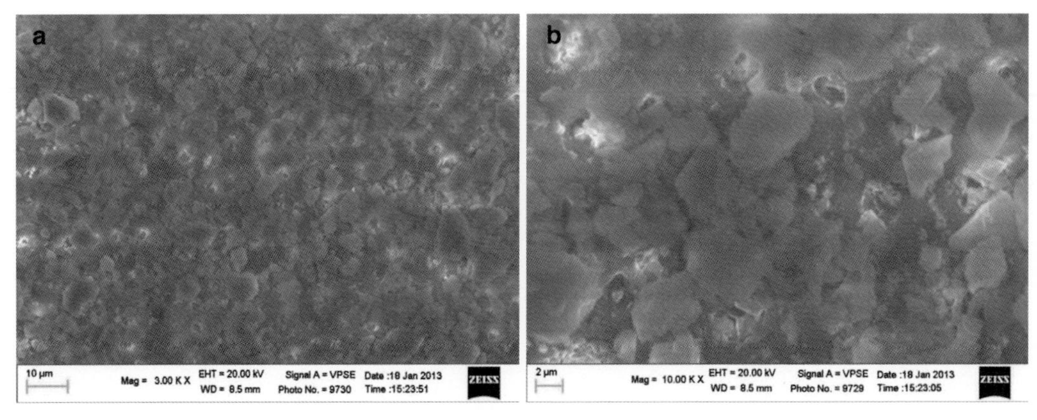

图6.8 （a）牙膏处理牙本质表面后，置于模拟体液中24小时（环境扫描电子显微镜分析3000倍）。（b）高倍镜下（10000倍）牙本质表面完全被沉积物覆盖，无可见的牙本质。

使用共聚焦激光扫描显微镜和共聚焦激光扫描显微镜可以引入荧光染料溶液（例如罗丹明B、钙黄绿素等）的使用以追踪沉积物形成（例如在应用脱敏剂之后），并分析处理后牙本质样本纵向切片中的药物渗入牙本质小管的深度（图6.9）。来自牙膏和漱口水成分的沉淀物可以深入到牙本质小管中，进而减小牙本质小管直径和降低小管内的液体流速。换言之，可流动的糊剂用于牙本质小管中可以避免牙本质小管中物质的洗脱和去除。许多糊剂/牙膏成分可以用染料溶液标记以获得关于牙本质小管中沉积物/沉淀物渗透和分布的详细信息，以及这些沉积物是否可以承受酸刺激或冷水冲洗（图6.10）。此外，这些技术可以扩展到研究牙本质粘接剂、玻璃离子水门汀和其他材料。使用CLSM检查含水牙本质样品还可以减少与

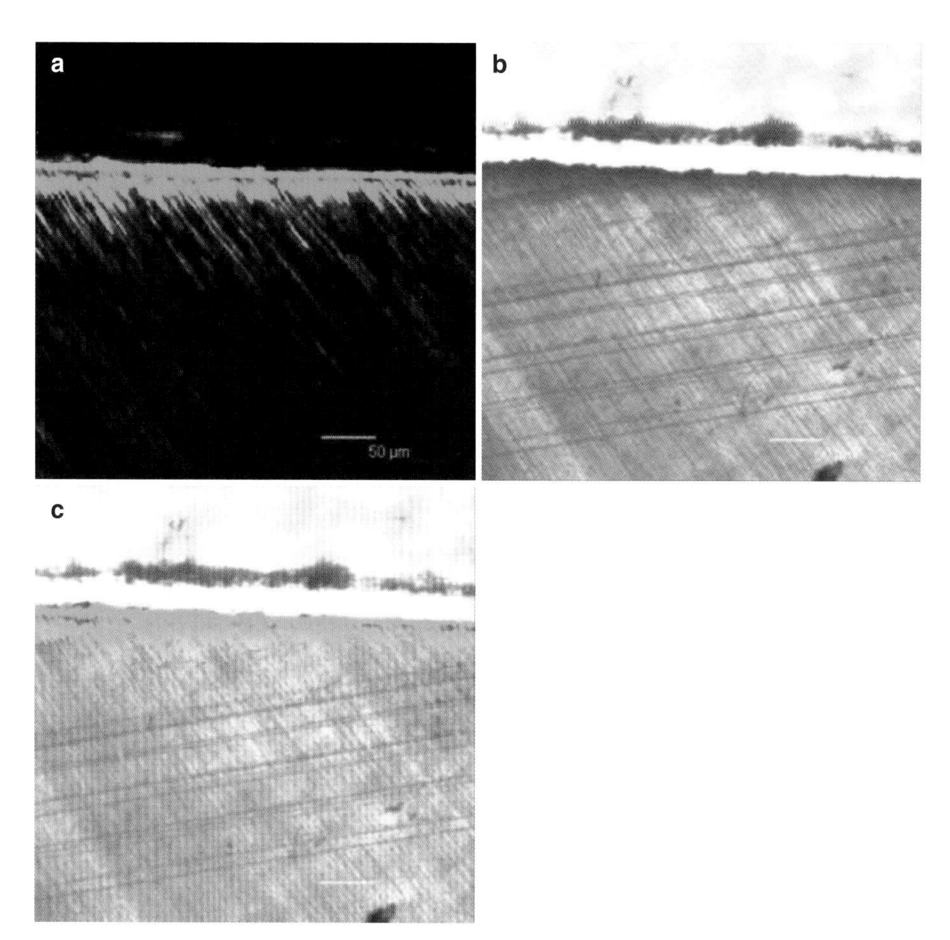

图6.9　通过共聚焦激光扫描显微镜，使用混有示踪剂（1%钙黄绿素溶液）的牙膏评价牙膏向牙本质小管的穿透深度。垂直于处理的牙本质表面切割。使用特异性的496nm激发和515nm发射波长的氩激光分析钙黄绿素标记的横向切片（200μm厚，标记50μm）（a）或无激光源切片照片（b）。观察到获得图像的叠加（c）。渗透（钙用绿色荧光染色）平均深度50μm，最深达60～100μm。

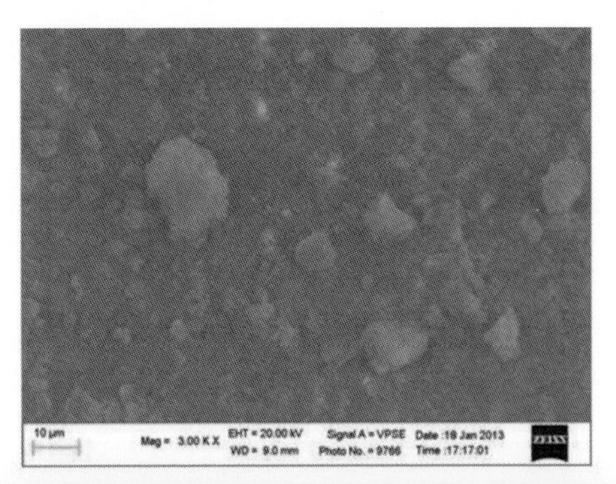

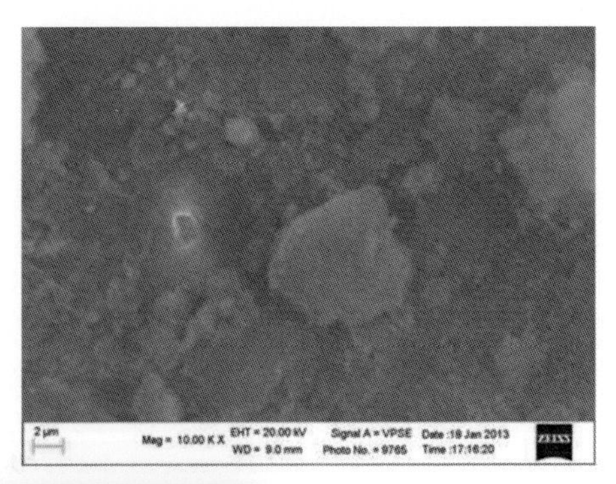

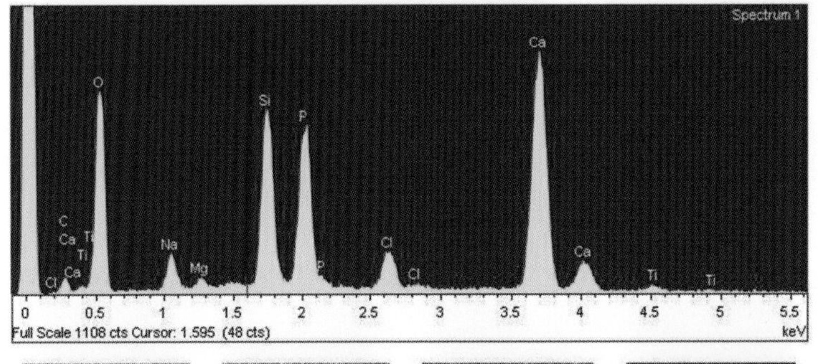

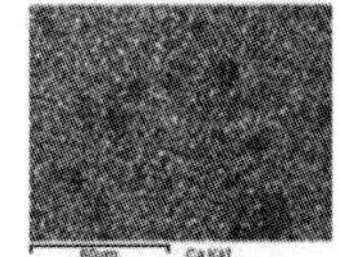

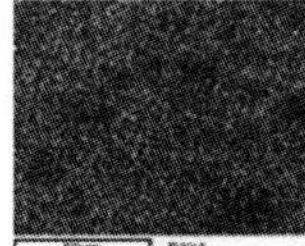

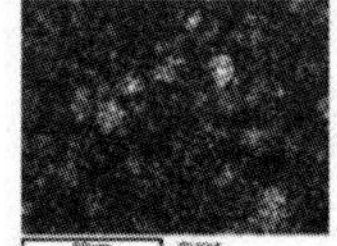

元素	质量分数%	原子分数%
C K	6.16	10.11
O K	53.27	65.68
Na K	2.69	2.30
Mg K	0.52	0.42
Si K	7.93	5.57
P K	9.18	5.85
Cl K	2.34	1.30
Ca K	17.37	8.55
Ti K	0.54	0.22
总量	100.00	

图6.10　牙膏处理后的牙本质表面后置于模拟体液24小时（ESEM分析3000倍和10000倍）。在高倍镜下观察（10000倍）表面被沉积物覆盖。EDX分析提供了表面组分的定性（X射线光谱）和半定量（元素表）测量。可检测到牙本质的主要成分（如Ca、P和C）、表面沉积的牙膏活性成分及模拟体液成分。EDX可提供样本表面的元素分布图。

其他推荐技术相关的伪影（Burnett 2013；Burnett et al. 2013），同时它在评价牙本质表面以观察完整或改变的玷污层方面具有明显优势。

拉曼和红外光谱技术被认为是检测牙本质表面的反应性组分修饰的有效方法（Vollenweider et al. 2007）。例如，最近，Eliades等（2013）提出了一种拉曼光谱应用，仅拉曼检查可确认草酸钙漱口水诱导的晶体沉积物的形成。

最近一项研究表明XRD分析（Mongiorgi and Prati 1994）和拉曼光谱及红外光谱（Eliades et al. 2013）也可检测到草酸钙晶体。

最近聚焦离子束扫描电子显微镜（FIB-SEM）被推荐用于（Earl and Langford 2013）对样本横断面进行更精确的检测，使SEM和TEM（STEM）及EDS观察牙本质薄切片成为可能。这种复杂方法可用于小颗粒渗透（例如SiO_2或TiO_2颗粒）进入玷污层或进入到牙质小管的研究（Earl and Langford 2013）。

最近固态磁共振（nuclear magnetic resonance，NMR）光谱已经被用于研究两种含生物活性玻璃制剂和它们在唾液中传递Ca^{2+}离子的能力及对晶体相的影响（Grootveld et al. 2009）。其他研究者也用^{27}铝、^{29}硅、^{19}氟、^{31}磷魔角旋转磁共振（MAS-NMR）来确定各种产品的性质，例如，含有氟和锶的生物活性玻璃（Brauer et al. 2010；Brauer et al. 2013；Mneimne et al. 2011；Lynch et al. 2012；Fredholm et al. 2012）和再矿化高聚合玻璃离子水门汀Carbomer®（Zainuddin et al. 2012）。这些研究的结果之一是氟磷灰石FAp的形成，而不是氟化钙（CaF_2），这取决于氟化物的浓度。这一点可能会引起用于口腔治疗的兴趣（如DH或釉质再矿化），因为氟磷灰石的化学稳定性优于羟基磷灰石、碳酸化羟基磷灰石，并对酸更具抵抗力。

据Grootveld等（2009）介绍，这项技术要优于本章提及的一些其他技术，因为快速无创，并且能同时研究唾液中的多种成分。此外，根据学者们的研究结果，这项技术可以通过^{1}H磁共振研究与牙膏作用后的唾液生物膜中各种组分的化学位移值、共振的耦合模式和耦合常数。

结论和未来研究趋势

通过对以上几种方法的回顾，证实这些技术可能（或必须）用来研究牙本质表面形态改变并分析新治疗方法对于外部及深层牙本质形态的影响。这些技术的联合应用在检测特定治疗的有效性（如新的牙膏/漱口水产品）以及材料成分与牙本质表面之间的化学反应是具有优势的。应该承认，虽然在本章中讨论的这些技术各有优缺点，但也确实适用于研究评价牙本质小管阻塞和牙本质渗透率。人和牛牙本质样本（以及萌出及未萌出的牙）之间差异较大的问题尚未解决，也许将类似于羟基磷灰石的人造牙本质基质会用于研究釉质溶解的问题是值得研究的。此外，期望所有脱敏剂在体外和体内环境中都具有同样的效果，例如钾盐和生物活性玻璃，可能是不合理的。如前所述，不能将体外研究结果完全类推于临床环境中，因为在实验室中是不可能完全模拟唾液和牙本质表面之间相互作用的动态特性的。

未来的研究还需检测元素（如钙和氟）与牙本质小管液和唾液中的蛋白质之间的相互作用，以获得更多关于其在预防（和减少）DH中的有效信息（Suge et al. 2008；Gandolfi et al. 2012）。用能够改变其组成或能够诱导不溶性氟磷灰石沉淀（牙本质的基本组成）的生物活性/仿生材料封闭牙本质小管的概念是未来选择之一（Niu et al. 2013）（参见第11章）。

致谢

这项研究由意大利博洛尼亚大学临床牙髓病学硕士基金资助。研究在 DIBINEM（生物医学和神经运动科学）的牙科材料和口腔病理学实验室完成。

作者要感谢David Pashley教授，为他在调查牙本质敏感症以及对其实验室牙本质渗透技术的无私分享表示感谢。

作者还要对Luigi Generali博士和Giulia Pelliccioni博士在本章涉及的样品制备与技术方面所做的工作表示感谢。

参考文献

[1] Absi EG, Addy M, Adams D (1987) Dentine hypersensitivity: a study of the patency of dentinal tubules in sensitive and non-sensitive cervical dentine. J Clin Periodontol 14:280–284.

[2] Ahmed TR, Mordan NJ, Glithorpe MS, Gillam DG (2005) In vitro quantifi cation of changes in human dentine tubule parameters using SEM and digital analysis. J Oral Rehabil 32:589–597.

[3] Brauer DS, Karpukhina N, O'Donnell MD, Law RV, Hill RG (2010) Fluoride-containing bioactive glasses: effect of glass design and structure on degradation, pH and apatite formation in simulated body fl uid. Acta Biomater 6(8):3275–3282.

[4] Brauer DS, Karpukhina N, Kedia G, Bhat A, Law RV, Radecka I, Hill RG (2013) Bactericidal strontiumreleasing injectable bone cements based on bioactive glasses. J R Soc Interface 10(78):20120647. doi: 10.1098/rsif.2012.0647.

[5] Brännström M (1963) A hydrodynamic mechanism in the transmission of pain producing stimuli through the dentine. In: Sensory mechanisms in dentine, ed. D. J. Anderson. Oxford: Pergamon Press, 73–79.

[6] Burnett GR (2013) The effect of an experimental anhydrous fl uoride dentifrice on the acid resistance of dentin smear layer. Am J Dent 26:15A–18A.

[7] Burnett GR, Wilson RJ, Lucas R (2013) In vitro studies investigating the dentin tubule-occlusion properties of an experimental anhydrous stannous fl uoride dentifrices. Am J Dent 26:10A–14A.

[8] Canadian Advisory Board on Dentin Hypersensitivity (2003) Consensus-based recommendations for the diagnosis and management of dentin hypersensitivity. J Can Dent Assoc 69(4):221–226.

[9] Charoenlarp P, Wanachantararak S, Vongsavan N, Matthews B (2007) Pain and the rate of dentinal fl uid fl ow produced by hydrostatic pressure stimulation of exposed dentine in man. Arch Oral Biol 52: 625–631.

[10] Earl JS, Langford RM (2013) Physical and chemical characterization of the surface layers formed on dentin following treatment with an experimental anhydrous stannous fl uoride dentifrice. Am J Dent 26: 19A–24A.

[11] Eliades G, Mantzourani M, Labella R, Mutti B, Sharma D (2013) Interaction of dentine desensitizer with human dentine: morphology and composition. J Dent 41S4:S28–S39.

[12] Fredholm YC, Karpukhina N, Brauer DS, Jones JR, Law RV, Hill RG (2012) Infl uence of strontium for calcium substitution in bioactive glasses on degradation, ion release and apatite formation. J R Soc Interface 9(70):880–889.

[13] Gandolfi MG, Farascioni S, Pashley DH, Gasparotto G, Prati C (2008) Calcium silicate coating derived from Portland cement as treatment for hypersensitive dentine. J Dent 36:565–578.

[14] Gandolfi MG, Van Landuyt K, Taddei P, Modena E, Van Meerbeek B, Prati C (2010) ESEM-EDX and Raman techniques to study ProRoot MTA and calcium- silicate cements in wet conditions and in real-time. J Endod 36:851–857.

[15] Gandolfi MG, Taddei P, Siboni S, Modena E, De Dorigo SE, Prati C (2011) Biomimetic remineralization of human dentin using promising innovative calcium-silicate hybrid "smart" materials. Dent Mater 27:1055–1069.

[16] Gandolfi MG, Iacono F, Pirani C, Prati C (2012) The use of calcium-silicate cements to reduce dentin permeability. Arch Oral Biol 57:1054–1061.

[17] Gillam DG (1997) Clinical trial designs for testing of products for dentine hypersensitivity–a review.

[18] J West Soc Periodontol Periodontal Abstr 45(2):37–46, Review Gillam DG (2014) Chapter 5 treatment approaches for dentin hypersensitivity. In: Taha S, Clarkson BH (eds) Clinician's guide to the diagnosis and management of tooth sensitivity. Springer-Verlag, Berlin, pp 51–79. doi: 10.1007/978-3-642-45164-5_5.

[19] Gillam DG, Mordan NJ, Newman HN (1997) The dentin disc surface: a plausible model for dentin physiology and dentin sensitivity evaluation. Adv Dent Res 11(4):487–501.

[20] Gillam DG, Mordan NJ, Sinodinou AD, Tang JY, Knowles JC, Gibson IR (2001) The effects of oxalate- containing products on the exposed dentine

surface: an SEM investigation. J Oral Rehabil 28:1037–1044.

[21] Gillam D, Chesters R, Attrill D, Brunton P, Slater M, Strand P, Whelton H, Bartlett D (2013) Dentine hypersensitivity – guidelines for the management of a common oral health problem. Dent Update 40(7): 514–516, 518–20, 523–524. Review.

[22] Grootveld M, Silwood CJL, Winter WT (2009) Highresolution H NMR investigations of the capacity of dentifrices containing a "smart" bioactive glass to infl uence the metabolic profi le of and deliver calcium ions to human saliva. J Biomed Mater Res Part B Appl Biomater 91B:88–101.

[23] Lin YH and Gillam DG (2012) The Prevalence of Root Sensitivity following Periodontal Therapy: A Systematic Review. Int J Dent.:407023. doi: 10.1155/2012/407023 . Epub 2012 Oct 31.

[24] Lynch E, Brauer DS, Karpukhina N, Gillam DG, Hill RG (2012) Multi-component bioactive glasses of varying fl uoride content for treating dentin hypersensitivity. Dent Mater 28:168–178.

[25] Markowitz K, Pashley DH (2007) Personal refl ections on a sensitive subject. J Dent Res 86:292–295.

[26] Mneimne M, Hill RG, Bushby AJ, Brauer DS (2011) High phosphate content signifi cantly increases apatite formation of fl uoride-containing bioactive glasses. Acta Biomater 7(4):1827–1834.

[27] Mongiorgi R, Prati C (1994) Mineralogical and crystallographical study of γ-calcium oxalate on dentine surface in vitro. Arch Oral Biol 39:152s.

[28] Niu L, Zhang W, Pashley DH, Breschi L, Mao J, Chen J, Tay FR (2013) Biomimetic remineralization of dentin. Dent Mater 30:77–96.

[29] Pashley DH (1986) Dentin permeability, dentin sensitivity and treatment through tubule occlusion. J Endod 12:465–474.

[30] Pashley DH, Parsons GS (1987) Pain produced by topical anesthetic ointment. Endod Dent Traumatol 3(2):80–82.

[31] Pashley DH (1989) Dentin: a dynamic substrate. A review. Scanning Microsc 3:161–167.

[32] Pashley DH (2013) How can sensitive dentine become hypersensitive and can it be reverse? J Dent 31S4:49–55.

[33] Pashley DH, Mattews WG, Zhang Y, Johnson M (1996) Fluid shifts across human dentin in vitro in response to hydrodynamic stimuli. Arch Oral Biol 41:1065–1072.

[34] Pereira JC, Segala AD, Gillam DG (2005) Effect of desensitizing agents on the hydraulic conductance of human dentin subjected to different surface pretreatments-an in vitro study. Dent Mater 21:129–138.

[35] Prati C (1994) What is the clinical relevance of dentin permeability tests? J Dent 22:83–88.

[36] Prati C, Chersoni S, Lucchese A, Pashley DH, Mongiorgi R (1999) Dentin permeability after toothbrushing with different toothpastes. Am J Dent 12:190–193.

[37] Prati C, Cervellati F, Sanasi V, Montebugnoli L (2001) Treatment of cervical dentin hypersensitivity with resin adhesives: 4-week evaluation. Am J Dent 14:378–382.

[38] Prati C, Venturi L, Valdrè G, Mongiorgi RP (2002) Dentine morphology and permeability after brushing with different toothpastes in the presence and absence of smear layer. J Periodontol 73:183–190.

[39] Prati C, Montebugnoli L, Suppa P, Valdrè G, Mongiorgi R (2003) Permeability and morphology of dentine after erosion induced by acidic drinks. J Periodontol 74: 428–436.

[40] Reeder OW Jr, Walton RE, Livingston MJ, Pashley DH (1978) Dentin permeability: determinants of hydraulic conductance. J Dent Res 57:187.

[41] Sanz M, Addy M (2002) Group D summary. J Clin Periodontol 29(Suppl 3):195–196.

[42] Suge T, Kawasaki A, Ishikawa K, Matsuo T, Ebisu S (2008) Ammonium hexafl uorosilicate elicits calcium phosphate precipitation and shows continuous dentin tubule occlusion. Dent Mater 24:192–198.

[43] Tay FR, Pashley DH (2004) Resin bonding to cervical sclerotic dentine: a review. J Dent 32:173–196.

[44] Tay FR, Pashley DH (2008) Guided tissue remineralisation of partially demineralised human dentine. Biomaterials 29:1127–1137.

[45] Vollenweider M, Bruner TJ, Knecht S, Grass RN, Zehnder M, Imfeld T, Stark WJ (2007) Remineralisation of human dentin using ultrafi ne bioactive glass particles. Acta Biomater 3:936–943.

[46] Yoshiyama M, Noiri Y, Ozaki K, Uchida A, Ishikawa Y, Ishida H (1990) Transmission electron microscopic characterization of hypersensitive human radicular dentin. J Dent Res 69:1293–1297.

[47] Zainuddin N, Karpukhina N, Law RV, Hill RG (2012) Characterisation of a remineralising Glass Carbomer® ionomer cement by MAS-NMR spectroscopy. Dent Mater 28(10):1051–1058.

第7章 牙本质敏感症传统研究方法的挑战：以患者为中心优化临床研究结果

Challenging the Traditional Approach for the Conduct of Dentine Hypersensitivity Studies: Person-Centric Studies Connecting the Patient with Their Practitioner to Optimise the Clinical Outcome

Frederick A. Curro, David G. Gillam

引言

在对牙本质敏感症（dentine hypersensitivity, DH）的临床研究中，传统上通常采用客观及主观上的测量来评估脱敏产品的功效。在欧美，临床研究人员及相关监管机构都强调了进行随机对照实验的重置性（如ADA、FDA、ICP/GCP）（Gillam 1997；Holland et al. 1997；ICH 1996；ADA Council on Scientific Affairs 1998, 2009, 2012；Curro et al. 2000）。然而，传统测评方法存在的主要问题是评估DH的疼痛程度时有很强的主观性，使得临床医生在客观评估患者牙齿敏感程度上面临很大的困难。此外，由于一系列原因，临床研究参与者在研究过程中对疼痛反应的评估并不十分精确，比如主观性太强以及霍桑效应、安慰剂/反安慰剂效应等。其他因素，诸如缺乏统计学上的说服力（样本量小）及缺乏标准化方法也对研究结果有影响。最近，无论是在科研中还是在实践中，对主观疼痛反应评估的焦点从生物医学模式转移到以人为中心的（以人为本）模式上（Locker and Allen 2007；Curro et al. 2013；Robinson et al. 2014）。

本章将对应用传统方法评估临床用药及非处方类抗过敏产品的临床研究进行一个概述，同时对在科研和临床实践中应用以人为中心模式评估DH展开讨论。

F. A. Curro (✉)
Regulatory Affairs Bluestone Center for Clinical Research, PEARL Practice Based Translational Network , College of Dentistry, New York University , New York, NY , USA
e-mail: Fac3@nyu.edu

D. G. Gillam
Centre for Adult Oral Health , Barts and The London School of Medicine and Dentistry QMUL , Turner Street , London E1 2AD , UK

传统抗敏感方法的临床试验设计和实施

在医学和牙科领域临床研究的发展是在监管机构所制定的参数和要求范围

D.G. Gillam (ed.), *Dentine Hypersensitivity: Advances in Diagnosis, Management, and Treatment*, DOI 10.1007/978-3-319-14577-8_7, © Springer International Publishing Switzerland 2015

内，在推向市场之前，验证其有效成分。完全客观无偏倚地去设计临床试验是很困难的，很可能并非有利于患者、开处方者，以及最重要的临床结果。迄今为止，脱敏产品的监管批准所需的研究是随机对照临床试验（randomized controlled trial, RCT），尽管考虑到受试者有未按要求服药的情况，但也许并不能代表所有患者的实际药物使用情况（Kessler and Glasgow 2011；Silverman 2014）。这导致随后的临床研究认识到在以患者报道临床疗效和以患者为中心的临床研究的形式中，患者参与的重要性。临床结果的完整评估不应该是单方面的，不应该仅仅基于研究者的解释，而是应该包括患者的反应在内，特别是对于疼痛症状，客观结果仅仅依靠由患者表达的主观结果组成。牙科药物主要由消费者作为非处方药（OTC）购买，为了尽最大可能保持其安全性，其有效性会降低。患者通常从临床医生那里获得处方，随后药房（或药剂师）进行风险/收益的有效性、安全性后再配给患者。

根据验收项目指南（ADA Council on Scientific Affairs 1998，2009，2012），脱敏产品需要其公司提供至少两次（独立）双盲临床研究的有效数据，证明该产品的有效成分对DH的治疗有统计学意义。此外，必须完整所有公开发表的有效性研究结果，包括显示没有任何疗效的研究。所有专利研究的临床数据，包括显示没有任何效果的研究，也必须提供。此外，在提交给ADA的两项研究中，针对某一个敏感性指数，（根据指南）在对照组和试验产品组之间应该有20%的统计学差异，尽管似乎只有有限的数据或没有公开的数据来支持这个要求。规定一个统计学差异的标准可能会导致混乱的结果，尤其是在相关非处方药的镇痛研究上，这与“个性化医疗”是相悖的。研究者面临一个挑战，是否可以通过随意设置百分比，简单地表述产品有效减少DH临床症状的程度，而非减少对个人生活质量产生的负面影响（以人为本的结果）。最近的两篇比较目前市场上安慰剂产品、专业脱敏剂及自用脱敏剂的综述（Brae et al. 2014；West and Davies 2014）显示，有充分的证据证实一些产品的有效性，同时也发现个人使用专业药物的相对有效性进行的研究是有限的。

临床研究相关问题

DH的治疗和管理，尤其是用于临床研究的治疗和管理，依赖于可以正确描述刺激的重现性和准确度。如果进行充分的研究，就会意识到因为涉及影响结果的变量较多，结果会很难预测。例如，一个干扰因素是牙膏里的研磨剂既可以作为刺激物又可以作为阻塞牙本质小管的物质来隔绝刺激（例如冷饮的刺激）。其他干扰因素可能是试剂本身带的电荷（例如牙膏）。由于牙齿通常带有负电荷，具有相似负电荷的成分需要更长的时间才能起效（如果起效的话），在这个过程中，牙本质的表面环境也可能发生改变。临床医生越早发现釉质的磨损，越能降低牙本质暴露的机会，尤其是釉牙本质界，这可能是牙冠最敏感的部位。目前脱敏机制包括牙本质小管的封闭和硝酸钾的神经去极化（参见第2章）。在不断稀释的环境中使用器械（如牙刷）来对抗浓度梯度，并再一次漱口和在稀释下完成。这一过程中，有效成分到达靶位点很复杂，使得这些临床研究面临挑战性。活性成分到达靶位点方式的不同可能在一定程度上导致临床试验结果的不一致。临床研究通常测量的是在一个固定周期里累积使用脱敏剂的效果。事实上长时期的DH研究是存在问题的，因为研究开始时牙本质表面不一定都一样，牙髓组织也可以影响牙本质小管液的流动。另外，牙本质敏感具有自限性，因为继发性牙本质的沉积可以减少刺激引起的疼痛。因此，DH研究中的测量结果是在不断变化的因素中得出的，这些因素包括牙本质小管密度、刷牙对牙本质表面的影响以及牙膏里的有效成分对牙本质表面形态的影响等。由于暴露的牙本质表面的改变，痛觉感受敏感性发生了改变，这也影响了吹气评估的结果。那么问题来了：①临床研究者如何测量DH？②研究的最佳时间范围是什么？③在研究中牙膏的最佳使用方法是什么？

因此，DH应该被认为是个体在特定时间内感受到的不连续的感觉。牙齿的神经元通路是聚集性的，所捕获的电刺激是个体随时间的累积效应。研究时间不能超过修复性牙本质沉积所需的生理时间。DH是具有许多变量的疼痛模型，因此长期研究不能反映药剂随时间的功效。

作为靶子保持牙齿脱敏有效性的唯一结构是牙本质小管。因此，任何小管内药物都需要一个系统可以将有效成分递送至小管内作用于小管液及成牙本质细胞。这一机制有助于最小化龋坏脱矿程度，促进组织再矿化并刺激成牙本质细胞进一步产生继发性牙本质，以保持牙本质的完整性。可以预想未来有一种微粒能穿透涂覆有活性剂的牙本质小管并诱导成牙本质细胞以保持牙本质的完整性（参见第2章）。这将有可能避免牙膏中的研磨剂引起的牙本质表面的不断变化。高研磨性配方牙膏也可能在用牙刷、牙膏刷牙时影响牙表面。

使用含有氟化物的牙膏使DH研究变得更困难，所含氟化物可能钝化所测试的任何药物的效果。此外，生理安慰剂的效果与一些镇痛研究的结果一样。传统的非处方药物具有10%～20%的有效性。这种有效性受上述许多因素的影响，很难进行重复实验，尤其是同一批患者参与了不止一项研究，这是经常发生的情况。

抗敏感牙膏的使用效果还不是非常好，因为这是一个复杂的过程。人们刷牙时，将牙膏挤到牙刷上［通常1英寸（1英寸=2.54cm）长］，用大小不一的力在30秒至2分钟的时间范围内刷牙牙面施加可变力，用来中和不断漱口引起的有效因子浓度梯度的改变。还能想象到一个更不利于临床研究的环境吗？在刷牙期间和刷牙结束时，不漱口理论上可以使表面活性成分与牙齿有更多的接触时间，这样可能会使活性成分尽快开始起效。

疼痛反应评估

Curro（1987）认为，疼痛可以被看作是一种包括激发性、认知、情感及识别能力在内的多维体验。激发性涉及逃生机制，例如，人会将手从炙热的火炉上移开。认知是对过去疼痛经历的记忆，例如，知道炉子是热的。情感成分涉及与疼痛经历相关的焦虑和压力，而识别力涉及疼痛的发作、持续时间、强度和位置。其中，情感的相对重要性使疼痛成为一种个人体验，进而阻碍了对临床疼痛的理解以及对其成功治疗。然而，构成痛觉的每个维度/因素均由它们各自的神经通路和特定的神经递质支持（表7.1）。

Holland等（1997）认为应根据刺激疼痛所需的刺激强度（基于刺激的评估）或根据刺激产生的疼痛的主观评价（基于反应的评估）来评价DH；然而，正如第9章讨论的，这些评估未必考虑到DH对日常生活的影响。通常情况下，刺激可以分为5类：机械刺激、化学刺激、电刺激、蒸汽刺激和热刺激（Gillam et al. 2000）。基于刺激的评估方法通常涉及疼痛阈值的测量；基于反应的评估方法涉及对疼痛严重程度的估计。重要的是，使用的刺激必须是可靠的和可重复的，所涉及的程序或步骤应该是科学有效的。在每次评估中，还应包括个体对日常生活整体敏感性变化的主观评价。通常，这种主观评价应在刺激测试之前完成。在研究结束时，这种主观评价可以以视觉模拟评分法（VAS）的得分、口头计分、标记量级（LM）量表或一部问卷调查的形式呈现，尽管它们可能不一定将DH对参考者生活质量的影响考虑在内（Gillam et al. 1997a，b，2000；Heaton

表7.1　DH与急、慢性疼痛的关系

	急性疼痛	慢性疼痛	DH
传导通路	快	慢	快
组织损伤	因果关系明显	轻微或缺失	因果关系明显
自主神经反应	有	无	有
生物价值	高	低	高
心情	焦虑	抑郁、焦虑	焦虑
社会影响	轻微	明显	轻微
治疗效果	镇痛	有差异，有时没有	有差异，有时没有
功能障碍	可能有	有	可能有
学习行为	无	有	有
躯体化障碍	无	可能有	可能有
臆想症	无	可能有	可能有

感谢Curro（1990）

et al. 2013）。虽然在一些研究中，经常会使用到受试者日记，但这些日记的使用一般首要是出于依从性的目的，而不是评估受试者本身的生活质量。评估受试者疼痛的时间间隔可能在一定程度上取决于研究持续的时间以及正在评估的产品类型（是专业应用于诊室内的产品还是非处方类产品）。例如，对于12周的研究（基线4周、8周、12周），一个或两个中点评估可能是可以接受的，而对于即刻脱敏效果的研究，则需要在应用脱敏产品5分钟后进行评估。

然而，在临床研究和基于实践的研究中使用了多种不同的装置，说明一种装置被普遍接受为评估DH的理想方法（Gillam and Newman 1993；Gillam et al. 2000；Ide et al. 2001；Cuhna-Cruz et al. 2010）。此外，用于测试主观反应的刺激应能够模拟真实生活中的刺激并符合流体动力学的特征。如果在测试中使用不止一种刺激措施，则应首先使用最不强烈的刺激措施，测试间隔时间应足以防止刺激间的相互作用。然而，公开的各种刺激措施之间所推荐的时间间隔很有限，目前在临床研究中接受的是触觉和温度/蒸发刺激之间建议留10分钟间隔，其目的是使神经元细胞有足够的时间复原并且使受试者忘记他们最近一次接受刺激后的感觉（Gillam et al. 2000）。临床研究中常用的装置是冷空气吹气装置（Gillam et al. 2000；Schiff et al. 2009, 2011）和触觉压力控制探针（如Yeaple探针，Xinix研究所，NH，朴茨茅斯，美国；Jay Sensitivity Sensor探针，全球健康研究，新德里，印度）（Gillam et al. 2000；Schiff et al. 2009, 2011；Hedge et al. 2013；Kakar and Kakar 2013；Kakar et al. 2013；Sowinski et al. 2013）。虽然这些装置在评估DH时通常被认为是客观和可重复的，但是并不能完全消除假阳性的发生，特别是与触觉压力控制探针阈值测量相关的假阳性的发生（表7.2）。Curro等研究表明，在较低的压力刺激水平（10～20g力）时更可能发生假阳性，而且初期测试时的假阳性反应几乎是随访测试的2倍。这可能与受试者和评估者的测试经验有关，在研究中设计治疗前的测试训练可以减少假阳性的发生。大量的触觉反应假阳性结果可能

表7.2　DH研究中影响疗效的因素

在临床研究中可能影响疗效的因素
情节行为
疼痛反应的高度主观性
神经分布
牙髓生理学及其对刺激的反应
脱敏剂的临床疗效可能在治疗范围的最下限
临床研究中报道的安慰剂效应
霍桑效应
随时间变化的患者症状的随机变化（回归均值/模式）
小样本
牙位和量数
研究技术
研究者/受试者关系
客观评价标准化的选择与缺失
Yeaple探针评价（触觉）的假阳性
研究时长
个体摄入食物和饮料量的差异
季节性的天气变化

感谢 Addy等（2007）（修改）

会相应增加安慰剂效果，进而就可能相应降低治疗效果（Curro et al. 2000）。这种情况在温度/蒸发刺激中（如冷空气吹气）也有发生。同时，还存在其他的问题，比如，使用各种疼痛量表（见上文）评估主观反应时，不应忽视评估者与受试者之间的关系或参与者在研究过程中所经历的学习曲线的影响，这可能会在无意中对研究结果产生影响。最后，应该考虑参与临床研究的人员，还应该考虑与临床研究人期望值的变化以及随着时间的推移如何互相影响。例如，诸如DH等的慢性病通常具有偶发性或波动性症状，并且在临床研究中随时间的推移，任何潜在的症状变化都可能被当作症状改善（所谓的预期效应）（Curro et al. 2000）。临床研究受试者对其在研究中会经历牙的刺激引发疼痛会有预期，比如，当对受试者在初筛和随访中使用温度/蒸发刺激进行评估（VAS）时，最初，他们可能会在基线时就报告高疼痛评分，但是在随访中再次评估时，随访时主观上知晓牙齿受到刺激的反应后的感觉与第一次接触到刺激时的感觉有差异，并觉得疼痛没有第一次那么重，从而报告低疼痛值。因此，在研究设计中预先进行测试训练有助于减少这种差异的发生。

如前面所说，评估DH具有很强的主观性，尽管传统方法是通过所谓的客观方法来评估疼痛反应。DH唯一真正的终极测量目标是无痛，而不是试图客观量化触觉压力阈值及温度刺激阈值。然而，由于许多原因，这一目标是不现实的，而且在分析各种研究结果时发现，测试组和对照组的受试者均可能会报告他们完全没有疼痛反应，但仔细检查平均值（95%可信区间）就会发现仍然有一定程度上的疼痛存在。因此，制药或医疗保健公司使用不同的方法做出的药品对于缓解DH疼痛的效果需要进一步研究。此外，从患者和临床医生的立场来看，重要的是双方对疼痛缓解程度的期望，因为在使用非处方类药品或在临床治疗后完全解决疼痛问题是不切实际的。更为实际的是考虑治疗对患者生活质量的影响，他们可以通过相应的处理办法使疼痛减少，从而不影响日常的生活。

受试者筛选、研究设计和对照组的设立

由于种种原因，经验丰富的研究者会觉得招募DH临床研究志愿者困难重重，比如，由于牙本质敏感常常局限于牙颈部或咬合面，而这些非龋缺损可能已经被临床医生充填治疗过了。研究者估计，新的充填技术使牙本质敏感症受试者的招募更加困难，入选比例从25年前的1：3到现在的1：8，这会相应地增加研究机构或公司在这类研究上的花费。另一个问题是，牙本质敏感症本身具有自限性以及筛查后疼痛反应的问题。这个问题的影响可能会被低估。一般来说，个人被纳入DH研究是在其已有DH的基础上，但这可能会导致招募的困难，特别是在疼痛评分的研究中以现行的要求和纳入/排除标准进行评估的情况下。在进行临床研究受试者招募时，

入选标准应该是合理并且现实的，否则，研究者将很难在规定的时间内找到足够的受试者来完成研究。在研究高主观性的临床疾病诸如牙本质敏感症时尤为如此。在筛选受试者时，需格外仔细，尽量不要筛选对刺激反应极小或者对刺激产生极度不适的人，因为对疼痛反应测评的统计学概率只有保持不变、恶化或改善3种。这种现象称为平均值或模式的回归（Yates et al. 1998；Addy et al. 2007）。Jeffcoat（1993）认为，如果用于受严重影响的人群，可能放大产品的治疗效果，用于受影响不大的人群时可能弱化其治疗效果。

进行临床研究的固有问题之一是安慰剂干扰或霍桑效应可能会导致研究中出现偏差（Gillam 1997；Addy et al. 2007）。这在疼痛研究中更容易出现，比如缓解由DH所产生的疼痛。解决这种特殊偏差的方法之一是使用双盲安慰剂对照研究（Jeffcoat 1993；Holland et al. 1997；ADA 1998, 2009, 2012）。根据Schulz等（2010）合理设计随机对照试验（RCT）被普遍认为是评估医疗保健干预措施的金标准。然而，FDA对药品“黑框”警告的数量以及由于安全问题而被监管部门从市场上移除的药物的数量（Kessler and Glasgow 2011；Silverman 2014）对这种观点产生了挑战。随机对照试验现在被认为过于严格且不能成为供应商的亮点。由训练有素的专家招募“合格患者”进行的随机对照试验，在限制性环境中使用药物很难产生对广大人群有效并且模拟出大众的使用情况。因此，当安全性尚未确定，给药情况复杂且药物直接用在患者身上时，随机对照试验应用于早期阶段的临床研究。在这类研究中，所有参与者都被分配（随机分配）至试验组或对照组，组间结果的任何显著性差异将决定试验组的有效性。试验设计简单且仅需要对每组的病因有很少的了解。然而，这种类型的设计可能会导致高危人群组间分布不均，尽管这一特征在少于30个人的研究中可能是一个更大的问题。但是分层技术可以用来平衡各组。分层法通常是对潜在的混杂因素进行分层，如牙齿数量、敏感性基线水平、年龄、性别等。从实际角度来看，对每个参与者进行分配治疗方案更容易。虽然其他类型的研究设计，如交叉对照和左右半口对照等（Gillam 1997）已被用于DH研究，但分层法是被推荐用于临床研究来评估非处方药和临床用药的方法。治疗前研究期的设计也可用于DH研究（Page et al. 1995），具体方法是受试者被随机分配到试验组和对照组，受试者允许按照自己的方式行事，然后比较随机对照组和其他组。例如，在治疗前进行2～4周的敏感性前期研究，向受试者介绍疼痛评分方法［视觉模拟评分法（VAS）］并使用添加安慰剂或含氟牙膏。预计一段时间后：①受试者了解在测量疼痛反应时使用的各种评估方法，例如VAS、Schiff空气敏感分数、LMS；②受试者在正式进入研究之前，确实有“真正的敏感”。相关的Schiff空气测试与此相关，由于患者对试验的反应是由研究者记录的，从而患者本身的反应被排除在外。经历治疗前研究之后，符合纳入标准的个体才能加入该研究。但是这种研究设计的缺点是既增加了成本又增加了时间。其他涉及使用联合治疗的研究设计也已在文献中报道（例如，日常用含氟牙膏刷牙后使用含钾漱口液）（Gillam et al. 1996a；Yates et al.1998）。这种研究方式被广泛应用于抗菌治疗的研究，并没有在DH的研究中得到常规使用，但运用这种研究设计来评估上述市售氟化物牙膏的联合应用效果，是十分有优势的。DH研究也可以采用自适应设计，实际参与研究的患者信息、研究终点方差、事件发生率及在治疗过程中治疗效果本身，均可对研究设计或关键参数进行改变，从而提高实验成功率。这种方法如果实施适当，有节约资源的潜力；然而，这种研究方法的实施需要保持研究结果的统计有效性（LaVange 2014）。综合考虑公众意见，美国监管机构FDA最近还发布了关于适应性设计的指导草案，最终版本还未出台（FDA guidance for Industry 2014）。

Fleiss（1992）指出，临床研究可用来评估治疗的疗效、等效性及优越性，因而可以用于检测产品或产品配方的疗效等。因此，旨在缓解牙本质敏感的产品应在严格的临床研究中进行测试，测试产品时应该：①设置阴性对照来检测有效性；②选定阳性对照对比相对效能。在没有任何脱敏效果的阴性对照和任何国际公认的标准阳性对照时，可以选用反效产品进行对照试验。

然而，有一个问题是在DH研究中并没有公认的阳性或阴性对照（即所谓的金标准）（Holland et al. 1997）。在一些发表的研究中有使用无效对照的先例，但它也许并不能代表在市面上能买到的脱敏产品（非处方类药）（Gillam 1997）。此外，这些产品的特性、生物等效性、功效等可以通过添加/去掉不同的成分而改变。

不断出现的并发症也会进一步影响临床研究结果的分析，由于这一特性，安慰剂效应可高达40%（Curro et al. 2000；West et al. 1997）。一些研究者也在他们的研究中指出了这一影响（Gillam 1997；Pearce et al. 1994；Chesters et al. 1992），但是难以预测安慰剂在多大程度上使得研究结果的分析复杂化。值得注意的是，根据Curro等（2000）的研究表明，DH研究中观察到的安慰剂效应与其他临床或牙科研究中报道的无太大不同。例如，Curro等（2000）曾引用一篇对15项术后疼痛研究的综述（Beecher 1955）得出的结论是在35%的患者中，安慰剂组的症状得到了令人满意的缓解（安慰剂反应范围为15%～58%）。在等效或有效性研究中，影响DH研究结果的各种因素（表7.1）由于缺乏广为认可的阳性及阴性对照，可能会被复杂化了。不同于牙龈炎的研究（其国际公认的黄金标准是氯己定），DH研究似乎没有一个国际公认的产品可在这类研究中作为阳性对照。此外，可能表现出脱敏效果的阴性对照组也可使结果的分析复杂化（Gillam et al. 1996a, b；Gillam 1997；Pearce et al.

1994；Chesters et al. 1992）。然而，使用真正的不含任何已知脱敏成分的安慰剂牙膏也可能是个问题，大多数研究在评估产品时使用含氟牙膏作为阴性对照。最后一个可能被认为是DH研究存在的问题为，参与研究的受试者是否真正代表了那些在现实生活中遭受牙本质敏感症困扰的人，也许应该有更多针对如何招募受试者进行的研究。

根据研究的目的不同，被测试者的体质不同，作用机制的假设不同，测量结果、其敏感性和误差不同，研究持续时间也可能随之不同。Gore和Altman（1982）认为，临床研究的持续时间是测定产品有效性的关键因素。一般情况下非处方类（OTC）产品的活性成分浓度相对较低，因此，为了使活性成分表现出最大的临床疗效，研究必须有足够长的时间（Orchardson R于1997年与另一学者的个人交流）。然而，比较研究包括无效对照（安慰剂）也可能显现出安慰剂效应，其研究可遵循与活性成分不同的时间进程。因此，临床研究时间应该足够长，以尽量减少安慰剂效应。虽然许多已发表的研究证明，测试牙膏与其他牙膏和安慰剂相比（Clark and Troullos 1990），脱敏效果已从30%提高到80%，仅可能由于采用了不同的方法和患者纳入标准，此结果是相互矛盾且有些难以解释的。大多数已发表的研究周期持续在6～12周（还有一些是22周）（Gillam 1997）。不可否认的是，这些研究大多是在短期内观察牙膏对DH的即时效果，因此，这些研究似乎大部分并没有对非处方类脱敏牙膏的长期疗效提供任何有意义的数据。此外，很少有研究（Gillam et al. 1992）监测使用有效产品之后牙膏的作用。研究结果表明在使用脱敏产品后，还有后续效应。这意味着在使用脱敏产品进行研究的1～2个月前，需要有一个空窗期来避免使用过的脱敏产品对研究结果产生影响。已发表的诊室治疗的研究周期一般在4周到3年不等，这个时期的长短取决于随访期的长短。值得注意的是，脱敏剂达到其临床效果所需的时间可能会受几个因素的影响：①受试者的动机及医从性的变化，能否如期使用脱敏剂；②产品的特性及作用模式。例如，大多数的含钾（氯化物，柠檬酸盐，硝酸盐）和含锶盐（醋酸盐，氯化物）的脱敏牙膏可能需要4周才能起效（Tarbet et al. 1979，1980, 1982；West et al. 1997），而诊室使用的脱敏剂，比如脱敏抛光糊剂或密封剂，能即刻缓解患者敏感症状（Gillam 1997；Milleman et al. 2012；Neuhaus et al. 2013；Schiff et al. 2009；Orchardson and Gillam 2006）。DH症状极其严重的患者可能期待有某种即时治疗的方法来缓解疼痛，而不是等待长达4周来缓解DH带来的疼痛。目前诊室使用的脱敏剂，似乎还没有国际公认的金标准，一般来说，大多数报道的研究按照与非处方类（OTC）产品相同的设计进行研究。仍然需要解决的一个问题是，传统的DH研究方式缺乏同质性，因此，哪种是治疗DH的理想材料或治疗流程并没有得到广泛的认同（Gillam 1992；Orchardson and Gillam 2006；Cunha-Cruz et al. 2010；Lin et al. 2013）。

从传统生物医学模式向以人为中心的方法转变的争论

定义传统生物医学方法

传统的生物医学模式被定义为一种只包括生物因素的疾病模型概念，排除了心理和社会因素来了解一个人的生病状况（Definition of a biomedical model-medical definition 2014）。然而，数名研究人员报道了这种模式的局限性，它没有考虑到与个人健康息息相关的生活质量以及个人对他/她自身的健康的认知（Engel 1977；Locker and Allen 2007；Robinson et al. 2014）。发展新方法的必要性是由Engel（1977）提出的，考虑到社会环境中患者的关切，他提出了一个新的生物-心理-社会医学模式，因为个人处于社会之中，并参与社会管理与治疗医学问题（疾病）的体系。传统生物医学方法治疗口腔疾病的问题评论由Sheiham等（1982）提出并由Robinson等（2014）引用（表7.3）。

表7.3　生物医学模式的问题

主观，不可靠和价值取向
排外性
伦理问题与患者参与
规范性需求往往高
牙医标准不符合人们的功能标准或社会需要
基于无病而不是健康
忽视口腔或人的功能
忽略社会和动机因素
不包含替代疗法
忽视健康促进与预防

感谢Sheiham等，由Robinson等引用（2014）

健康相关生命质量的定义（HQoL）

此前Robinson等（2014）已明确提出了健康相关生命质量的定义，例如：

1. 健康的生理、心理和社会领域被认为是受一个人的经历、信仰、期望和观念影响的不同领域。
2. 感知健康状态对过上令人满意的生活能力影响。
3. 疾病与治疗对日常生活的影响。
4. 心理、身体、角色和社会功能的理想水平，包括健康、健身、生活满意度和幸福感的关系与观念。还应包括对患者满意度、治疗结果与健康状况及未来展望的评估。

以人为中心的研究方法已被成功引入到医疗、护理、牙科诊所，以及临床和研究中（McCormack and McCance 2006；Locker and Allen 2007；Curro et al. 2013；Gibson et al. 2014；de Silva 2014；Robinson et al. 2014）。Robinson等（2014）指出，在口腔健康相关的研究中引入个人的生活质量测评（OHQoL）是从以生物医学为主到以患者为中心转变的重要标志。Curro等（2013）认为，传统生物医学模式自上而下的方法不再是可持续的，因此，以人为中心的研究方法在临床实践和临床研究中都可能有明显的优势。例如，生物医学模式方法并没有专门考虑过患者的关切，并且在制订诊疗方案的过程中也没有让其参与。传统上，那些参与临床研究的个人被认为是“受试者”，可能在某种程度强调了对个人的保护，以及阻碍这些个体参与临床研究的计划和执行。因此，建议使受试者参与诊疗方案的制订与以患者为中心的方法是一致的。

定义以人为中心的临床试验（PCCT）

消费者和患者这样的词语不能完全描述“人”这个词所涵盖的意思。有的人只有躺在牙科医生的椅子上的时候才是患者，有的人在生病期间都称为患者。术语“患者”是服从安排的人，不包括健康的、治疗和管理疾病的人员。这就形成了传统的信息由医生流向患者的模式。以患者为中心的术语具有多重含义。PCCT用英文“centric”来包含患者和医生之间的动态交换，而英文“centred”是相对静态的，不意味着交换。更具描述性的和包容性的术语是“以人为本（中心）”的描述，是通过“以患者为中心”演化的术语（Curro et al. 2013；Robbins et al. 2013, 2014）。该术语允许人们积极参与到自身的医疗保健、治疗和管理中。该术语现在扩展到以个人为中心的临床研究中，个人参与到治疗评估或以人为中心的药物临床研究评价中，这对以规范临床药物试验（GCP）为基础的研究网络而言是很好的（Curro et al. 2013）。以人为中心的临床试验（PCCT）定义了N = 1的临床研究，研究中，参与者也就是受试者或患者被认为是主要的结果。*N*=1的PCCT是双方只有一个患者参与试验，并且患者/受试者和临床医生双方在报告治疗效果有效或无效、患者的症状、体征以及对药物或活性剂反应出的其他临床症状（尤其是那些被设定为结果参数的症状）等方面能达成一致结论的一个例子。PCCT包含个性化医学，并回答了“为什么一百个人中有一人表现出不良反应”的问题。PCCT通过提高就诊患者遇到的医生质量，将临床试验设计与临床实践结合起来。PCCT研究主要包括临床医生诊所登记的患者，这样就了解了他们的既往病史/牙科病史，可以对被测试的药物/设备的不良反应和副作用进行更有力的解释。PCCT能将*N*=1研究中处于后期有效性研究与在药物开发初期评估疗效对照临床研究的受试者区分开来。

口腔医学是一个能够很好体现以人为中心的例子，患者每年看两次牙医，每次半小时，在剩下的时间里，治疗的效果（或以参与临床试验为例）都是掌控在患者自己手中。因此可以看到，在常规的临床实践临床研究中，患者的投入是很重要的。临床研究中患者的招募已在前文中提到过（Robbins et al. 2014）。患者的反馈被记录在美国食品药品监督管理局（FDA）患者报告结果的指导文件中（FDA患者报告结果指南2009）。

DH是PCCT的一个典型例子，研究结果主要取决于患者而不是牙医。DH研究被归类为镇痛研究，并且具有与其相关的所有复杂性，包括许多混杂因素，其中一个因素就是高安慰剂反应。DH研究具有自限性，牙髓对外界刺激能够做出保护性的反应，这种变化使得在研究过程中表述得更主观。患者预约制可使解释临床结果时导致较大数据差。因为情况在发生变化，延长时间内患者分散就诊并不一定能够反映出用药的真实效果。以人为中心的临床试验（PCCT）可使用移动医疗设备、患者日志，并远程数据输入或直接打电话临床医生办公室输入源文件来使就诊时以及就诊之间的实验数据连贯起来。记录的方法都是研究手段；把患者作为结果的重要组成部分是需要被认可的重要概念。结果不再仅仅依赖于研究者对患者反应的解读分析，使得解读导致的患者反应信息的丢失最小化或消除了丢失。PCCT要求研究人员告知患者/受试者在临床研究中的作用，他们能够比分散复诊的患者提供更多的数据，他们的表述同样受到研究者的重视。此外，PCCT要求医生（研究员）和患者具有共同的目标以提高临床结果的有效性，这样在实践中招募参与者会显示出明显的优势。然而，应该强调的是，无论采取什么方法来检测试验结果，总有某些因素在研究期间相对不变，例如在口腔内稀释的牙膏/漱口水。对于这样的研究，“个人总体评估”和“个人日记”在临床结果中变得更加有分量。在过去，常常首选使用探针施力及空气吹气（如前所述，而不是“个人总体评估”和“个人日记”）。此外，当如同PEARL网络研究中显示的那样治疗的DH，上面提到的临床研究的方法和原则也可以在实践环境中由临床医生实施（Curro et al. 2013）。

随机对照研究RCT与以人为中心的研究

因此，DH的临床研究能用来说明以人为中心的临床研究的概念，“人”本身参与并提供了临床结果。研究结果与每个N= 1的临床研究个体相关，人的依从性对研究结果至关重要。正是从这一角度出发，在未来，临床医生和监管机构应该对DH研究进行指导，以提高对脱敏产品的认知，并接受在治疗DH时使用脱敏剂。PCCT与进行RCT并不冲突，既可以在医生处对患者进行随机分组，也可以用适当的盲法根据医生如何处理DH进行分组。PCCT使得自己成为有效性比较研究的最佳标准。

讨论

任何牙本质脱敏剂的理想目标都是可以减少或消除DH引起的疼痛或不适症状。然而，更现实的期望可能是通过非处方药物治疗/临床治疗来缓解DH，把疼痛或不适控制在患者可以接受的程度，或者降低无症状牙的敏感度，从而使患者的生活质量得到改善。因此，研究的主要目标应该是使临床症状得到显著改善而不仅仅是有流体学差异。事实上，尽管用所谓的客观检测方法（单位是厘米或克）来评估DH，但最终仲裁者是受试者（感受有无疼痛/对疼痛的耐受性）。最终的临床结果参数本身是一个受牙髓疼痛的时间生物学反应变量。延长临床研究，对产品的客观评价中没有额外好处。不连续的检测不能体现出患者的反应，我们相信，通过如移动医疗设备进行连续的测量可以及时记录患者的反应，它对研究是有帮助的。DH研究真正诠释了*N*=1的临床研究，没有两个患者是相同的，患者对研究过程的影响最大并且影响结果。他们的投入是强制性的，在评估结果时最有可能给予相当多的权重。随着时间推移及应对各种刺激，研究中产生的结果是动态的，而不是静态的。但是，治疗效果可以根据临床症状的减少程度来表达，但设定百分比变化可能是有问题的。脱敏剂能够达到怎样的治疗效果在一定程度上会受到原始基线灵敏度水平的影响，为了参加临床研究，这一灵敏度水平不应过低和过高。预期治疗效果的量级应在研究方案设计阶段开始时确定。预期的结果（例如预期的治疗效果水平）将影响研究设计，这还可能取决于试验产品的作用方式及其预期的临床应用。例如，研究是否旨在确定与安慰剂或标准剂相比测试剂是有效的/效果更好的，这些意图必须在一开始就明确。统计分析方法最好听取统计学家的意见，并且应与国际协调理事会（ICH）临床研究统计原则指南（1998）相一致，符合研究设计的需求。在研究开始之前，这些都应该清楚地表述在研究方案中。由于DH研究被认为是镇痛研究，因而如何定义显著性就很重要了，并且体现在以人为中心的临床研究*N*=1的概念上。关于非处方药（OTC）的有效性有不同的观点，包括对于临床意义与统计学意义的讨论，在某些情况下，并未将个性化用药或*N*=1的结果考虑在内。由于讨论超出了本章的范围，这个话题只是提一下并不做详细论述。然而，在进行止痛研究时，尤其是在DH的研究中，安慰剂的使用应该经过深思熟虑，对照药物效果可能更好。在镇痛研究中，高达50%的高安慰剂反应会影响OTC药物功效的评估。出于安全考虑，会有意降低OTC药物、仪器设备和药剂的疗效（以换取安全性）；据称OTC药物有效性仅为10%～20%（作者FAC服务于OTC FDA小组；与FDA主任Michael Weintraub硕士的个人通信）。应该承认，Holland等（1997）对DH研究建议准则的介绍为评估脱敏治疗的功效提供了一个强大的框架，并可能在一定程度上消除了1997年以前研究中普遍存在的一些混杂因素。然而，不是应该意识到疼痛是一个主观体验，可能取决于很多因素，例如，患者先前的疼痛经历、受试者的心理状况、压力水平和个体疼痛阈值。此外，准确评估不同个体经历的疼痛程度也是非常困难的，因为患者可能来自不同的文化背景，可能有不同以往的痛苦经验。因此，或许有人会问，在DH疼痛研究中，哪个才是评估患者疼痛反应的理想方法？因为有很多可用的客观或主观的方法，例如，牙科空气吹气设备，触觉压力控制探针，视觉模拟评分法（visual analogue scales, VAS）和口头评定量表（verbal rating scales, VRS）等（Gillam and Newman 1993；Gillam et al. 2000）。最近，以人为中心的结果测量指标，例如，口腔健康相关生活质量（oral health-related quality of life，OHRQoL）测量指标已被用来评估DH对个体的影响（Bekes et al. 2009；Bioko et al. 2010；Bekes and Hirsch 2013；de Oliveira et al. 2013）。短期（DHEQ-10/DHEQ-15）和长期的牙本质敏感症调研（DHEQ）已经用于延期的DH研究中（Baker et al. 2014；Machuca et al. 2014）（参见第9章）。

未来的发展趋势

尽管本章的作者对于使用传统方法评估DH有着多年丰富的经验，但他们已重新考虑这种方法是否圆满解决了DH对人们的生活质量的影响，使人们关注于自身的健康。显然，以人为中心的方法已经成功地被引入临床研究中，因此正如PEARL网络研究论证的那样，该方法对DH研究和DH管理都十分有益。

参考文献

[1] ADA Acceptance Program Guidelines (1998) Products for the treatment of dentinal hypersensitivity. ADA Council on Scientifi c Affairs, Chicago, Illinois, USA. pp 1–5.

[2] ADA Acceptance Program Guidelines—Products for the Treatment of Dentinal Hypersensitivity (2009) http:// www.docstoc.com/docs/2976618/ Acceptance-Program-Guidelines-Products-for-the-Treatment-of- Dentinal-Hypersensitivity ADA Acceptance Program Guidelines (2012) Products for the treatment of dentinal hypersensitivity. ADA Council on Scientifi c Affairs, Chicago, Illinois, USA. pp 1–9.

[3] Addy M, West NX, Barlow A, Smith S (2007) Dentine hypersensitivity: is there both stimulus and placebo responses in clinical trials? Int J Dent Hyg 5:53–59.

[4] Baker SR, Gibson BJ, Sufi F, Barlow APS, Robinson PG (2014) The dentine hypersensitivity experience questionnaire (DHEQ): a longitudinal validation study. In: Dentine hypersensitivity: developing a person-centred approach to oral health. Chicago, Illinois, USA. pp 141–155.

[5] Beecher HK (1955) The powerful placebo. J Am Med Assoc 159:1602–1606.

[6] Bekes K, Hirsch C (2013) What is known about the infl uence of dentine hypersensitivity on oral health-related quality of life. Clin Oral Invest 17(Suppl 1):S45–S51.

[7] Bekes K, John MT, Schaller HG, Hirsch C (2009) Oral health related quality of life in patients seeking care for dentin sensitivity. J Oral Rehabil 36:45–51.

[8] Bioko OV, Baker SR, Gibson BJ, Locker D, Sufi F, Barlow APS, Robinson PG (2010) Construction and validation of the quality of life measure for dentine hypersensitivity (DHEQ). J Clin Periodontol 37:973–980.

[9] Brae JH, Kim YK, Myung SK (2014) Desensitizing toothpaste vs. placebo for dentin hypersensitivity: a systematic review and meta-analysis. J Clin Periodontol. doi: 10.1111/jcpe.12347 . [Epub ahead of print].

[10] Chesters R, Kaufman HW, Hunnington E, Kleinberg I (1992) Use of multiple sensitivity measurements and logit statistical analysis to assess the effectiveness of a potassium- citrate-containing dentifrice in reducing dentine hypersensitivity. J Clin Periodontol 19:256–261.

[11] Clark GE, Troullos ES (1990) Designing hypersensitivity clinical studies. Dent Clin N Am 34:531–544.

[12] Cunha-Cruz J, Wataha JC, Zhou L, Manning W, Trantow M, Bettendorf MM, Heaton LJ, Berg J (2010) Treatingdentin hypersensitivity: therapeutic choices made by dentists of the northwest PRECEDENT network. J Am Dent Assoc 141(9):1097–1105.

[13] Curro FA (1987) Assessing the physiologic and clinical characteristics of acute versus chronic pain. Introduction. Dent Clin N Am 31(4):xiii–xxiii.

Review.

[14] Curro FA (1990) Tooth hypersensitivity in the spectrum of pain. Dent Clin N Am 34(3):429–437.

[15] Curro FA, Friedman M, Leight RS (2000) In: Addy M, Embery G, Edgar WM, Orchardson R (eds) Design and conduct of clinical trials on dentine hypersensitivity. Martin Dunitz Ltd, London, pp 299–314.

[16] Curro FA, Robbins DA, Millenson ML, Fox CH, Naftolin F (2013) Person-centric clinical trials: an opportunity for the good clinical practice (GCP)-practice-based research network. J Clin Pharmacol 53(10):1091–1094.

[17] de Oliveira DW, Marques DP, Aguiar-Cantuária IC, Flecha OD, Gonçalves PF (2013) Effect of surgical defect coverage on cervical dentin hypersensitivity and quality of life. J Periodontol 84(6):768–775. doi: 10.1902/jop.2012.120479 , Epub 2012 Aug 16.

[18] de Silva D (2014) Helping measure person-centred care. A review of evidence about commonly used approaches and tools used to help measure personcentred care. Evidence review March 2014. The Health Foundation, London.

[19] Defi nition of a biomedical model – medical defi nition (2014) Medical dictionary. http://www. medilexicon. com/ . Accessed Oct 2014.

[20] Engel GL (1977) The need for a new medical model: a challenge for biomedicine. Science (New Series) 196(4286):129–136.

[21] FDA Guidance for Industry Patient-Reported Outcome Measures (2009) Guidance for industry patientreported outcome measures: use in medical product development to support labeling claims (2009). www. fda.gov/downloads/drugs/ guidancecompliance regulatory information/ guidance/ ucm193282.pdf.

[22] FDA Guidance for Industry: adaptive design clinical trials for drugs and biologics. Draft guidance. http://www.fda. gov/downloads/Drugs/ GuidanceComplianceRegulatory-Information/ Guidances/UCM201790.pdf . Accessed 26 Oct 2014.

[23] Fleiss JL (1992) General design issues in effi cacy equivalence and superiority trials. J Periodontol Res 27(Special Issue):306–313.

[24] Gibson BJ, Boiko OV, Baker SR. Robinson PG, Barlow APS, Player T, Locker D (2014) The subjective experience of dentine hypersensitivity. In: Robinson PG (ed) Developing a person-centred approach to oral health, 1st edn. Academic Press, Elsevier, B.V, Oxford, UK. pp 87–108.

[25] Gillam DG (1992) The assessment and treatment of cervical dentine sensitivity – DDS Thesis, University of Edinburgh Gillam DG, Newman HN (1993) Assessment of pain in cervical dentine sensitivity – a review. J Clin Periodontol 20:383–394.

[26] Gillam DG, Newman HN, Bulman JS, Davies EH (1992) Dentifrice abrasivity and cervical dentine hypersensitivity. Results 12 weeks following cessation of 8 weeks' supervised use. J Periodontol 63:7–12.

[27] Gillam DG, Bulman JS, Jackson RJ, Newman HN (1996a) Effi cacy of a potassium nitrate-based mouthwash in alleviating cervical dentine sensitivity (CDS). J Clin Periodontol 23:993–997.

[28] Gillam DG, Jackson RJ, Bulman JS, Newman HN (1996b) Comparison of 2 desensitizing dentifrices with a commercially available fl uoride dentifrice in alleviating cervical dentine sensitivity. J Periodontol 67:737–742.

[29] Gillam DG (1997) Clinical trial designs for testing of products for dentine hypersensitivity – a review. Periodontal Abstr 45:37–46.

[30] Gillam DG, Coventry J, Manning R, Newman HN, Bulman JS (1997a) Comparison of two desensitizing agents for the treatment of dentine hypersensitivity. Endod Dent Traumatol 13:36–39.

[31] Gillam DG, Bulman JS, Newman HN (1997b) An assessment of alternative methods of quantifying dental pain with particular reference to dentine hypersensitivity. Community Dent Health 14:92–96.

[32] Gillam DG, Orchardson R, Narhi MVO, Kontturi-Narhi V (2000) Present and future methods for the evaluation of pain associated with dentine hypersensitivity. In: Embery G, Edgar WM, Orchardson R, Addy M (eds) Toothwear and sensitivity. Martin Dunitz Ltd, London, pp 283–297.

[33] Good clinical practice (ICH 1996) ICH topic 6 guideline for good clinical practice CPMP/ ICH/135/95.

[34] Gore SM, Altman DG (1982) Statistics in practice. BMA, London.

[35] Heaton LJ, Barlow AP, Coldwell SE (2013) Development of labelled magnitude scales for the assessment of pain of dentin hypersensitivity. J Orofac Pain 27(1):72–81.

[36] Hegde S, Rao BH, Kakar RC, Kakar A (2013) A comparison of dentifrices for clinical relief from dentin hypersensitivity using the Jay Sensitivity

Sensor Probe. Am J Dent 26(Spec No B):29B–36B.

[37] Holland GR, Narhi MN, Addy M, Gangarosa L, Orchardson R (1997) Guidelines for the design and conduct of clinical trials on dentine hypersensitivity. J Clin Periodontol 24:808–813.

[38] ICH Topic E9 Statistical Principles for Clinical trials (1998) Notes for guidance on statistical principles for clinical trials (CPMP/ICH/363/96).

[39] Ide M, Wilson RF, Ashley FP (2001) The reproducibility of methods of assessment for cervical dentine hypersensitivity. J Clin Periodontol 28:16–22.

[40] Jeffcott M (1993) Chemical plaque control: how do you advise your patients? Int Dent J 43:415–421.

[41] Kakar A, Kakar K (2013) Measurement of dentin hypersensitivity with the Jay Sensitivity Sensor Probe and the Yeaple probe to compare relief from dentin hypersensitivity by dentifrices. Am J Dent 26(Spec No B):21B–28B.

[42] Kakar A, Dibart S, Kakar K (2013) Clinical assessment of a new dentifrice with 8% arginine and calcium carbonate on dentin hypersensitivity in an Indian population using a new measuring device: the Jay Sensitivity Sensor Probe. Am J Dent 26(Spec No B):13B–20B.

[43] Kessler R, Glasgow RE (2011) A proposal to speed translation of health-care research into practice: dramatic change is needed. Am J Prev Med 40(6):637–644.

[44] LaVange LM (2014) The role of statistics in regulatory decision making. Ther Innov Regul Sci 48(1):10–19.

[45] Lin PY, Cheng YW, Chu CY, Chien KL, Lin CP, Tu YK (2013) In-offi ce treatment for dentin hypersensitivity: a systematic review and network meta-analysis. J Clin Periodontol 40(1):53–64.

[46] Locker D, Allen F (2007) What do measures of 'oral health-related quality of life' measure? Community Dent Oral Epidemiol 35(6):4101–4111.

[47] Machuca C, Baker SR, Sufi F, Mason S, Barlow A, Robinson PG (2014) Derivation of a short form of the dentine hypersensitivity experience questionnaire. J Clin Periodontol 41(1):45–51.

[48] McCormack B, McCance TV (2006) Development of a framework for person-centred nursing. J Adv Nurs 56(5):472–479.

[49] Milleman JL, Milleman KR, Clark CE, Mongiello KA, Simonton TC, Proskin HM (2012) NUPRO sensodyne prophylaxis paste with NovaMin for the treatment of dentin hypersensitivity: a 4-week clinical study. Am J Dent 25(5):262–268.

[50] Neuhaus KW, Milleman JL, Milleman KR, Mongiello KA, Simonton TC, Clark CE, Proskin HM, Seemann R (2013) Effectiveness of a calcium sodium phosphosilicate- containing prophylaxis paste in reducing dentine hypersensitivity immediately and 4 weeks after a single application: a double-blind randomized controlled trial. J Clin Periodontol 40(4):349–57. http://www.ncbi.nlm.nih.gov/pubmed/23414245.

[51] Orchardson R, Gillam DG (2006) Managing dentin hypersensitivity. J Am Dent Assoc 137:990–998.

[52] Page RC, Armitage GC, DeRouen TA, Genco RJ et al (1995) Design and conduct of clinical trials of products designed for the prevention, diagnosis and therapy of periodontitis. American Academy of Periodontology publication, Chicago Pearce N, Addy M, Newcombe RG (1994) Dentine hypersensitivity: a clinical trial to compare 2 strontium desensitising toothpastes with a conventional fl uoride toothpaste. J Periodontol 65:113–119.

[53] Robbins DA, Curro FA, Fox CH (2013) Defi ning patientcentricity: opportunities, challenges, and implications for clinical care and research. Ther Innov Regul Sci 47(3):349–355.

[54] Robbins DA, Curro FA, Mattison J (2014) Person-centric clinical trials: ethical challenges in recruitment and data transparency for improved outcomes. J Clin Pharmacol 54(9):1072–1077.

[55] Robinson PG, Baker SR, Gibson BJ (2014) Chapter 1 Introduction. In: Robinson PG (ed) Developing a person-centred approach to oral health, 1st edn. Academic Press, Elsevier, B.V, Oxford, UK. pp 3–20.

[56] Schiff T, Delgado E, Zhang YP, DeVizio W, Mateo LR (2009) Clinical evaluation of the effi cacy of a desensitizing paste containing 8% arginine and calcium carbonate in providing instant and lasting in-offi ce relief of dentin hypersensitivity. Am J Dent 22(Sp Is A): 8A–15A.

[57] Schiff T, Mateo LR, Delgado E, Cummins D, Zhang YP, DeVizio W (2011) Clinical effi cacy in reducing dentin hypersensitivity of a dentifrice containing 8.0% arginine, calcium carbonate, and 1450 ppm fl uoride compared to a dentifrice containing 8% strontium acetate and 1040 ppm fl uoride under consumer usage conditions before and after switch-over. J Clin Dent 22(4):128–138.

[58] Schulz KF, Altman DG, Moher D (2010) CONSORT 2010 statement: updated guidelines for reporting parallel group randomized trials. Ann Intern Med. 152(11):726–32. doi: 10.7326/0003-

4819-152-11- 201006010-00232 . Epub 2010 Mar 24.

[59] Sheiham A, Maizels JE, Cussing AM (1982) The concept of need in dental care. Int Dent J 32(3):265–270.

[60] Silverman E (2014) Have faster FDA drug approvals caused more safety problems? Wall Str J. blogs.wsj. com/.../2014/.../have-faster-fda-drug-approvalscaused- more-safe.

[61] Sowinski JA, Kakar A, Kakar K (2013) Clinical evaluation of the Jay Sensitivity Sensor Probe: a new microprocessor- controlled instrument to evaluate dentin hypersensitivity. Am J Dent 26(Spec No B): 5B–12B.

[62] Tarbet W, Silverman G, Stolman J, Fratarangelo P (1979) An evaluation of two methods for the quantitation of dentine hypersensitivity. J Am Dent Assoc 98: 914–918.

[63] Tarbet WJ, Silverman G, Stolman JM, Fratarangelo PA (1980) Clinical evaluation of a new treatment for dentine hypersensitivity. J Periodontol 51:540–545.

[64] Tarbet WJ, Silverman G, Fratarangelo PA, Kanapka JA (1982) Home treatment for dentine hypersensitivity: a comparative study. J Am Dent Assoc 105:227–230.

[65] West NX, Addy M, Jackson RJ, Ridge DB (1997) Dentine hypersensitivity and the placebo response. A comparison of strontium acetate, potassium nitrate and fl uoride toothpastes. J Clin Periodontol 24:209–215.

[66] West NX, Davies M (2014) Management of Dentine Hypersensitivity: Effi cacy of professionally and self administered agents. J Clin Periodontol. doi: 10.1111/ jcpe.12336 . [Epub ahead of print].

[67] Yates R, West NX, Addy M, Marlow I (1998) The effects of a potassium citrate, cetylpyridinium, sodium fl uoride mouthrinse on dentine hypersensitivity, plaque and gingivitis. J Clin Periodontol 25:813–820.

第8章　牙本质敏感症临床治疗新方法

Current and Novel Clinical Approaches for the Treatment of Dentin Hypersensitivity

José Carlos Pereira, Silvia Helena de Carvalho Sales- Peres, Luciana Fávaro Francisconi-dos-Rios, Marcela Pagani Calabria, Sérgio Kiyoshi Ishikiriama, David G. Gillam, Linda Wang

本章概述

根据Orchardson和Gillam（2006）的总结，牙本质敏感症（dentin hypersensitivity，DH）的治疗药物和方法——不管是在诊室内使用的专业方法还是可以家庭使用的非处方类产品，其治疗机制大致可分为堵塞暴露的牙本质小管和降低牙髓神经纤维的敏感性（参见第10章）。临床上，医生往往面临生产厂商推介的一系列产品，都声称可以即刻以及长期地缓解疼痛。然而，寻找DH理想的治疗方法或所谓的金标准，仍然是一个挑战（Orchardson and Gillam 2006；Gillam et al. 2013）。此外，一些研究者已经报道了很多临床医生日常在牙科诊室内使用的以及非处方的产品和治疗方法，这些报道使得临床医生更为疑惑，究竟哪些产品在治疗DH中功效显著（Gillam et al. 2002；Cunha-Cruz et al. 2010）。

临床医生在为以口腔疼痛为主诉的患者进行检查时面临的问题之一是该病症的临床诊断。这已经在本书的前面章节中讨论过（参见第4章和第5章），显然，如果没有DH的确切诊断，临床医生不可能成功

J. C. Pereira, DDS, MS, PhD (✉) • S. K. Ishikiriama, DDS, MS, PhD • L. Wang, DDS, MS, PhD
Department of Operative Dentistry, Endodontics and Dental Materials, Bauru School of Dentistry, Bauru, SP, Brazil
e-mail: jcper@usb.br

S. H. de Carvalho Sales-Peres, DDS, MS, PhD
Department of Pediatric Dentistry, Orthodontics and Collective Health, Bauru School of Dentistry, University of São Paulo, Bauru, SP, Brazil

L. F. Francisconi-dos-Rios, DDS, MS, PhD
Department of Operative Dentistry, School of Dentistry, University of São Paulo, São Paulo, SP, Brazil

M. P. Calabria, DDS, MS, PhD
School of Dentistry, University of Secret Hearth, Bauru, SP, Brazil

D. G. Gillam
Centre for Adult Oral Health, Barts and The London School of Medicine and Dentistry QMUL, Turner Street, London E1 2AD, UK

D.G. Gillam (ed.), *Dentine Hypersensitivity: Advances in Diagnosis, Management, and Treatment*, DOI 10.1007/978-3-319-14577-8_8, © Springer International Publishing Switzerland 2015

地对该病症进行有效管理。DH基本上是一个排除性的诊断，临床医生在临床筛选和随后的临床检查以及必要的信息记录时势必会花费很多时间（参见第5章）。一旦临床医生确信DH的诊断正确，则可以开始进行相关状况的管理。但是正如第10章所述，仅仅提供临床处理方案或者开具非处方药物，而不在临床工作中将引起该问题的致病因素或者诱因去除，并提供咨询和患者教育（改变饮食/刷牙方法等）及随后长时间的临床监测，将最终导致治疗无效或不成功。因此，本章的目的是综述已经推荐用于治疗DH的各种产品、临床治疗方法、最近引入的新产品新方法，以及对未来开发脱敏策略的一些建议。

脱敏产品的分类

如果不清楚脱敏产品的具体机制，那么对其进行分类是极具有挑战性的。Grossman（1935）和Gillam（1997）指出，DH的理想产品应具有特定的标准，既需要临床效果好，又容易被患者和临床医生接受。理想的脱敏剂必须是作用迅速、长期有效、易于施用、对牙髓无损害，不引起疼痛和不使牙体变色。文献中已经报道了许多先前的分类，一些相对简单，而另一些则较为复杂。例如，将产品简单分类为诊室内使用产品和家庭使用的非处方产品（Orchardson and Gillam 2006），或基于作用机制进行分类（Gillam 2002；Miglani et al. 2010）；或者根据诊室用脱敏物是否①不聚合（含有HEMA的清漆/沉淀剂/底漆）；②发生凝固或聚合反应（常规的玻璃离子水门汀，或树脂增强的玻璃离子聚合物/复合材料，树脂黏合剂底漆，黏合树脂粘接体系）；或者这些试剂是否与③使用护牙托、④与氟化物糊剂或溶液组合的离子电渗疗法或⑤激光（Pashley 2000）（表8.1）一起使用。然而，当推荐或评价这些用于治疗DH的方法时，有一个问题是临床医生不仅似乎不能确定治疗DH的最佳方式，而且表现出对现有技术和产品的不满（Cunha-Cruz et al. 2010）（参见第10章）。

现有的DH的治疗方法

现有治疗DH的方法和药物中大都有体外、原位或体内研究的证据支持（Orchardson and Gillam 2006）。大多数脱敏剂的作用机制是堵塞牙本质小管。然而，由于管状堵塞物在本质上不是永久性的，特别是表面沉积物在酸处理之后，因此不管是诊室内使用的产品还是非处方家庭用产品都存在很多问题。此外，牙本质小管中的树脂或牙膏沉淀可能仅提供化学物理阻塞而不是诱导新的牙本质生成（Calabria et al. 2012）。理想的生物活性或仿生材料能够改变其沉淀的性能或者诱导不溶性氟磷灰石沉淀的生成，在DH治疗中具有独特优势（参见第6章）。根据Orchardson和Gillam（2006）的建议，DH的管理应基于疾病的范围及严重程度，逐

表8.1　牙本质脱敏剂及脱敏方法的分类（根据作用机制）

作用机制	脱敏产品
神经脱敏	硝酸钾，氯化物，柠檬酸盐，草酸盐
蛋白沉淀	戊二醛，硝酸银，氯化锌，氯化锶六水合物
小管阻塞	氟化亚锡和氟化钠
	氯化锶
	草酸铁
	草酸钾
	无定形磷酸钙
	磷酸钙
	碳酸钙
	氢氧化钙
	磷硅酸钠
	磷酸三钙（TCP）
	牙齿清漆（Clinpro™ 3M™ ESPE™）含有5%的氟化钠和磷酸三钙（TCP）
	含有1.23%氟化物的预防抛光膏
	含有1.1%氟化钠+ 5%NovaMin的预防抛光膏
	Sensodyne NUPRO（NovaMin® – Dentsply）
	1.1%氟化钠防龋牙膏（Clinpro™ 3M™ ESPE™ 5000）
	Vanish™XT扩展接触清漆，一种光固化树脂改性玻璃离子（RMGI），主要基于专利技术甲基丙烯酸改性聚烯酸
	生物活性玻璃（SiO_2–P_2O_5–CaO–Na_2O）
	铝
	牙龈手术——覆盖暴露的牙本质区域
小管阻塞以及神经脱敏	激光钕掺杂钇铝石榴石激光（Nd：YAG），镓–铝–砷激光，铒–YAG激光
抗炎作用	顺势疗法药物——蜂胶
	糖皮质激素
覆盖牙本质表面	牙齿充填修复
	牙周手术

改编自Miglani等（2010）

步深入。治疗程序中必不可少的部分是去除致病因素和发病诱因，就饮食摄入（例如酸性饮料的过量消耗）和牙刷方法等提供咨询和教育，并进行适当的临床监测（参见第10章）。最近Gillam等编写和发表了英国DH临床诊治指南。指南强调了不使用单一治疗理念治疗DH的重要性，建议采用基于病因和诱发因素的管理策略，即①口腔卫生良好的DH患者、②与牙齿磨耗相关的DH患者、③与牙周相关的DH，同时兼顾DH对患者生活质量的潜在影响（参见第9章和第10章）。

诊室内（专业人员使用的）治疗方法

在正确的诊断后，临床医生将根据病症的范围和严重性进行治疗。例如，如果DH累及多颗牙，且为轻到中度（参见第5章），那么可以采用家庭用的非处方药物，并告知患者如果疼痛在下一次预约之前没有缓解（或者如果这种方法无效），则患者可以返回诊室采用相对侵入性的诊室专业处理。如果疼痛定位于一颗或两颗牙齿并且性质严重，则根据Pashley（2000）等的建议，临床医生可以选择使用一种诊室内使用的修复材料进行治疗。然而，针对DH的治疗，现在存在一种这样的趋势——在尝试几种非处方家庭用产品确实无效后，才使用诊室内专业处理。由于目前存在大量的脱敏产品，使得临床医生在选择最合适产品的时候存在混淆和困难（Cunha-Cruz et al. 2010）。

氟化物的应用

凝胶、清漆和树脂等形式的氟化物被Cummins（2010）等推荐用于DH的专业诊间处理（Gaffar 1999；Orchardson and Gillam 2006；Ritter et al. 2006；Merika et al. 2006；Hoang-Dao et al. 2008；Yilmaz et al. 2011；Trushkowsky and Oquendo 2011；Petersson 2013）。据报道，高浓度的氟化物脱敏剂（溶液，凝胶和清漆）可以即时和相对长期地缓解DH（Al-Sabbagh et al. 2009；Gaffar 1999；Ozen et al. 2009；Petersson 2013；Pradeep et al. 2012；Ritter et al. 2006；Schmidlin and Sahrmann 2013）。例如，据报道，单次局部应用可缓解DH3～6个月（Al-Sabbagh et al. 2009；Glockner 2013；Ritter et al. 2006）。文献中还报道了氟离子与离子电渗的联合应用（Gangarosa and Park 1978；Brough et al. 1985；Gangarosa 1994；Singal et al. 2005；Gupta et al. 2010；Aparna et al. 2010；da Rosa et al. 2013；Patel and Langalia 2014），然而，这种技术（有或没有氟化物）的临床有效性曾被质疑（Gillam and Newman 1990；Pashley 2000）。局部使用氟化物的典型作用模式是通过以氟化钙形式封闭小管（表8.1），所得堵塞层通常不能耐受口腔环境中酸的频繁挑战，导致医生不得不反复使用以维持脱敏效果（Cummins 2010；Calabria et al. 2012）。然而，已经报道氟化物在实验室体外研究中表现出较低的渗透性，因此，在临床试验中观察到的氟保护漆降低DH的瞬时效应可能是其他成分的效果，而不是晶体的物理沉淀堵塞了牙本质小管。数项研究也推荐联合使用氟化物漱口水的方法（Glockner 2013；Marinho et al. 2004）。虽然目前并没有专门研究临床应用氟保护漆在随机对照临床试验中作用的系统评价（Ozen et al. 2009；Sharif et al. 2013；Thrash et al. 1994），但是，有已经发表的证据表明专业使用的氟保护漆在缓解与DH有关的疼痛中是有效的（Orchardson and Gillam 2006；Sharif et al. 2013）。

钾盐

钾盐也被用于治疗DH（Hodosh 1974；Pereira et al. 2005；Sauro et al. 2006；Cummins 2010），并且已经报道钾盐可与暴露的牙本质反应，在牙本质表面及牙本质小管内生成钙化合物晶体沉淀，有效地封闭牙本质小管（Pereira et al. 2005；Calabria et al. 2012；Cummins 2010；Markowitz and Pashley 2008）（参见第2章）。钾盐也与草酸盐制剂组合使用（Cunha-Cruz et al. 2011 ）。3种类型的草酸盐制剂（6%三价铁，30%二钾和3%一氢单钾）已通过经典实验证实可以有效封闭牙本质小管并减少DH（Al-Sabbagh et al. 2009；Pashley et al. 1987，2001；Schmidlin and Sahrmann 2013）。例如，已有研究证实可以使用3%草酸钾溶液来治疗DH，并且据报道与沉淀氟化物晶体相比，所得草酸盐晶体更耐酸（Pereira et al. 2005；Calabria et al. 2012 ）。传统上，脱敏剂的体外测试大都通过使用一些技术，例如，SEM扫描电子显微镜和CLSM共聚焦激光扫描显微镜观察牙本质小管的表面和表面下层，通过对比治疗前后的图像评价其效果（图8.1a，b）（参见第6章）。通过对比草酸钾处理后的牙本质样本经酸蚀前后的图片（图8.2b和图8.3a），我们可以看到酸处理后牙本质小管内的沉淀结晶反而增大。这一现象也可以在其他以晶体沉淀为主要作用形式的脱敏剂（除了氟磷酸盐）中观察到。

数个研究者报道所有脱敏剂的效果都是短期的，因为所有的沉淀结晶随着时间的推移都可能被溶解（Al-Sabbagh et al. 2009；Cooley and Sandoval 1989；Kerns et al. 1991；Knight et al. 1993 ）。但是根据Al-Sabbagh等（2009）的报道，含草酸盐的植物复合物可以作为传统草酸盐制剂的替代物。例如，Sauro等（2006）报道，这些复合物在体外研究中单次使用即可降低牙本质渗透性。研究者推测，这些复合物可以保护根面平整术在根部牙本质上形成的玷污层使其更加耐酸（Sauro et al 2007）。

许多综述认为，除了3%单钾盐之外，草酸盐制剂不是基于临床循证标准的有效脱敏制剂（Al-Sabbagh et al. 2009；Cunha-Cruz et al. 2011；Gillam et al. 1997；Orchardson and Gillam 2000；Schmidlin and Sahrmann 2013；Sharif et al. 2013）。

磷酸钙化合物

尽管已有临床研究报道氢氧化钙能治疗超过90%的牙齿敏感症状，用上后即刻就能减轻症状，但关于钙化合物在减少DH的临床有效性的数据似乎有限（Al-Sabbagh et al. 2009；Levin et al. 1973）。体外研究报道，磷酸钙与草酸钾相比，在堵塞牙本质小管方面更为有效（Al-Sabbagh et al. 2009；Suge et al. 2005 ）。

最近，具有生物活性和生物相容性潜力的纳米羟基磷灰石制剂［例如Desensibilize Nanop®和Clinpro白色底漆（Clinpro）］已

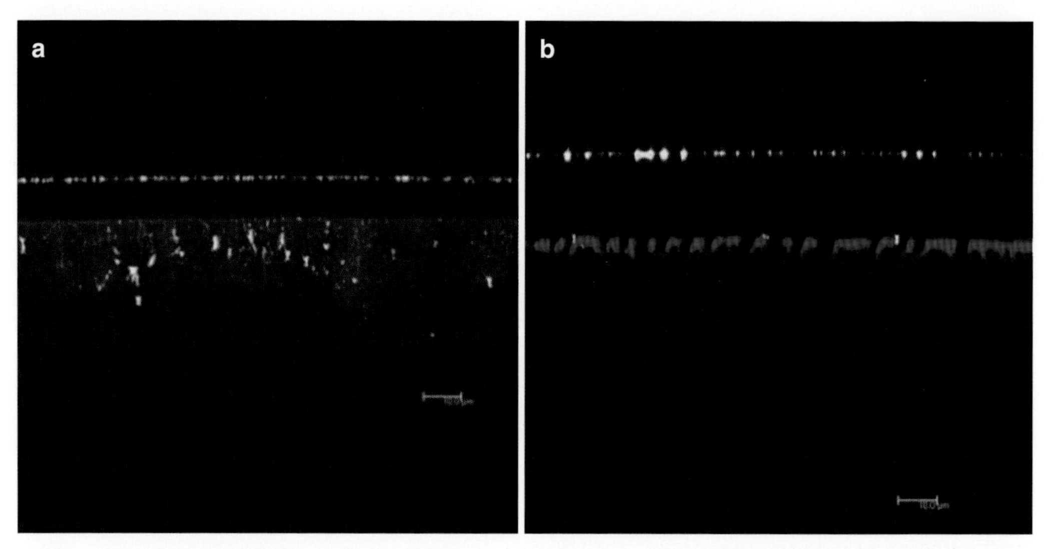

图8.1　共聚焦激光扫描显微镜（CLSM，XZ轴）下正常牙本质（a）和用磷酸处理后的牙本质（b）。

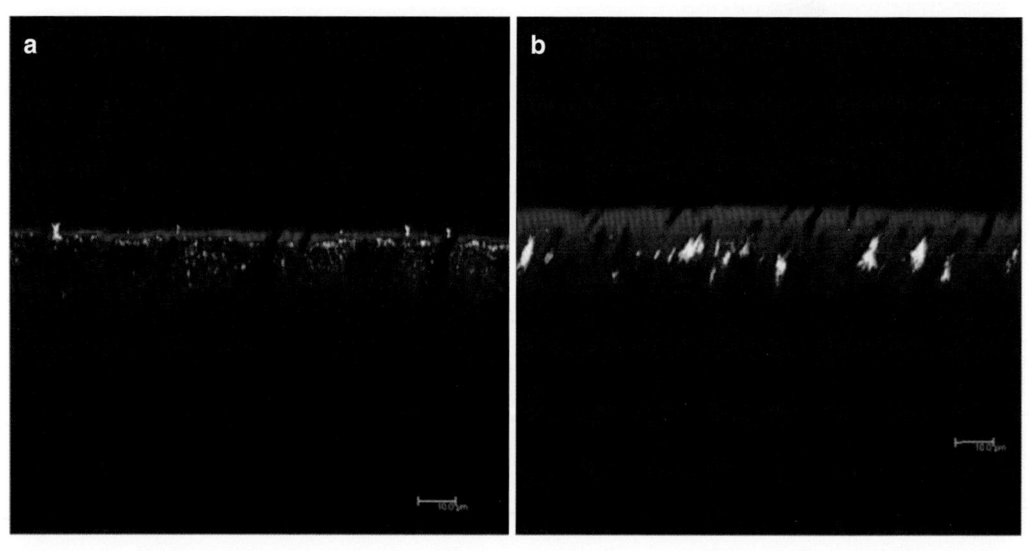

图8.2　共聚焦激光扫描显微镜（CLSM，XZ轴）下脱矿牙本质（a）和经1.23%酸化氟磷酸盐（APF）（b）和3%草酸钾（KOx）处理后的牙本质。在用KOx处理的样品的牙本质小管内部可见到反射沉积物；在APF标本中，反射性颗粒出现在管间的牙本质体内，类似于图8.1a中未处理的牙本质。

被报道作为再矿化剂和脱敏剂是有效的（Calabria et al. 2012；Hanning and Hanning 2010；Tschoppe et al. 2011）。这些试剂含有纳米尺寸的颗粒，在形态、结构和结晶排列方面与羟磷灰石相似，因而发挥类似的效应（Vandiver et al. 2005）。这些新方法基于探索天然化合物的生物活化技术，是为了改善酸刺激后牙齿表面上沉积物的

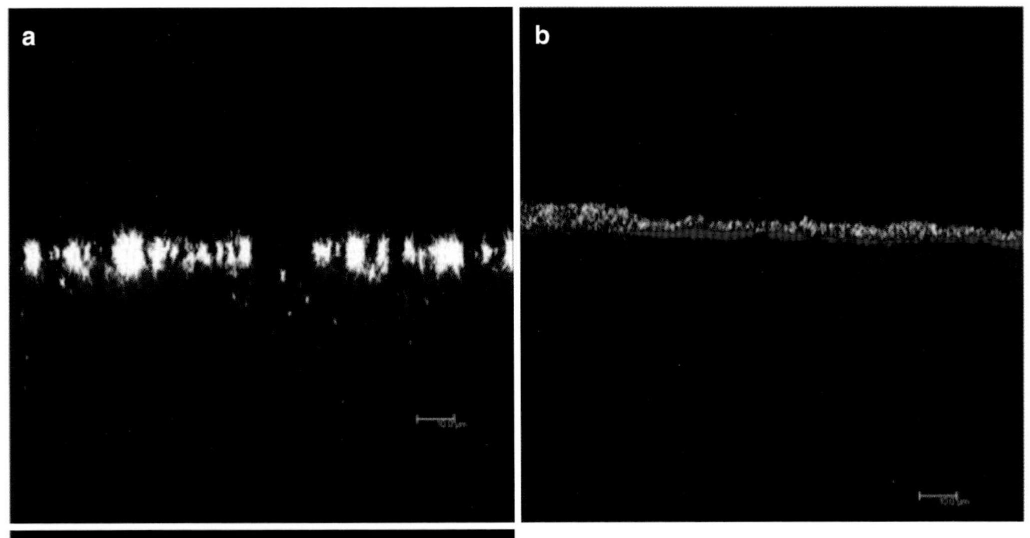

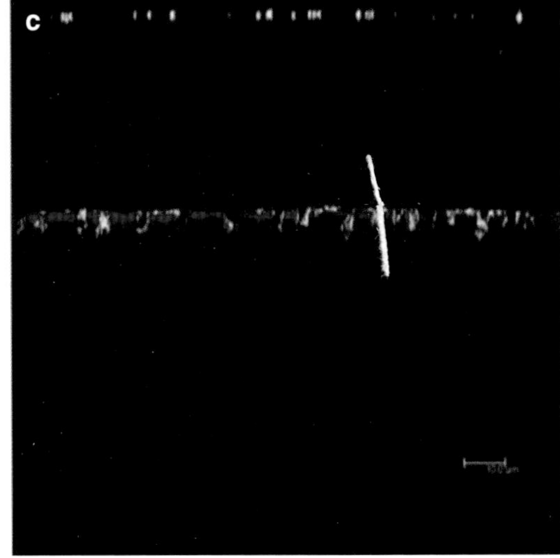

图8.3　酸处理之前和之后CLSM的XZ轴图像。（a）与图8.2b相比，在用柠檬酸刺激的KOx处理后样品的牙本质小管中发现了更高浓度的晶体。（b）用脱敏剂NanoP®处理的样品可在牙本质表面看到晶体簇。（c）用脱敏剂NanoP®的样品经酸刺激后可在牙本质小管内看到晶体沉积。

稳定性（图8.3）。这些图像与用草酸钾和Desensibilize NanoP®-FGM治疗前后牙本质渗透性的结果一致（Calabria et al. 2012）。

但是，利用堵塞牙本质小管策略的大多数产品有一个问题是沉淀物不能经受口腔环境中酸的持续影响。这个问题随后导致研究者开发创新的生物活性制剂，以增强市售产品的再矿化或小管封闭性能（Cummins 2010；Markowitz and Pashley 2008；Reynolds 1997；Reynolds et al. 2008；Rusin et al. 2010；Calabria et al. 2012；Nongonierma and Fitzgerald 2012；Pei et al. 2013）（参见第6章）。

酪蛋白磷酸肽－无定形磷酸钙（CPP-ACP），一种牛乳衍生物，也被报道能够使牙釉质和牙本质发生再矿化（Reynolds

1997；Kumar et al. 2008；Reynolds et al. 2008；Agnihotri et al. 2012；Nongonierma and Fitzgerald 2012）。CPP是从酪蛋白中释放的生物活性肽，已经显示其能增强二价矿物质溶解度并且还可以优化对矿物质（如钙）的结合能力。无定形磷酸钙（ACP）是羟基磷灰石的前体，在口腔环境中有唾液存在时转化为羟基磷灰石。在牙齿表面界面，钙和磷酸盐都能沉淀为稳定的羟基磷灰石（Nongonierma and Fitzgerald 2012）。然而，根据研究，ACP的有效性在大约3个月后只与安慰剂相当（Al-Sabbagh et al. 2009；Yates et al. 1998）。Reynolds等（2008）报道，CPP-ACP也可以成功地加入用于治疗DH的牙膏产品中，通过“再矿化牙本质”技术增强牙本质小管的堵塞效果。

最近已经针对牙科市场开发了许多含有磷酸三钙（TCP）的新产品（3M™ ESPE™ St Pauls Minneapolis，USA），即：①牙科清漆（Clinpro™3M™ ESPE™）含5%氟化钠与磷酸三钙（TCP）；②含1.23%氟化物的抛光膏；③含1.1%氟化钠的防龋处方牙膏（Clinpro™5000）；④Vanish™XT扩展接触清漆，这是一种光固化树脂改性玻璃离子（resin-modified glass ionomer，RMGI），主要基于专利技术甲基丙烯酸改性聚烯酸。它们使用的适应证是基于釉质的再矿化和堵塞开放的牙本质小管（小管闭塞）（Vanichvatana and Auychai 2013；Asaizumi et al. 2013 ）。

然而，当把ACP（Schemehorn et al. 2011）或MI漆与含有酪蛋白磷酸肽-无定形磷酸钙（CPP-ACP）（Cochrane et al. 2014）的RECALDENT™或具有5% ACP和TCP或CPP-ACP和功能性磷酸三钙（fTCP）进行比较时，研究者报道结果不一，甚至相互矛盾。据报道，与TCP漆相比，ACP漆和MI漆释放钙和氟化物离子水平更高。

其他的诊室内使用的含钙脱敏剂是含有精氨酸和碳酸钙的制剂。据报道，这些制剂能够有效地封闭牙本质小管，并能即刻以及持久地缓解DH（Pei et al. 2013；Hamlin et al. 2009；Schiff et al. 2009 ）。根据生产厂商报道，精氨酸是天然存在于唾液中的氨基酸，带正电荷。由于牙本质带负电荷，精氨酸可以与钙结合发挥重要作用，促进其在牙本质表面上的沉积。其机制归因于精氨酸、碳酸钙和磷酸盐复合物的沉积，这种复合物能够物理地封闭牙本质小管并且能抵抗对正常髓腔压力和酸刺激（Cummins 2010；Hamlin et al. 2009；Schiff et al. 2009；Pei et al. 2013）。Pro-Argin™技术目前可作为诊室内脱敏或者家庭用非处方牙膏与诊室内治疗，如龈下刮治或抛光程序使用（Hamlin et al. 2009）。根据Calabria等报道，有CLSM证据表明，用Pro-Argin™抛光膏抛光可以有效地产生晶体沉积，并覆盖牙本质表面和封闭牙本质的表面下层（图8.4a）。以精氨酸为有效成分的产品也被报道在临床研究中较阴性对照更能减轻DH（Kapferer et al. 2013）。然而，这些制剂仍存在不能耐受

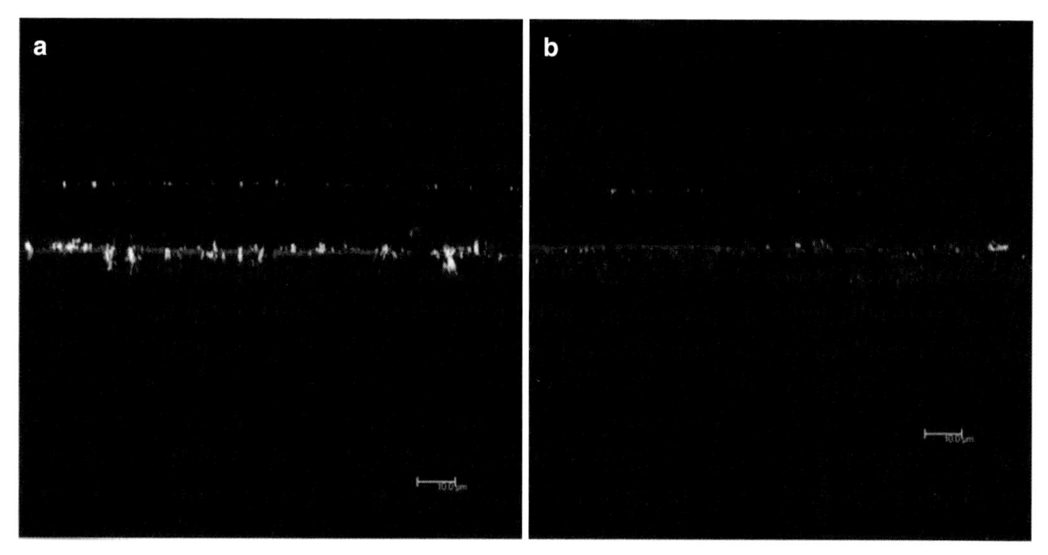

图8.4　共聚焦激光扫描显微镜（CLSM，XZ轴）显示Pro-Argin™处理后的牙本质样本（a）和再经酸处理后的样本（b）。

酸的问题（图8.4b）。

磷硅酸钠钙（生物活性玻璃）

磷硅酸钠钙，例如Larry Hench（2006）发明的基于原始45S5 Bioglass®配方的NovaMin，以前用作合成骨移植材料（美国生物材料公司，Jacksonville，FL，USA；现称NovaBone）。根据生产厂商的说明，生物活性玻璃材料（例如NovaBone）具有释放Si、Ca和磷酸根离子，并且在骨前体细胞中启动上调和激活基因家族的能力，该过程被定义为骨刺激（Price et al. 1997；Xynos et al. 2000；Loty et al. 2001；Sollazzo et al. 2010）。据报道，PerioGlas和NovaBone产品在许多牙科适应证中是有效的人工骨移植材料，例如在牙周组织缺陷中的骨下袋（Zamet et al. 1997；Park et al. 2001；Sculean et al. 2002）、骨再生手术（Yukna et al. 2001）、种植体植入前的骨增量手术（Norton and Wilson 2001）、根分叉缺陷（Anderegg et al. 1999；Giusto 2005）和拔牙后的位点保存术（Kates et al. 1998）。原来的45S5生物玻璃制剂后经调整，被用于牙膏制剂和预防性抛光膏来治疗DH（NovaMin Technology Inc.，Alachua，FL，USA；现称GSK）。根据Lynch等（2012）报道，牙膏和抛光膏治疗DH的机制可能是通过将碳酸羟基盐磷灰石（HCA）沉淀到牙本质表面并随后封闭牙本质小管。

随后报道含精氨酸/碳酸钙和生物活性玻璃（例如磷酸钙钠）的诊室内使用抛光膏，在临床使用后可以有效缓解DH引起的疼痛（Cummins 2010；Gendreau et al. 2011；Hughes et al. 2010；Pradeep et al. 2012；Pradeep and Sharma 2010）。然而，

Sharif 等认为，目前关于诊室内应用生物玻璃减少DH临床疗效的证据不足。

牙本质粘接剂和粘接剂修复

许多研究者报道了应用牙本质粘接剂材料治疗DH的研究（Bruton et al. 2000；Mehta et al. 2014）。早期的粘接剂体系是基于采用磷酸处理以促进树脂材料与牙本质表面的结合。然而，在使用粘接剂之前采用酸处理，理论上会增加牙本质敏感性。尽管担心这些富含有机基质的材料可能无法抵抗口腔环境中反复的酸刺激的影响，许多基于戊二醛的制剂（例如Gluma Desensitizer™）都曾经被用于DH的治疗（Schmidlin and Sahrmann 2013；Vora et al. 2012）。虽然对其生物相容性的担心仍然存在，但有证据表明其在治疗DH中是有效的（Orchardson and Gillam 2006；Schmidlin and Sahrmann 2013；Vora et al. 2012）。然而，自酸蚀材料的引入重新激发了研究者们将这些粘接剂体系用于治疗DH的兴趣。Pei等（2013）认为这些产品相对容易施用，并且对牙髓牙本质复合体的侵蚀小于其他先经酸蚀又进行冲洗的系统。这些试剂还被报道通过混合过程促进微机械互锁，但是由于在中等强度的自酸蚀粘接剂中存在功能单体，他们具有与亚微米混合层内残留的羟基磷灰石的钙离子相互发生化学作用的潜力（Pei et al. 2013；Inoue et al. 2005）。功能单体也可以与来自玷污层的钙离子相互作用，潜在地导致额外的化学结合。

然而，粘接剂系统作为牙本质脱敏剂（例如，单独使用或与修复材料相联用的自蚀刻粘接剂）的长期有效性仍不确切。例如，研究者认识到非龋性损害牙本质是高度矿化的，理论上这可能是牙本质与其他物质混合障碍。然而，任何类型的材料在暴露的牙本质表面形成的堵塞层都不能抵抗任何向外的液体流动。根据Francisconi等（2009）的报道，在咀嚼期间或在刷牙期间，牙齿的颈部区域经受显著的应力集中，这可能对粘接材料抵抗这些力的能力提出挑战。虽然为了达到长期的脱敏效果，脱敏剂最好与牙本质基质发生相互作用并堵塞牙本质小管，但这两个现象并没有发生在牙颈部非龋性损伤暴露的牙本质上。在牙颈部非龋性病变的牙本质标本上（图8.5b）几乎看不到混合层，树脂突也只是表浅地渗透入牙本质小管中。但是，在一个年轻患者的牙颈部牙本质标本中（图8.5a），则可以形成长树脂突和清楚的混合层（Calabria et al. 2010）。

粘接剂也可以用于其他治疗方式无效的严重DH病例（Al-Sabbagh et al. 2009；Glockner 2013；Schmidlin and Sahrmann 2013；Swift et al. 2001）。从公开的文献可以看出，目前存在大量声称有效减少DH的产品。例如，据报道，牙本质粘接剂（例如Scotchbond，Gluma脱敏剂等）在使用后可以有效控制DH达18个月（Al-Sabbagh et al. 2009；Brahmbhatt et al. 2012；Copeland 1985；Dondidall’Orologio et al. 1999；Ianzano et al. 1993；Kakaboura et al. 2005；

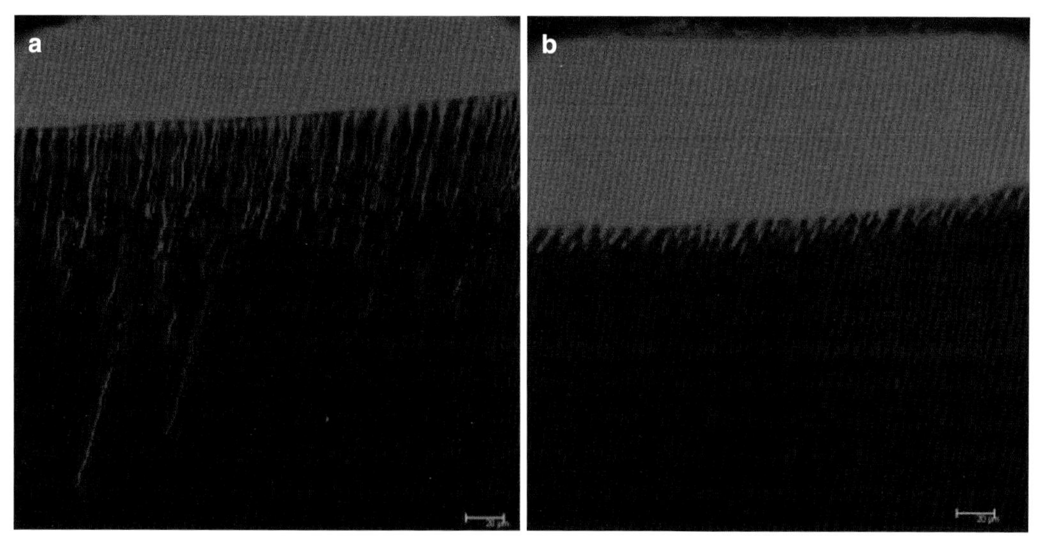

图8.5　健康年轻牙颈部牙本质样本（a）和非龋性损伤的牙颈部牙本质样本（b）的共聚焦激光扫描显微镜图像。

Sharif et al. 2013；Schüpbach et al. 1997；Sethna et al. 2011；Yu et al. 2010）。然而，根据一些研究者的报道，现有的体外研究结果和质量较高的临床研究提供的关于这些产品有效性的数据是有限的（Al-Sabbagh et al. 2009 ；Sharif et al. 2013；Tay et al. 1994）。部分产品的另一个问题是缺乏可抵抗材料表面磨损的填充材料（Schmidlin and Sahrmann 2013 ）。

还有文献报道含有戊二醛的产品是通过蛋白质沉淀缓解DH，并且已经报道称这些产品在临床上可以有效地治疗DH（Duran et al. 2005；Glockner 2013；Kakaboura et al. 2005；Schmidlin and Sahrmann 2013；Schüpbach et al. 1997）。虽然一些研究人员报道应用后可以立即缓解DH（Aranha et al. 2009；Lopes and Aranha 2013 ），但是，随后需要重新应用以维持其脱敏效果（Lopes et al. 2013）。而且一些研究者认为，这些产物存在不能被忽视的生物相容性风险（Arenholt-Bindslev et al. 1987；Schmidlin and Sahrmann 2013；Schweikl and Schmalz 1997）。关于含戊二醛的粘接剂，一些研究者已报道了立即和长期缓解与DH相关的疼痛（Dondidall’Orologio et al. 2002；Lopes and Aranha 2013；Qin et al. 2006；Schüpbach et al. 1997）。

虽然当用修复材料治疗DH时首选微创方法（Orchardson and Gillam 2006 ），但临床医生可能面临与DH相关的牙齿结构存在显著缺损的情况，这就需要恢复牙齿外形以维持其美学和功能。在这种情况下，通常推荐使用玻璃离子水门汀（GIC）和树脂基质材料来进行恢复性干预。例如，当有一个V类洞需要修复时，粘接修复是一种恰当的选择（Schmidlin and Sahrmann 2013）。无论疼痛程度如何，大的和深的颈部非龋损伤必须修复以恢复牙齿解剖形态并维持牙龈组织的健康。GIC或复合树脂修复已被用于治疗这一类型的DH，但支持其成功的证据很弱（Al-Sabbagh et al. 2009；Polderman and Frencken 2007）。一些研究者还将GIC与牙周治疗相配合使用，包括根覆盖，已有报道GIC的使用有利于牙周膜的附着并能释放氟化物（Tantbirojn et al. 2006；Polderman and Frencken 2007；van Dijken and Pallesen 2008；Francisconi et al. 2009；Santos 2014）。

激光技术

许多研究者报道（Al-Sabbagh et al. 2009；Kimura et al. 2000；Moritz et al. 1998；Schmidlin and Sahrman 2013；Bader et al. 2014），各种激光技术（如Er：YAG；Er，Cr：YSGG；CO_2；GaAlAs和低电平二极管激光）治疗DH的临床有效性为5.2%~100%，根据激光类型和使用参数不同效果不同。例如，已有报道Nd：YAG激光在使用后可以立即使不适最小化（Al-Sabbagh et al. 2009；Kara and Orbak 2009；Lan and Liu 1996；Liu et al. 1997；Lopes and Aranha 2013）。此外，根据Lin 等（2013）的报道，与其他大功率激光相比，Nd：YAG激光器可能还具有辅助镇痛作用。据报道，GaAlAs激光的临床功效是基于小管阻塞以及可能中断神经传递（Tengrungsun and Sangkla 2008），但是其成功的依据可能不如应用牙本质粘接剂充分。与其他类型的治疗方法相比，激光治疗的长期有效性也被报道存在优势（Aranha et al. 2005；Birang et al. 2007；Gholami et al. 2011；Kara and Orbak 2009；Lopes and Aranha 2013）。然而，激光治疗DH的临床有效性也受到Schmidlin和Sahrmann（2013）及Sgolastra等（2011）的质疑。根据几个研究者的研究结果，与其他类型的激光和安慰剂治疗相比，DH并没有明显地减少（Al-Sabbagh et al. 2009；Lier et al. 2002；Martens 2013）。此外，激光通常对重度DH的治疗效果较差（Al-Sabbagh et al. 2009；Kimura et al. 2000）。但是如果严格按照制造商的说明使用激光，却似乎没有明显的副作用（Lopes and Aranha 2013）。

激光治疗DH的机制相对未知（Kimura et al. 2000）。高效力激光治疗DH的机制应该是通过产生牙本质的熔化效应来促进暴露的牙质小管的闭合。Bader认为（2014），如果激光与其他堵塞牙本质小管的预处理相结合，是否产生协同效应，从而形成更稳定的堵塞层堵塞牙本质小管，这似乎存在一定程度的不确定性。据报道，低效能激光能够减少对过敏性刺激的神经反应（Bader et al. 2014），虽然没有任何强有力的证据支持将激光用于这一目的治疗，部分原因是应被纳入标准化和有效操作规范的激光类型和参数等方面未达成共识。

激光技术与其他治疗方法联合使用

激光技术与其他治疗方法的联合治疗（例如激光与氟化物漆联合使用）也是治疗DH的一种策略。这种方法的逻辑是产生复合作用，两者合用可能达到更好的治疗效果（Duran and Sengun 2004；Erdemir et al. 2010；Ipci et al. 2009；Lin et al. 2013；Lopes and Aranha 2013）。具有阻塞牙本质小管的脱敏剂可以与低水平激光结合使用，以便同时降低神经刺激的水平，还可以反过来启动修复性牙本质的形成（Farmakis et al. 2012；Lopes and Aranha 2013；Lopes et al. 2013 ）。类似的联合使用还有推荐在诊室内进行专业处理后在家庭使用非处方脱敏产品（如牙膏）（Rösing et al. 2009）。

虽然有来自随机对照试验和系统综述的证据支持激光在治疗DH中的临床应用（Deng et al. 2011；He et al. 2011；Sharif et al. 2013），但是深入的高质量临床研究，例如比较不同使用频率及激光与不同药物联合作用的临床试验，仍然非常需要（Al-Sabbagh et al. 2009 ；Ipci et al. 2009；Petersson 2013；Schmidlin and Sahrmann 2013 ）。

其他基于修复的治疗方法

牙周整形手术（根面覆盖术）

牙周病可能导致牙周组织的变化，边缘组织的衰退随之而来（牙龈退缩），使牙根表面暴露于口腔环境中，因此牙周病被报道与DH相关。牙周的非手术和手术治疗与影响牙齿及其支持结构的牙周病一起也可能通过DH相关的疼痛影响患者的美学与生活质量（参见第3章）。临床医生应该认识到与牙龈退缩相关的各种病因和诱发因素（例如解剖缺陷、牙菌斑、充填术、患者习惯、吸烟等）（参见第4章）。此外，当给一个牙龈退缩的患者提供解决美观问题的治疗计划时，还应考虑如何管理患者和他/她自己的期望（如后续的治疗计划，是否存在所谓的“黑三角”等）（图8.6）。

如果患者表达的感知和期望被忽略或者临床医生不能够满足他们的期望，则可能引发问题。据报道，与刮治术一起进行根面覆盖术，可以减轻或随着时间的推移完全消除DH（Orchardson and Gillam 2006；Lin and Gillam 2012）。Douglas de Oliveira等（2013a）报道，根面覆盖（部分覆盖和完全覆盖）可以减少疼痛和提高患者的生活质量，尽管目前没有足够的

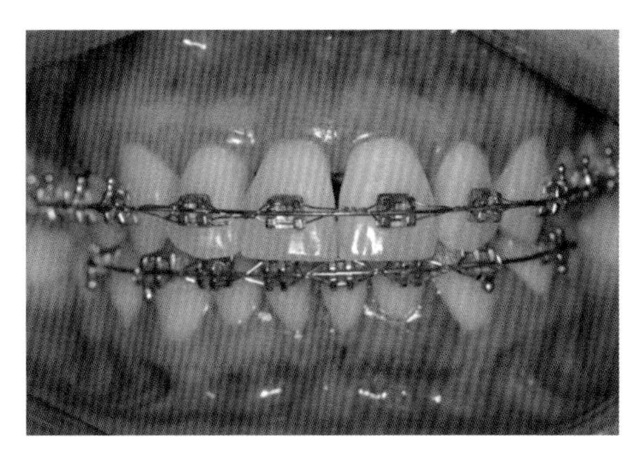

图8.6 会产生美学问题的所谓的“黑三角”的临床照片。

科学证据证明根面覆盖可以完全抑制DH（Douglas de Oliveira et al. 2013b）。

如上所述，牙龈退缩也可以发生在健康组织中，并且与每个牙齿的解剖和生理方面的因素相关。例如，与牙齿的其他表面相比，由于解剖学因素，在颊面上更经常观察到牙龈退缩。根据Kassab和Cohen等（2003）的研究，超过50%的人至少有一个或多个1mm或更严重的牙龈退缩的位点（参见第3章）。

牙龈退缩也可能与牙周生物型相关，并且该因素在分析根面覆盖的外科手术时是非常必要的。在出版的文献中描述了3种不同的牙周生物型，即薄扇型、厚平型和厚扇型（Seibert and Lindhe 1989；Zweers et al. 2014）。薄扇型牙龈的特点是，牙龈较薄，具有更明显的牙龈边缘轮廓，邻间乳头更高且可能出现骨开窗的颊侧骨。厚平型牙龈的特征在于围绕牙齿的骨组织较厚，并被厚且轮廓平滑的牙龈组织覆盖，从而导致乳头的高度较小。厚扇型牙龈具有其他两个分类的特征（图8.7a～c）。

对于临床医生来说，对健康和疾病状态下每种生物型的相关特征必须有足够的了解，特别是在制订根面覆盖手术计划时，因为不同的生物型的牙龈在手术期间以及随后在伤口愈合过程中反应各不相同。例如，薄牙生物型在探诊和外科手术期间可能容易撕裂，根面覆盖可能不是最佳选择。而在厚龈生物型中，瓣的厚度使得更易获得完整的根面覆盖（Seibert and Lindhe 1989；Müller et al. 2000；Hwang and Wang 2006）。由于薄龈生物型中牙龈退缩的发生率较高，计划外科手术的目的不仅应该考虑根部覆盖范围，还应考虑由此产生的美学问题以及DH的治疗（Ahmedbeyli et al. 2014；Cairo et al. 2014；Polack and Mahn 2013；West et al. 2013）。

Gillam（2014）推荐了牙龈退缩的几种分类，以便帮助临床医生进行诊断及用作纠正牙龈退缩的模板。在过去30年中，最受欢迎的分类方法之一是米勒分类系统（Ⅰ～Ⅳ）（Miller 1985）（表8.2，图8.8a，b），它基于缺损类型，同时考虑到解剖特征，可以帮助临床医生成功预测手术结果。在已发表的文献中已经报道了许多材料和技术，包括引导组织再生（GTR）、冠向复位瓣术和釉基质蛋白（CAF + EMD）、结缔组织移植（CTG）和游离龈移植（同种异体移植物/黏膜移植物ADM）等（Gillam 2014）（图8.9）。

无论外科手术、相关技术、瓣膜设计还是所用材料，治疗牙龈退缩缺损预期结果都是覆盖根表面的牙龈组织必须具有厚角化黏膜的特征，从而使得患者能够较好地进行菌斑控制，移植物的位置也不会出现变化（例如向根尖方向退缩）。系统的研究回顾表明，当期望根面覆盖以及厚度增加时，移位的瓣膜与上皮下结缔组织结合是最佳选择，并且这种结合可以作为根面覆盖手术的金标准（Chambrone et al. 2008）。

然而，一些研究者已经报道，在一些

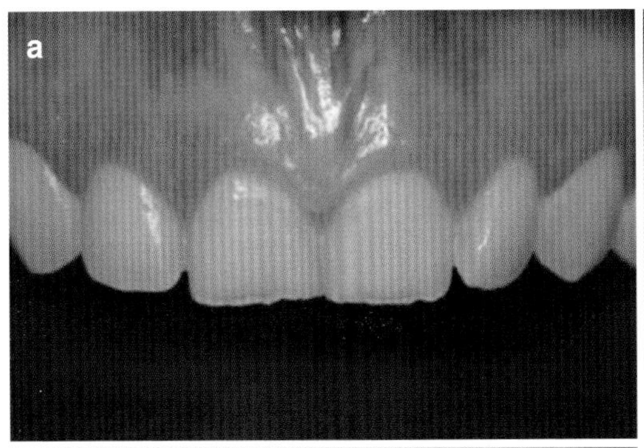

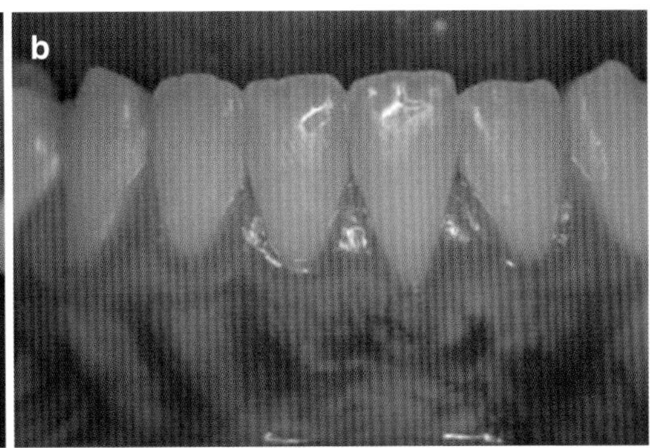

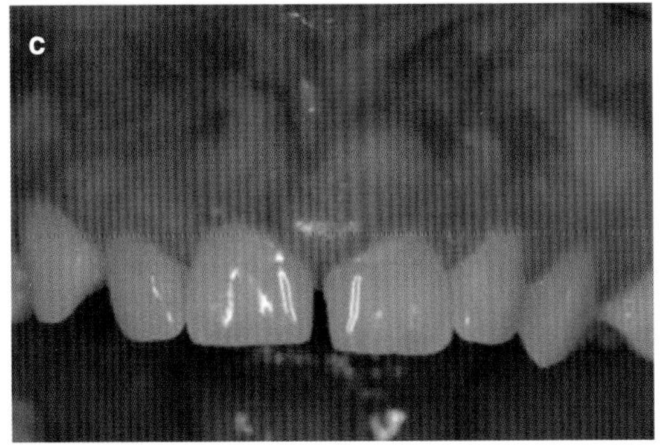

图8.7　（a）正常牙龈、（b）薄、（c）厚牙龈生物型的临床图像。

患者中，临床医生也许不能通过上述常规的根面覆盖术治疗牙龈退缩缺损，因此，剩下暴露的根部牙本质可能需要修复性方法，例如，瓷贴面、复合材料或玻璃离子或者采用抛光钻针修整缺损轮廓（Zalkind and Hochman 1997；Tugnait and Clerehugh 2001；Drisko 2002；Özgünaltay and Önen 2002；Santamaria et al. 2007）。当广泛的牙周破坏导致开放的牙龈外展隙形成时（即所谓的"黑三角"），对患者来说在美学上是不可接受的（Sharma and Park 2010），此时可以选择前述相对简单的技术，例如假牙龈贴面（Greene 1998）。

表8.2　Miller的牙龈退缩分类（GR）

分类	标准
Ⅰ类	牙龈退缩不延伸到膜龈联合（MGJ），不波及邻间组织
Ⅱ类	边缘组织退缩延伸到或超过MGJ，邻牙间隙没有牙周附着损失（骨或软组织）
Ⅲ类	边缘组织退缩不延伸到或超过MGJ，邻牙间隙有牙周附着损失（骨或软组织）
Ⅳ类	边缘组织退缩超过MGJ，邻牙间隙有牙周附着损失（骨或软组织）

牙龈增量手术

有多种方法通过牙龈增量来进行根面覆盖，具体可以根据牙周软硬组织的情况选择（Al-Sabbagh et al. 2009；Chambrone

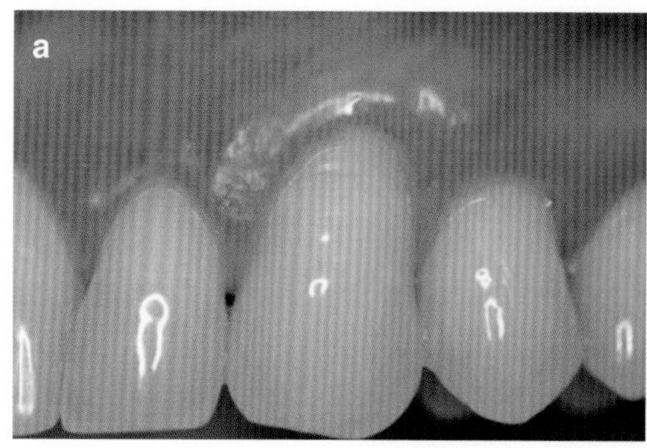

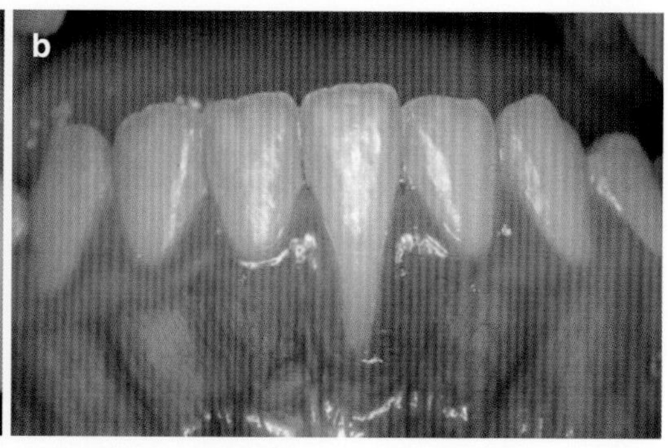

图8.8　（a，b）Miller的牙龈退缩分类举例，Ⅰ类（a）和Ⅱ类（b）边缘缺损。

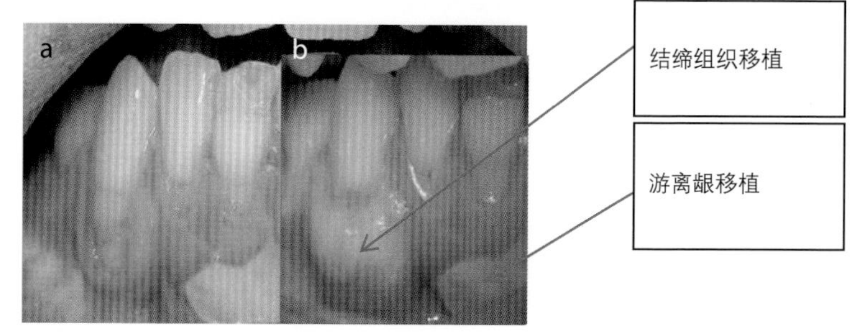

图8.9　（a，b）使用游离龈和结缔组织移植物覆盖根面。（a）术前和（b）结缔组织移植治疗后（感谢D. Chatzapoulou供图）。

et al. 2012；Schmidlin and Sahrmann 2013）。然而，Al-Sabbagh等（2009）认为，现在支持这一技术用于DH治疗的临床数据还比较有限。

非处方（OTC）产品

轻到中度牙本质敏感的患者可能并不就医，直接通过购买广告产品或家人朋友推荐的脱敏剂来缓解疼痛。根据Mantzourani和Sharma（2013）的研究，有3种原因促使他们选择非处方药：需要快速缓解疼痛、容易从市场购买获得、便宜（因为无须花费就医相关费用）。非处方脱敏剂或家庭护理产品的主要形式有：牙膏、凝胶、漱口液。这些OTC产品并不需要医生的处方就可获得，但这些产品的适应证是有限的，若疼痛持续2～4周，这时候就建议就医。若存在广泛的轻到中度的牙本质敏感，医生会推荐诊室内治疗与OTC药物联合使用来缓解症状（参见第10章）。

OTC产品与诊室内使用的药物有效成分基本一致，但浓度明显低于诊室内使用的产品，例如OTC含氟牙膏与诊室用氟化物相比浓度低很多。OTC产品的成分通常是用不同的盐（在牙膏、凝胶、漱口水中浓度不一）按比例混合，通过封闭牙本质小管或神经脱敏来减轻疼痛。对于消费者来说大部分的OTC产品是牙膏，尽管市面上有漱口水。在口腔环境中漱口水可以使药物成分传递到每颗牙齿表面，但与牙膏相比其含有的药物成分浓度低。漱口水的作用机制与牙膏相似，取决于进行药物传递的成分。常用的盐类有：硝酸钾、氯化钾、柠檬酸钾、氟化钠、氯化锶、乙酸锶、柠檬酸二钠、甲醛、单氟磷酸钠、氟化亚锡、氟化铵、精氨酸、羟基磷灰石、碳酸钙、磷硅酸钙钠（生物活性玻璃）和无定形磷酸钙（Miglani et al. 2010；Orchardson and Gillam 2006；Karim and Gillam 2013；Talioti et al. 2014）（表8.3）。

含氟牙膏、凝胶、漱口水

Cury和Tenuta（2014）的研究表明，氟化物是牙膏中最重要的治疗成分，可以减少龋病的发生，且其与牙膏中其他有益的药物成分（如三氯苯氧氯酚/共聚物或锌）混合后，可较好地减少菌斑生物膜，减轻龈炎、牙周炎、牙石和口腔异味（口臭）。尽管传统的含氟牙膏被建议用来治疗DH，目前仅仅有限的资料支持这一主张（Orchardson and Gillam 2006；West 2008）。氟化钠、氟化铵、氟化亚锡已被应用于牙膏和漱口水中作为OTC/家用产品来缓解DH（Morris et al. 1999；Plagmann et al. 1997；Pradeep et al. 2012；Rösing et al. 2009），然而其临床疗效存在争议（Pradeep et al. 2012）。早期研究者认为含氟牙膏脱敏有效（Kanouse and Ash 1969；Orchardson and Gillam 2000），并且后来的一些研究也显示，其与含有神经脱敏成分或牙本质小管封闭成分的特定脱敏牙膏产生相似的结果（Gillam et al. 1997；Orchardson and Gillam 2000；West et al. 1997）。但是有一些研究者在评估脱敏产品疗效的临床试验中将含氟产品用作安慰剂对照组而非脱敏产品（Gillam et al. 1996 b；West et al. 1997；Yates et al. 2004；Pradeep et al. 2012；Rösing et al. 2009）。

氟化物用于防龋、再矿化和牙本质敏感症治疗的作用机制是氟化物能与羟基磷灰石反应形成氟磷灰石，氟磷灰石临界pH比羟基磷灰石低（Featherstone 2000），因而具有更强的耐酸性。在体外实验中，当氟成分混合于牙膏、漱口液或涂剂中，可能会在牙本质表面形成氟化钙，随后封闭牙本质小管。这些氟化物中，氟离子似乎并不能有效地封闭牙本质小管（Petersson 2013），可能是由于其形成的钙盐结晶体体积较小的缘故（Calabria et al. 2012）。图8.2显示使用含氟产品和含草酸钾产品（诊室用药）后形成的氟化钙结晶形态（a）和草酸钙晶体形态（b）。这些图片表明，含氟沉积物主要存在于管间牙本质，牙本质小管内只可观察到相对较少的颗粒，但在草酸钾这一组中，牙本质表面下方的大部分牙本质小管是封闭的。这些共聚焦激光图片也可以用来比较矿化的和酸处理后的牙本质（图8.1a，b）。然而体外研究所显示的氟化物无效性与临床研究并不一致，这可能是因为实验室研究不能完全模拟口腔内的环境（参见第6

表8.3 处方或非处方（OTC）治疗牙本质敏感症（DH）的牙膏成分举例

作用机制	市售牙膏（和漱口水）	化合物
封闭牙本质小管	高露洁速效抗敏牙膏（Pro-Argin技术）	碳酸钙和精氨酸（一种唾液中的天然氨基酸），无酒精漱口水中含0.8%精氨酸，PVM/MA共聚物，焦磷酸盐级0.05%氟化钠）
	舒适达修复防护牙膏（NovaMin技术）	氟化物、钙或磷酸离子
	舒适达Pronamel牙膏	氟化物和硝酸钾
	舒适达劲速护理牙膏	8%硅基乙酸锶，1040ppm氟化钠
	SmootheRx牙膏（NovaMin技术）	磷硅酸钙钠（新的羟基磷灰石）
	AMFLOR牙膏（Pharmaceuticals公司）	3.85%氟化胺
需医生开具处方的牙膏成分	Fluoridex飞利浦口腔健康公司	5000ppm氟化物
	高露洁Gel Kam Sensitive牙膏	质量分数0.4%的氟化锡，1000ppm氟化物
	高露洁多乐氟	2800ppm氟化物
降低神经敏感性	含钾产品	氟化钾、柠檬酸钾、硝酸钾、草酸钾、氟化钾的混合物
封闭牙本质小管及降低神经敏感性（其他产品）	敏感牙膏（喜马拉雅草本公司）	菠菜-天然的草酸化合物

章）。一些研究已证实，使用含氟牙膏（1450ppm）可使牙本质敏感症得到良好的控制，尤其是与本章节所讨论的多种牙本质小管封闭剂联合使用时。

牙膏或漱口液中含有的金属离子（如锌、锡、锶、钾）和摩擦剂（如氧化铝、二氧化硅、碳酸钙、锌等）可与牙本质表面的活性成分产生协同作用来封闭牙本质小管（Gillam 1992；Petersson 2013）。例如，有研究表明，连续4周每天使用的情况下，含0.454% SnF_2的含氟牙膏与含0.76%MFP的牙膏相比能有效地减轻牙本质敏感症（Schiff et al. 2000）。He等（2011）研究指出，在即刻和持续缓解症状方面，0.454% SnF_2牙膏较0.76%MFP牙膏（阴性对照）有显著效果。有报道指出，在临床研究中氟化物与金属离子（锶、8%精氨酸、碳酸钙）联合使用有良好的治疗效果（Orcahrdson and Gillam 2006）。氟化铵（AMFLOR™, Pharmaceuticals公司）也被用于牙膏和漱口液中以减轻牙本质敏感症相关疼痛，尽管目前仅有有限的数据证实其脱敏效果。Pradeep等（2012）近来的研究报道，含氟化铵成分的牙膏与含磷硅酸钙钠和硝酸钾的牙膏相比，治疗牙本质敏感症的效果相似。

在控制牙本质敏感方面，推荐常规使用脱敏牙膏并辅助使用含氟漱口水（如氟化钾、氟化铵）（Yates et al. 2004；Petersson and Kambara 2004；Glockner 2013；Petersson 2013；Pradeep et al. 2012），尽管目前关于其有效性的证据不充分（Petersson 2013）。其他含氟漱口水合并不同脱敏成分（本章前述）也可能会提高含氟牙膏的有效性（Petersson and Kambara 2004），并且可能有利于牙本质的再矿化（Glockner 2013）。

不考虑实际有效成分，治疗DH的OTC产品的有效性依赖于个人（患者或消费者）每天2次持续而有效地使用牙膏和/或漱口液的口腔卫生习惯（Petersson 2013）。然而，对于OTC产品本身，它的有效成分可能需要2～4周才能起到缓解DH的作用（Talioti et al. 2014）（参见第10章）。在临床研究中，评估脱敏产品面临的一个问题是已发表的这些研究均缺乏多相性，这使得研究结果不易理解（Karim and Gillam 2013；Talioti et al. 2014）。此外，正如在第7章讨论的，安慰剂与非安慰剂效果都可能影响这些研究的结果，即使Lin等（2013）在系统综述报道称，不管是诊室内药物还是OTC产品，技术和治疗方法都可能对DH有明确的效果。

从常规使用含氟牙膏减少DH的有效性方面来看，可以发现人群常规使用含氟牙膏且水含氟量高的区域发病率更高。在某种程度上看，这可能会对氟在最小化DH方面的作用产生疑问（Rösing et al. 2009；West 2008）。根据Rösing等（2009）的研究，仅有限的数据支持单独使用OTC含氟产品来治疗DH，但是氟化物与具有牙本质小管封闭作用的牙膏和漱口液联合使用，可较好地预防和控制其他口腔疾病（牙菌斑、龋病、牙龈炎、口腔异味等）（Cummins 2010；Pradeep et al. 2012；Glockner 2013）。现在还没有证据支持这些特殊的脱敏牙膏和漱口液本身的防龋有效性，但是对于氟的防龋研究有附加说明（参见第1章）。尽管牙膏中高浓度的氟，如2800/5000ppm多乐氟（表8.2）对预防和控制根面龋有较好的效果，但作为脱敏剂是否有效还未完全证实（Bizhang et al. 2009；Nordström and Birkhed 2010；Walsh et al. 2010；Srinivasan et al. 2014）。

含锶产品

近50～60年来，很多临床研究对牙膏配方中的锶盐（早期多为氯化锶，目前多为乙酸锶）进行了广泛评价，结果显示，与安慰剂对照相比，锶盐牙膏能有效治疗牙本质敏感症（Kobler et al. 2008；Liu and Hu 2012；Sharif et al. 2013；Markowitz 2009；Mason et al. 2010）。但仍有很多人对此存有争议（Schiff et al. 1994；Rösing et al. 2009；Cummins 2010；Karim and Gillam 2013）。Jackson（2000）在一篇关于含锶牙膏的综述中指出，没有任何研究表明含锶牙膏比阴性对照组能更持续、更有效地缓解牙本质敏感症患者的症状。此外，Jackson（2000）还认为现有文献尚不能确切肯定锶盐促进牙膏成分在牙面的沉积和增加沉积持久性的效果。Ling和Gillam（1996）与West（2008）等通过体外研究显示，锶盐（乙酸锶/氯化锶）主要通过封闭牙本质小管发挥作用，但其在临床研究中的实际效果尚未明确（Rösing et al. 2009）。近年来市场上出现的舒适达劲速护理牙膏改变了原来的乙酸锶牙膏配方，成为含8%乙酸锶和1040ppm氟化钠的硅基牙膏。Hughes等经大量体内外研究发现，这种舒适达牙膏能形成沉积层堵塞牙本质小管，而且该沉积层比精氨酸牙膏有更强的耐酸性（Hughes et al. 2010；Mason et al. 2010；Parkinson and Willson 2011；Olley et al. 2012；Seong et al. 2013）。Hughes和Mason等（2010）通过体内研究比较该牙膏与普通含氟牙膏（Mason et al. 2010）及市售的含8%精氨酸、碳酸钙、1450ppm单氟磷酸钠牙膏的作用，结果显示：该牙膏抗牙本质敏感效果更明显（Hughes et al. 2010）。然而有研究得出了不同的结果。Schiff等（2009）对高露洁速效抗敏牙膏和舒适达劲速护理牙膏进行了为期16周的交叉设计研究，结果显示：8周后使用高露洁速效抗敏牙膏的患者症状明显减轻；16周后由舒适达速效抗敏牙膏转为高露洁速效抗敏牙膏的患者症状明显改善，而由高露洁速效抗敏牙膏转为舒适达劲速护理牙膏的患者无明显改变。

含钾产品

与安慰剂对照相比，钾盐产品（硝酸盐、氯盐和柠檬酸盐），包括含钾牙膏和漱口水，对牙本质敏感症有一定治疗作用（Orchardson and Gillam 2000；Frechoso et al. 2003；Markowitz 2009）。其中最广泛使用的是含5%硝酸钾的脱敏牙膏（Rösing et al. 2009）。总的来说，大量文献报道，含钾牙膏与对照组（Chesters et al. 1992；Collins et al. 1984；Nagata et al. 1994；Orchardson and Gillam 2000；Pradeep et al. 2012；Schiff et al. 1994，1998；Silverman 1985；Silverman et al. 1996；Tarbet et al. 1980，1982）或其他脱敏牙膏（10%氯化锶、2%柠檬酸钠和1.4%甲醛）（Orchardson and Gillam 2000；Tarbet et al. 1982）相比有更好的疗效。然而，关于钾盐牙膏的临床疗效是否源于钾离子本身的争论还在继续（Orchardson and Gillam 2006；Poulsen et al. 2001，2006；Rösing et al. 2009；Karim and Gillam 2013；Lin et al. 2013；Schmidlin and Sahrmann 2013）。例如，对于其基于动物模型提出的作用机制（Markowitz et al. 1991；Markowitz and Kim 1992）（神经脱敏）仍有争论，该机制认为钾离子能沿牙本质小管扩散，通过阻断突触传播降低牙髓神经纤维的兴奋性，进而缓解牙本质敏感（Schmidlin and Sahrmann 2013；Boneta et al. 2013）。有学者提出不同的看法，他们认为含钾牙膏可能通过阻塞牙本质小管发挥作用，这归因于配方中的其他成分（如摩擦剂）而非钾离子本身（Addy and Mostafa 1989；Ling et al. 1997；Gillam et al. 1996a，b；Pashley et al. 1984；West et al. 1997；Orchardson and Gillam 2000）。Jackson（2000）和Panagakos等（2009）研究显示，与普通含氟牙膏相比，含钾牙膏对牙本质敏感症的效果并不明显。

如上所述，早期对脱敏剂的研究主要集中在牙膏配方，而关于含钾漱口液疗效的研究相对较少。一些研究者有报道称，配方中含有硝酸钾和氟化钠（Gillam et al. 1996a；Pereira and Chavas 2001），枸橼酸钾或氟化钠（Yates et al. 1998），或氟化物混合物（Yates et al. 2004）的漱口水可有效缓解牙本质敏感症的症状。Gillam等（1996a）已经证实，与氟化钠漱口水相比，连续使用含3%硝酸钾与氟化钠的漱口液2周和6周产生的抗牙本质敏感效果更显著。Pereira和Chavas（2001）也证实，2周后两组探诊和温度刺激的差异无统计学意义，但6周后用冷空气刺激，显示试验组（使用含3%硝酸钾和0.2%氟化钠的漱口水）与对照组（使用0.2%氟化钠漱口水）在牙本质敏感症疗效上有显著差异。

最近，强生公司在美国新泽西州Skillman和Morris Plains推出了一款全球个人消费产品——含1.4%草酸钾的漱口水［李施德林防敏感漱口水（LADS）］。通过两个随机临床试验（RCT）对草酸钾漱口水和阴性对照组对牙本质敏感症患者的治疗进行了研究，结果显示连续使用5天前者优势明显，使用4周后仍有同样效果（Sharma et al. 2013a，b）。但由于RCT研究较少，缺乏足够的证据，关于草酸钾漱口水对牙本质敏感症的长期疗效仍需进一步研究证实。很多人认为草酸钾可能通过双重机制发挥作用（即钾离子使神经脱敏，草酸盐阻塞牙本质小管），这两个体外研究却使用了牙本质小管阻塞模型来展示草酸盐沉积的作用机制2项研究发现，与对照组产品相比，LADS阻塞牙本质小管（管内渗透更明显）（Eliades et al. 2013；Sharma et al. 2013c）和降低牙本质通透性的效果更明显。进一步研究发现，LADS在牙本质小管内形成的沉积物具有更强的耐酸性。

含钙复合物

酪蛋白磷酸肽-无定形磷酸钙（CPP-ACP）

酪蛋白磷酸肽（CPP）（Recaldent™技术，GC护牙素）最初主要被开发用于防龋和再矿化，而非治疗牙本质敏感症。酪蛋白磷酸肽-无定形磷酸钙（CPP-ACP）最初被当作GC护牙素（Recaldent™）销售，这是一种水性、无糖的口腔局部用膏剂。Reynolds等（1998）认为酪蛋白（CPP）是从牛奶中提取的一种蛋白，能为牙齿表面（如釉质）提供生物可利用钙离子和磷酸根离子。CPP使ACP保持稳定，增加釉质表面钙离子与磷酸根离子的浓度，促进其再矿化，随后形成的CPP-ACP进一步阻止钙离子和磷酸根离子在过饱和唾液中结合形成沉淀（Reynolds 1997）。许多研究报道CPP-ACP可以有效促进病变釉质再矿化（Lata et al. 2010；Cai et al. 2003）。很多制造商认为CPP-ACP有再矿化潜能，可以作为理想的抗牙本质敏感症的药物。大量体内外研究也表明，磷酸钙制剂能在牙本质表面形成矿物沉积，阻塞牙本质小管，降低牙本质通透性，缓解牙本质敏感症的症状（Ebisu 2002；Suge et al. 2002；Cherng et al. 2004；Geiger et al. 2003；Azarpazhooh and Limeback 2008；Gandolfi et al. 2010；Walsh 2010）。然而

Wegehaupt等（2011）却对CPP-ACP的长期疗效存有质疑。Talioti等（2014）最近的系统综述报道，虽然CPP-ACP产品对牙本质敏感症患者有一定疗效，但是目前证实其抗敏感作用的文献尚不充足。

官能化磷酸三钙（fTCP）

Vanichvatana和Auychai（2013）认为，fTCP由β-磷酸三钙和月桂硫酸钠经固相球磨法制备，能阻止钙离子与氟离子结合形成氟化钙，从而为釉质表面提供更多的氟离子与钙离子（Karlinsey et al. 2010，2012）。有很多体外研究和原位研究也报道了fTCP的再矿化作用（Karlinsey et al. 2009a, b；Mensinkai et al. 2012；Vanichvatana and Auychai 2013）。近年来fTCP被商业化开发，市场上出现了一种含有950ppm氟化物的牙膏（Clinpro齿霜；3 M ESPE，Saint Paul，MN，USA）。Asaizumi等（2013）通过体外研究评估了含有0.21%官能化磷酸三钙（fTCP）或1.1%氟化钠牙膏在龋白斑表面的再矿化作用。Mensinkai等（2012）则通过原位研究比较无氟牙膏和含fTCP的500ppm、1100ppm含氟牙膏对白斑病变釉质的再矿化效果。尽管很多文件数据（技术报告）表明TCP产品对牙本质敏感症有一定作用（牙本质小管阻塞和降低牙本质通透性）（如Varnish™ XT扩展接触漆），目前仍无口腔领域的文献证实。

Pro-Argin牙膏和漱口水

Pro-Argin是由碳酸钙和精氨酸组成的复合物，由Kleinberg设计提出（Kleinberg 2002），近年来已经作为脱敏牙膏（含有Pro-Argin™技术的高露洁速效抗敏牙膏）和脱敏漱口水（高露洁棕榄有限公司，NY）进入消费市场。精氨酸是唾液中天然存在的一种氨基酸。精氨酸和碳酸钙的结合模拟了唾液，可以封闭开放的牙本质小管的能力，从而抑制小管内液体流动，并使牙齿表面对酸刺激和热刺激有更强的抵抗力（Petrou et al. 2009）（参见含锶牙膏那一节）。有随机临床研究表明，与安慰剂或对照药物相比，Pro-Argin™牙膏对牙本质敏感症作用有效（Petrou et al. 2009；Ayad et al. 2009；Docimo et al. 2009a, b；Que et al. 2010；Fu et al. 2010；Boneta et al. 2013）。也有学者对采用Pro-Argin™技术制成的含有0.8%精氨酸、PVM/MA共聚物、焦磷酸盐和0.05%氟化钠的无乙醇基漱口水进行研究，结果显示与对照组相比该漱口水可有效缓解牙本质敏感症（Hu et al. 2013；Boneta et al. 2013）。一些研究者已经提出用精氨酸基牙膏对抗牙本质敏感（Fu et al. 2010；Que et al. 2010；Sharif et al. 2013），然而Sharif等（2013）认为仍需更多精心设计的随机临床研究确定其减轻pH的临床有效性。Sharif等（2013）认为还需设计更多大样本、长时间的随机临床研究。

磷硅酸钙钠（生物活性玻璃）

如前所述，生物活性玻璃（磷硅酸钙钠），例如诺华敏生物技术公司在Larry Hench（美国生物材料公司，Jacksonville,

FL, USA; now GSK)(Hench 2006)原有Bioglass®(生物玻璃)45S5基础上开发的NovaMin®(诺华敏),已被加入牙膏配方以治疗牙本质敏感症。其作用机制被认为是在牙本质表面形成碳酸羟基磷灰石(HCA),随后封闭牙本质小管(Litkowski et al. 1998; Gillam et al. 2002; Forsback et al. 2004; Tai et al. 2006; Vollenweider et al. 2007; Burwell 2006; Burwell et al. 2009; Wang et al. 2010; Pradeep and Sharma 2010)。

HCA沉积层的一大优势是其在化学成分和结构上都与天然牙釉质和牙本质相似(Burwell 2006; Gendreau et al. 2011)。但有学者对HCA在口腔环境中的长期稳定性存有疑虑,他们认为,当牙齿暴露于酸性环境中时,氟磷灰石(FAp)比HCA更耐酸蚀,且不易溶解。Brauer等(2010)最近证实,含氟生物活性玻璃在生理环境中形成FAp而非HCA。

如前所述,原来的45S5 Bioglass®配方已被商业化制作成为脱敏牙膏,即NovaMin™(NovaMin Technology Inc., Alachua, FL, USA),现在的GSK葛兰史克消费保健公司。新的NovaMin™牙膏是一种含氟的无定形磷硅酸钙钠无水硅基牙膏(目前美国的不含氟)。有体外研究表明该牙膏能有效阻塞牙本质小管,耐酸性好,也有临床研究证实其脱敏效果(Andersson and Kangasniemi 1991; Forsback et al. 2004; Du Min et al. 2008; Pradeep and Sharma 2010; Litkowski and Greenspan 2010; Narongdej et al. 2010; Dong et al. 2011; Wang et al. 2011a, b; Gendreau et al. 2011; Rajesh et al. 2012; Pradeep et al. 2012; Sharif et al. 2013; Petersson 2013)。然而,现有临床研究在方法和设计方面缺乏一致性,对其结果的分析仍然存在争议(Talioti et al. 2014)(参见第1章)。

牙本质敏感症管理新策略:非龋性牙颈部缺损治疗的创新发展

蛋白酶抑制剂

Kleter等(1993)认为,牙本质一旦暴露于口腔环境中,胶原层也就暴露于不同的pH中,这些pH会使牙表面形成脱矿层,这个脱矿层会阻碍唾液中的矿物质向脱矿区域的离子扩散(胶原丢失的程度取决于脱矿速率)。为了保留脱矿的有机基质,有必要使用可以减少牙本质缺失的产品(Kato et al. 2012)。暴露的有机质对机械力相对耐受,但据报道易被蛋白酶,例如来自唾液和牙本质基质中的基质金属蛋白酶(MMPs)生化降解(Tjäderhane et al. 1998)。

为了保留牙本质的有机质(胶原),一些研究人员对已知的蛋白酶抑制剂的作用进行了研究,如多酚表没食子儿茶素-3-没食子酸盐(Demeule et al. 2000)、氯己定(Gendron et al. 1999; Carrilho et al. 2009; Scaffa et al. 2012)和硫酸亚铁(Kato et al. 2010)。开始的研究结果令人欣喜,许多蛋白酶抑制剂通过不同的载体可以使牙本质丢失量减少39%～100%（Kato et al. 2009，2010；Magalhães et al. 2009）。Kato等（2012）认为，这些研究数据表明以上物质防止牙本质腐蚀的作用机制在于其能够抑制蛋白酶，从而保留脱矿的牙本质基质。研究人员还检测了400μM多酚表没食子儿茶素-3-没食子酸盐、0.012%氯己定、1mM硫酸亚铁溶液和1.23%氟化钠溶液的保护作用。将上述溶液处理后的牙本质样本用溶组织梭菌进行胶原降解，并经人工唾液羟基脯氨酸检测验证。结果显示，多酚表没食子儿茶素-3-没食子酸盐、氯己定和硫酸亚铁组的羟基脯氨酸浓度显著低于氟化钠、安慰剂及未处理组。结果显示以上蛋白酶抑制剂抵挡牙本质腐蚀的效果取决于其减少脱矿牙本质基质降解的能力（Kato et al. 2012）。

近来，Calabria等（2014）研究了氟化钛（TiF_4）溶液与草酸钾凝胶、氟化钠保护漆及溶液相比，对牙本质水分传导的影响。发现TiF_4溶液降低了牙本质35%的渗透率，与氟化钠溶液作用相当。同一实验中，草酸钾和氟化钠保护漆处理后的牙本质样本渗透率分别减少了85%和65%。但是，这些盐与TiF_4或者任何蛋白酶抑制剂的相关性尚未经临床研究证实。

尽管蛋白酶抑制剂的研究数据还比较有限，但可以推测，如果这些抑制剂能够转化为产品或者与传统的脱敏剂联用，从而减少牙本质有机质的表面下脱矿，那么这些抑制剂就有望用于预防牙侵蚀症和牙本质敏感症的治疗。

非处方和诊室用产品有效性的临床证据

经历了近100年的研究后，牙本质敏感症的临床处理总体来说仍然主要靠经验，也让临床医生感到比较棘手（Glockner 2013；Orchardson and Collins 1987；Pradeep et al. 2012）。鉴于治疗DH的药物和方法众多（Ling and Gillam 1996；Orchardson and Gangarosa 1994；Orchardson and Gillam 2000；Cunha-Cruz et al. 2010），临床医生不应该寄希望于某一种产品可以解决所有的问题或者某种治疗可以适用于每一个患者（Lin et al. 2013；Gillam et al. 2013；Schmidlin and Sahrmann 2013）（参见第10章）。

一般而言，根据脱敏剂的不同，诊室治疗用于局部症状比较严重的DH患者的一颗或多颗患牙。非处方产品建议用于轻到中度比较广泛的牙本质敏感症，经过一段时间的使用，敏感症状可以减轻（Brauer et al. 2010；Wang et al. 2010）。可在家使用的产品较专业用产品的优势在于可即时获得。但不足是缓解症状需要更多的时间（2～4周），而诊室用产品有助于立刻缓解（Lynch et al. 2012；Pradeep et al. 2012）（参见第10章）。

结论

新的脱敏材料和方法不断涌现可以

说明，目前还没有理想的脱敏产品或临床方法可以完全满足Grossman很早提出的需求或者处理好DH对患者生活质量的影响（Grossman 1935；Gillam1997）（参见第9章）。但是期望某一种脱敏产品或治疗方法能够成功解决所有与DH有关的临床因素是不明智的，因此必须不断寻找理想的脱敏剂（Gillam et al. 2013；Schmidlin and Sahrmann 2013）。此外，医生在成功治疗DH以及寻找理想的脱敏产品和治疗方法方面都显得信心不足（Cunha-Cruz et al. 2010；Schmidlin and Sahrmann 2013；van Loveren 2013）。因此，在平时的诊疗中，使用基于循证医学制定的临床指南就显得尤为必要了（Al-Sabbagh et al. 2009）。Gillam等（2013）最近发表的文献尝试解决这一问题，但是医生仍然需要一份简单实用的指南帮助他们在临床中成功治疗。简单、递进式，包括诊断方法和预防（宣教）措施，以及长期监测，这些对于成功的管理策略而言都是十分重要而且必要的（Orchardson and Gillam 2006；Gillam et al. 2013；Lussi and Hellwig 2013）（参见第10章）。

未来的趋势

医生在日常的临床工作中必须考虑患者DH的两方面问题。一是患者的不适以及立刻解决疼痛的需求。另一方面是疾病整体可能导致牙本质组织非病理性暴露于口腔环境中。这两方面都要求医生不仅要有丰富的知识，还要有临床经验，才能为患者提供最好的治疗和更好的策略。此外，在严格的临床条件下对新材料及其特性进行优质的随机对照临床研究是十分必要的。目前，尚没有一种理想的能够模仿天然组织的脱敏产品可以同时在诊室和在家庭使用。因此，研究人员有责任重点开发出能够模仿和恢复牙齿天然结构的新材料。

参考文献

[1] Addy M, Mostafa P (1989) Dentine hypersensitivity II. Effects produced by the uptake in vitro of toothpastes onto dentine. J Oral Rehabil 16(1):35–48.

[2] Agnihotri Y, Pragada NP, Patri G, Thajuraj PK (2012) The effect of CPP-ACP on remineralization of artifi cial caries like lesions: an in vitro study. Indian J Multidiscip Dent 2(1):366.

[3] Ahmedbeyli C, Ipçi ŞD, Cakar G, Kuru BE, Yılmaz S (2014) Clinical evaluation of coronally advanced fl ap with or without acellular dermal matrix graft on complete defect coverage for the treatment of multiple gingival recessions with thin tissue biotype. J Clin Periodontol 41(3):303–310. doi: 10.1111/jcpe.12211, Epub 2014 Jan 16.

[4] Al-Sabbagh M, Brown A, Thomas MV (2009) In-offi ce treatment of dentinal hypersensitivity. Dent Clin N Am 53(1):47–60, viii.

[5] Anderegg CR, Alexander DC, Freidman M (1999) A bioactive glass particulate in the treatment of molar furcation invasions. J Periodontol 70(4):384–387.

[6] Andersson OH, Kangasniemi I (1991) Calcium phosphate formation at the surface of bioactive glass in vitro. J Biomed Mater Res 25(8):1019–1030.

[7] Aparna S, Setty S, Thakur S (2010) Comparative effi cacy of two treatment modalities for dentinal hypersensitivity: a clinical trial. Indian J Dent Res 21:544–548.

[8] Aranha AC, Domingues FB, Franco VO, Gutknecht N, Eduardo CP (2005) Effects of Er:YAG and Nd:YAG lasers on dentin permeability in root surfaces: a preliminary in vitro study. Photomed Laser Surg 23(5):504–508.

[9] Aranha AC, Pimenta LA, Marchi GM (2009) Clinical evaluation of desensitizing treatments for

cervical dentin hypersensitivity. Braz Oral Res 23(3):333–339.

[10] Arenholt-Bindslev D, Hörsted-Bindslev P, Philipsen HP (1987) Toxic effects of two dental materials on human buccal epithelium in vitro and monkey buccal mucosa in vivo. Scand J Dent Res 95(6):467–474.

[11] Asaizumi M, Karlinsey RL, Mackey AC, Kato T, Kuga T (2013) In vitro assessments of white-spot lesions treated with NaF plus tricalcium phosphate (TCP) toothpastes using microtomography (micro-CT). J Dent Oral Hyg 5(7):68–76.

[12] Ayad F, Ayad N, Delgado E, Zhang YP, DeVizio W, Cummins D, Mateo LR (2009) Comparing the effi cacy in providing instant relief of dentin hypersensitivity of a new toothpaste containing 8.0% arginine, calcium carbonate, and 1450 ppm fl uoride to a benchmark desensitizing toothpaste containing 2% potassium ion and 1450 ppm fl uoride, and to a control toothpaste with 1450 ppm fl uoride: a three-day clinical study in Mississauga, Canada. J Clin Dent 20(4):115–122.

[13] Azarpazhooh A, Limeback H (2008) Clinical effi cacy of casein derivatives: a systematic review of the literature. J Am Dent Assoc 139(7):915–924.

[14] Bader J, Balevi B, Farsai P, Flores-Mir C, Gunsolley J, Matthews D, Vig K, Zahrowski J (2014) Lasers may reduce pain arising from dentin hypersensitivity. J Am Dent Assoc 145(4):e1–e2.

[15] Birang R, Poursamimi J, Gutknecht N, Lampert F, Mir M (2007) Comparative evaluation of the effects of Nd:YAG and Er:YAG laser in dentin hypersensitivity treatment. Lasers Med Sci 22(1):21–24.

[16] Bizhang M, Chun Y-HP, Winterfeld M-T, Altenburger MJ, HM Raab WHMand Zimmer S (2009) Effect of a 5,000 ppm fl uoride toothpaste and a 250 ppm fl uoride mouth rinse on the demineralisation of dentin surfaces. BMC Res Notes 2:147.

[17] Boneta ARE, Ramirez K, Naboa J, Mateo LR, Stewart B, Panagokos F, De Vizio W (2013) Effi cacy of a mouthwash containing 0.8% arginine, PVM/MA copolymer, pyrophosphates, and 0.05% sodium fl uoride compared to a commercial mouthwash containing 2.4% potassium nitrate and 0.022% sodium fl uoride and a control mouthwash containing 0.05% sodium fl uoride on dentine hypersensitivity: a six-week randomized clinical study. J Dent 41:S34–S41.

[18] Brahmbhatt N, Bhavsar N, Sahayata V, Acharya A, Kshatriya P (2012) A double blind controlled trial comparing three treatment modalities for dentin hypersensitivity. Med Oral Patol Oral Cir Bucal 17(3):e483–e490.

[19] Brauer DS, Karpukhina N, O'Donnell MD, Law RV, Hill RG (2010) Fluoride-containing bioactive glasses: effect of glass design and structure on degradation, pH and apatite formation in simulated body fl uid. Acta Biomater 6(8):3275–3282.

[20] Brough KM, Anderson DM, Love J, Overman PR (1985) The effectiveness of iontophoresis in reducing dentin hypersensitivity. J Am Dent Assoc 111(5):761–765.

[21] Brunton PA, Kalsi KS, Watts DC, Wilson NH (2000) Resistance of two dentin-bonding agents and a dentin desensitizer to acid erosion in vitro. Dent Mater 16(5):351–355.

[22] Burwell A (2006) Tubule occlusion of a novamincontaining dentifrice compared to Recaldent- containing dentifrice – a Remin/Demin study in vitro. Novamin Research Reports.

[23] Burwell AK, Litkowski LJ, Greenspan DC (2009) Calcium sodium phosphosilicate (NovaMin): remineralization potential. Adv Dent Res 21(1):35–39.

[24] Cai F, Shen P, Morgan MV, Reynolds EC (2003) Remineralization of enamel subsurface lesions in-situ by sugar free lozenges containing casein phosphopeptide – amorphous calcium phosphate. Aust Dent J 48:240–243.

[25] Cairo F, Pagliaro U, Nieri M (2008) Treatment of gingival recession with coronally advanced fl ap procedures: a systematic review. J Clin Periodontol 35(8):136–162.

[26] Cairo F, Nieri M, Pagliaro U (2014) Effi cacy of periodontal plastic surgery procedures in the treatment of localized facial gingival recessions. A systematic review. J Clin Periodontol 41(15):S44–S62.

[27] Calabria MP, Silva LM, Francisconi LF, Modena KCS, Casas-Apayco LC, Nahsan FPS, Wang L, Atta MT, Pereira JC (2010) A comparative study of morphological adhesive interface between NCCL and sound teeth with CLSM and SEM. Bauru, 2010. J Appl Oral Sci Bauru 18(5):12, Sept. Oct. 2010. Supplement. (1678–7757).

[28] Calabria MP, Dantas LM, Wang L, Magalhães AC, Lauris JRP, Graeff M, Pereira JC (2012) Effect of different desensitizing agents on dentin hydraulic conductance. J Dent Res 91:393, Sp. Issue B, abstr.

[29] Calabria M, Porfi rio R, Fernandes S, Wang L, Buzalaf M, Pereira J, Magalhães A (2014) Comparative in vitro effect of TiF4 to NaF and potassium oxalate on reduction of dentin hydraulic conductance. Oper Dent 39(4):427–432.

[30] Carrilho MR, Tay FR, Donnelly AM, Agee KA, Tjäderhane L, Mazzoni A et al (2009) Host-derived loss of dentin matrix stiffness associated with solubilization of collagen. J Biomed Mater Res B Appl Biomater 90:373–380.

[31] Chambrone L, Chambrone D, Pustiglioni FE, Chambrone LA, Lima LA (2008) Can subepithelial connective tissue grafts be considered the gold standard procedure in the treatment of Miller class I and II recession-type defects? J Dent 36(9):659–671.

[32] Chambrone L, Pannuti CM, Tu YK, Chambrone LA (2012) Evidence-based periodontal plastic surgery. II. An individual data meta-analysis for evaluating factors in achieving complete root coverage. J Periodontol 83(4):477–490.

[33] Cherng AM, Chow LC, Takagi S (2004) Reduction in dentin permeability using mildly supersaturated calcium phosphate solutions. Arch Oral Biol 49(2):91–98.

[34] Chesters R, Kaufman HW, Wolff MS, Huntington E, Kleinberg I (1992) Use of multiple sensitivity measurements and logit statistical analysis to assess the effectiveness of a potassium-citrate-containing dentifrice in reducing dentinal hypersensitivity. J Clin Periodontol 19(4):256–261.

[35] Cochrane NJ, Shen P, Yuan Y, Reynolds EC (2014) Ion release from calcium and fl uoride containing dental varnishes. Aust Dent J 59(1):100–105.

[36] Collins JF, Gingold J, Stanley H, Simring M (1984) Reducing dentinal hypersensitivity with strontium chloride and potassium nitrate. Gen Dent 32(1):40–43.

[37] Cooley RL, Sandoval VA (1989) Effectiveness of potassium oxalate treatment on dentin hypersensitivity. Gen Dent 37(4):330–333.

[38] Copeland JS (1985) Simplifi ed remedy for root sensitivity. Northwest Dent 64(6):13–14.

[39] Cummins D (2010) Recent advances in dentin hypersensitivity: clinically proven treatments for instant and lasting sensitivity relief. Am J Dent 23(Spec No A):3A–13A.

[40] Cunha-Cruz J, Wataha JC, Zhou L, Manning W, Trantow M, Bettendorf MM, Heaton LJ, Berg J (2010) Treating dentin hypersensitivity: therapeutic choices made by dentists of the northwest PRECEDENT network. J Am Dent Assoc 141(9):1097–1105.

[41] Cunha-Cruz J, Stout JR, Heaton LJ, Wataha JC, Northwest PRECEDENT (2011) Dentin hypersensitivity and oxalates: a systematic review. J Dent Res 90(3):304–310.

[42] Cury JA, Tenuta LMA (2014) Evidence-based recommendation on toothpaste use. Braz Oral Res São Paulo 28(Spec Iss 1):1–7.

[43] da Rosa WL, Lund RG, Piva E, da Silva AF (2013) The effectiveness of current dentin desensitizing agents used to treat dental hypersensitivity: a systematic review. Quintessence Int 44(7):535–546.

[44] de Oliveira DW D, Marques DP, Aguiar-Cantuária IC, Flecha OD, Gonçalves PF (2013a) Effect of surgical defect coverage on cervical dentin hypersensitivity and quality of life. J Periodontol 84(6):768–775.

[45] doi: 10.1902/jop.2012.120479 , Epub 2012 Aug 16 de Oliveira DW D, Oliveira-Ferreira F, Flecha OD, Gonçalves PF (2013b) Is surgical root coverage effective for the treatment of cervical dentin hypersensitivity? A systematic review. J Periodontol 84(3):295–306. doi: 10.1902/jop.2012.120143 , Epub 2012 May 1.

[46] Demeule M, Brossard M, Page M, Gingras D, Beliveau R (2000) Matrix metalloproteinase inhibition by green tea catechins. Biochim Biophys Acta 1478:51–60.

[47] Deng Y, Mahdian M, George AT, Blake B, Huang D, Shi Z (2011) Laser therapy for dentinal hypersensitivity. Cochrane Database Syst Rev (11):CD009434.

[48] Docimo R, Montesani L, Maturo P, Costacurta M, Bartolino M, DeVizio W, Zhang YP, Cummins D, Dibart S, Mateo LR (2009a) Comparing the effi cacy in reducing dentin hypersensitivity of a new toothpaste containing 8.0% arginine, calcium carbonate, and 1.450 ppm fl uoride to a commercial sensitive toothpaste containing 2% potassium ion: an eight-week clinical study in Rome, Italy. J Clin Dent 20(1):17–22.

[49] Docimo R, Montesani L, Maturo P, Costacurta M, Bartolino M, Zhang YP, DeVizio W, Delgado E, Cummins D, Dibart S, Mateo LR (2009b) Comparing the effi cacy in reducing dentin hypersensitivity of a new toothpaste containing 8.0% arginine, calcium carbonate, and 1.450 ppm fl uoride to a benchmark commercial desensitizing toothpaste containing 2%potassium ion: an eight-week clinical study in Rome, Italy. J Clin Dent 20(4):137–143.

[50] Dondidall'Orologio G, Lorenzi R, Anselmi M, Opisso V (1999) Dentin desensitizing effects of gluma alternate, health-dent desensitizer and scotchbond multipurpose. Am J Dent 12(3):103–106.

[51] Dondidall'Orologio G, Lone A, Finger WJ (2002) Clinical evaluation of the role of glutardialdehyde in a onebottle adhesive. Am J Dent 15(5):330–334.

[52] Dong Z, Chang J, Deng Y, Joiner A (2011) Tricalcium silicate induced mineralization for occlusion of dentinal tubules. Aust Dent J 56(2):175–180.

[53] Drisko C (2002) Dentine hypersensitivity: dental hygiene and periodontal considerations. Int Dent J 52:385–393.

[54] Du Min Q, Bian Z, Jiang H, Greenspan DC, Burwell AK, Zhong J, Tai BJ (2008) Clinical evaluation of a dentifrice containing calcium sodium phosphosilicate (novamin) for the treatment of dentin hypersensitivity. Am J Dent 21(4):210–214.

[55] Duran I, Sengun A (2004) The long-term effectiveness of five current desensitizing products on cervical dentine sensitivity. J Oral Rehabil 31(4):351–356.

[56] Duran I, Sengun A, Yildirim T, Ozturk B (2005) In vitro dentine permeability evaluation of HEMA-based (desensitizing) products using split-chamber model following in vivo application in the dog. J Oral Rehabil 32(1):34–38.

[57] Ebisu S (2002) Calcium phosphate precipitation method for the treatment of dentin hypersensitivity. Am J Dent 15:220–226.

[58] Eliades G, Mantzourani M, Labella R, Mutti B, Sharma D (2013) Interactions of dentine desensitisers with human dentine: morphology and composition. J Dent 41(4):S28–S39.

[59] Boneta ARE, Ramirez K, Naboa J, Mateo LR, Stewart B, Panagokos F, De Vizio W (2013) Effi cacy in reducing dentine hypersensitivity of a regimen using a toothpaste containing 8% arginine and calcium carbonate, a mouthwash containing 0.8% arginine, pyrophosphate and PVM/MA copolymer and a toothbrush compared to potassium and negative control regimens: an eightweek randomized clinical trial. J Dent 41(1):S42–S49.

[60] Erdemir U, Yildiz E, Kilic I, Yucel T, Ozel S (2010) The effi cacy of three desensitizing agents used to treat dentin hypersensitivity. J Am Dent Assoc 141(3):285–296.

[61] Farmakis ET, Kozyrakis K, Khabbaz MG, Schoop U, Beer F, Moritz A (2012) In vitro evaluation of dentin tubule occlusion by Denshield and Neodymium-doped yttrium-aluminum- garnet laser irradiation. J Endod 38(5):662–666.

[62] Featherstone JD (2000) The science and practice of caries prevention. J Am Dent Assoc 131(7):887–899.

[63] Forsback AP, Areva S, Salonen JI (2004) Mineralization of dentin induced by treatment with bioactive glass S53P4 in vitro. Acta Odontol Scand 62:14–20.

[64] Francisconi LF, Graeff MS, Martins Lde M, Franco EB, Mondelli RF, Francisconi PA, Pereira JC (2009) The effects of occlusal loading on the margins of cervical restorations. J Am Dent Assoc 140(10):1275–1282.

[65] Frechoso SC, Menéndez M, Guisasola C, Arregui I, Tejerina JM, Sicilia A (2003) Evaluation of the effi cacy of two potassium nitrate bioadhesive gels (5% and 10%) in the treatment of dentine hypersensitivity. A randomized clinical trial. J Clin Periodontol 30(4):315–320.

[66] Fu Y, Li X, Que K, Wang M, Hu D, Mateo LR, DeVizio W, Zhang YP (2010) Instant dentin hypersensitivity relief of a new desensitizing dentifrice containing 8.0% arginine, a high cleaning calcium carbonate system and 1.450 ppm fl uoride: a 3-day clinical study in Chengdu, China. Am J Dent 23(Spec No A):20A–27A.

[67] Gaffar A (1999) Treating hypersensitivity with fl uoride varnish. Compend Contin Educ Dent 20(1):27–33; quiz 35.

[68] Gandolfi MG, Taddei TA, Prati C (2010) Apatite-forming ability (bioactivity) of ProRoot MTA. Int Endod J 43(10):917–929.

[69] Gangarosa LP Sr (1994) Current strategies for dentistapplied treatment in the management of hypersensitive dentine. Arch Oral Biol 39(Suppl):101S–106S.

[70] Gangarosa LP, Park NH (1978) Practical considerations in iontophoresis of fl uoride for desensitizing dentin. J Prosthet Dent 39(2):173–178.

[71] Geiger S, Matalon S, Blasbalg J, Tung M, Eichmiller FC (2003) The clinical effect of amorphous calcium phosphate (ACP) on root surface hypersensitivity. Oper Dent 28:496–500.

[72] Gendreau L, Barlow AP, Mason SC (2011) Overview of the clinical evidence for the use of NovaMin in providing relief from the pain of dentin hypersensitivity. J Clin Dent 22(3):90–95.

[73] Gendron R, Grenier D, Sorsa T, Mayrand D (1999) Inhibition of the activities of matrix metalloproteinases 2, 8, and 9 by chlorhexidine. Clin Diagn Lab Immunol 6:437–439.

[74] Gholami GA, Fekrazad R, Esmaiel-Nejad A, Kalhori KA (2011) An evaluation of the occluding effects of Er;Cr:YSGG, Nd:YAG, CO 2 and diode lasers on dentinal tubules: a scanning electron micro scope in vitro study. Photomed Laser Surg 29(2):115–121.

[75] Gillam DG (1992) The assessment and treatment of cervical dentinal sensitivity – DDS Thesis,

University of Edinburgh Gillam DG (1997) Clinical trial designs for testing of products for dentine hypersensitivity – a review. Periodontal Abstr 45:37–46.
[76] Gillam DG (2014) Treatment approaches for dentin hypersensitivity. In: Taha S, Clarkson BH (eds) Clinician's guide to the diagnosis and management of tooth sensitivity. Springer, Berlin/Heidelberg, pp 51–80, Chapter 5.
[77] Gillam DG, Newman HN (1990) Iontophoresis in the treatment of cervical dentinal sensitivity–a review. J West Soc Periodontol Periodontal Abstr 38(4):129–133.
[78] Gillam DG, Bulman JS, Jackson RJ, Newman HN (1996a) Effi cacy of a potassium nitrate-based mouthwash in alleviating cervical dentine sensitivity (CDS). J Clin Periodontol 23:993–997.
[79] Gillam DG, Bulman JS, Jackson RJ, Newman HN (1996b) Comparison of 2 desensitizing dentifrices with a commercially available fl uoride dentifrice in alleviating cervical dentine sensitivity. J Periodontol 67(8):737–742.
[80] Gillam DG, Coventry JF, Manning RH, Newman HN, Bulman JS (1997) Comparison of two desensitizing agents for the treatment of cervical dentine sensitivity. Endod Dent Traumatol 13(1):36–39.
[81] Gillam DG, Bulman JS, Eijkman MA, Newman HN (2002) Dentists' perceptions of dentine hypersensitivity and knowledge of its treatment. J Oral Rehabil 29:219–225.
[82] Gillam D, Chesters R, Attrill D, Brunton P, Slater M, Strand P, Whelton H, Bartlett D (2013) Dentine hypersensitivity– guidelines for the management of a common oral health problem. Dent Update 40(7):514–516, 518–520, 523–524.
[83] Giusto TJ (2005) Bioactive glass and bioabsorbable membrane in the treatment of a maxillary class II furcation defect: case report with 6-month re-entry. Compend Contin Educ Dent 26(1):41–42, 44, 46 passim; quiz 52–53.
[84] Glockner K (2013) What are the unmet needs in the dental offi ce/at home to treat dentin hypersensitivity? Clin Oral Investig 17(1):S61–S62.
[85] Greene PR (1998) The fl exible gingival mask: an aesthetic solution in periodontal practice. Br Dent J 184:536–540.
[86] Grossman LI (1935) A systematic method for the treatment of hypersensitive dentine. J Am Dent Assoc 22:592–602.
[87] Gupta M, Pandit IK, Srivastava N, Gugnani N (2010) Comparative evaluation of 2% sodium fl uoride iontophoresis and other cavity liners beneath silver amalgam restorations. J Indian Soc Pedod Prev Dent 28(2):68–72.
[88] Hamlin D, Williams KP, Delgado E, Zhang YP, DeVizio W, Mateo LR (2009) Clinical evaluation of the effi - cacy of a desensitizing paste containing 8% arginine and calcium carbonate for the in-offi ce relief of dentin hypersensitivity associated with dental prophylaxis. Am J Dent 22(Spec No A):16A–20A.
[89] Hanning M, Hanning C (2010) Nanomaterials in preventive dentistry. Nat Nanotechnol 5:565–569.
[90] He S, Wang Y, Li X, Hu D (2011) Effectiveness of laser therapy and topical desensitising agents in treating dentine hypersensitivity: a systematic review. J Oral Rehabil 38(5):348–358.
[91] Hench LL (2006) The story of bioglass. J Mater Sci Mater Med 17(11):967–978.
[92] Hoang-Dao BT, Hoang-Tu H, Tran-Hung L, Camps J, Koubi G, About I (2008) Evaluation of a natural resinbased new material (Shellac F) as a potential desensitizing agent. Dent Mater 24(7):1001–1007.
[93] Hodosh M (1974) A superior desensitizer–potassium nitrate. J Am Dent Assoc 88(4):831–832.
[94] Hu D, Stewart B, Mello S, Arvanitidou L, Panagakos F, De Vizio W, Zhang YP, Mateo LR, Yin W (2013).
[95] Effi cacy of a mouthwash containing 0.8% arginine, PVM/MA copolymer, pyrophosphates, and 0.05% sodium fl uoride compared to a negative control mouthwash on dentin hypersensitivity reduction. A randomized clinical trial. J Dent 41:S26–S33.
[96] Hughes N, Mason S, Jeffery P, Welton H, Tobin M, O'Shea C, Browne M (2010) A comparative clinical study investigating the effi cacy of a test dentifrice containing 8% strontium acetate and 1,040 ppm sodium fl uoride versus a marketed control dentifrice containing 8% arginine, calcium carbonate, and 1,450 ppm sodium monofl uorophosphate in reducing dentinal hypersensitivity. J Clin Dent 21(2):49–55.
[97] Hwang D, Wang HL (2006) Flap thickness as a predictor of root coverage: a systematic review. J Periodontol 77(10):1625–1634.
[98] Ianzano JA, Gwinnett AJ, Westbay G (1993) Polymeric sealing of dentinal tubules to control sensitivity: preliminary observations. Periodontal Clin Investig 15(1):13–16.
[99] Inoue S, Koshiro K, Yoshida Y, De Munck J, Nagakane K, Suzuki K, Sano H, Van Meerbeek B (2005) Hydrolytic stability of self-etch adhesives bonded to dentin. J Dent Res 84(12):1160–1164.
[100] Ipci SD, Cakar G, Kuru B, Yilmaz S (2009)

Clinical evaluation of lasers and sodium fl uoride gel in the treatment of dentine hypersensitivity. Photomed Laser Surg 27(1):85–91.

[101] Jackson RJ (2000) Potential treatment modalities for dentine hypersensitivity: home use products. In: Addy M, Edgar WM, Orchardson R (eds) Tooth wear and sensitivity. Martin Dunitz, London, pp 328–338.

[102] Kakaboura A, Rahiotis C, Thomaidis S, Doukoudakis S (2005) Clinical effectiveness of two agents on the treatment of tooth cervical hypersensitivity. Am J Dent 18(4):291–295.

[103] Kanouse MC, Ash MM Jr (1969) The effectiveness of a sodium monofl uorophosphate dentifrice on dental hypersensitivity. J Periodontol 40(1):38–40.

[104] Kapferer I, Pfl ug C, Kisielewsky I, Giesinger J, Beier US, Dumfahrt H (2013) Instant dentin hypersensitivity relief of a single topical application of an in-offi ce desensitizing paste containing 8% arginine and calcium carbonate: a split-mouth, randomized-controlled study. Acta Odontol Scand 71(3 – 4):994–999.

[105] Kara C, Orbak R (2009) Comparative evaluation of Nd:YAG laser and fl uoride varnish for the treatment of dentinal hypersensitivity. J Endod 35(7):971–974.

[106] Karim BF, Gillam DG (2013) The effi cacy of strontium and potassium toothpastes in treating dentine hypersensitivity: a systematic review. Int J Dent 2013:573258.

[107] Karlinsey RL, Mackey AC, Stookey GK (2009a) In vitro remineralization effi cacy of NaF systems containing unique forms of calcium. Am J Dent 22(3):185–188.

[108] Karlinsey RL, Mackey AC, Stookey GK et al (2009b) In vitro assessments of experimental NaF dentifrices containing a prospective calcium phosphate technology. Am J Dent 22(3):180–184.

[109] Karlinsey RL, Mackey AC, Walker ER et al (2010) Surfactant-modifi ed beta-TCP: structure, properties, and in vitro remineralization of subsurface enamel lesions. J Mater Sci Mater Med 21(7):2009–2020.

[110] Karlinsey RL, Mackey AC, Schwandt CS (2012) Effects on dentin treated with eluted multi-mineral varnish in vitro. Open Dent J 2012(6):157–163.

[111] Kassab MM, Cohen RE (2003) The etiology and prevalence of gingival recession. J Am Dent Assoc 134:220–225.

[112] Kates JJ, Greskovich MS, Smith WK, Ariel DR, Diamond MW (1998) Long-term evaluation of the use of PerioGlas in alveolar ridge augmentation following tooth extraction: a prospective human study. Dental Cadmos.

[113] Kato MT, Magalhães AC, Rios D, Hannas AR, Attin T, Buzalaf MA (2009) Protective effect of green tea on dentin erosion and abrasion. J Appl Oral Sci 17: 560–564.

[114] Kato MT, Leite AL, Hannas AR, Oliveira RC, Pereira JC, Tjäderhane L et al (2010) Effect of iron on matrix metalloproteinase inhibition and on the prevention of dentine erosion. Caries Res 44:309–316.

[115] Kato MT, Leite AL, Hannas AR, Calabria MP, Magalhães AC, Pereira JC, Buzalaf MAR (2012) Impact of protease inhibitors on dentin matrix degradation by collagenase. J Dent Res 91:1119–1123.

[116] Kerns DG, Scheidt MJ, Pashley DH, Horner JA, Strong SL, Van Dyke TE (1991) Dentinal tubule occlusion and root hypersensitivity. J Periodontol 62(7): 421–428.

[117] Kimura Y, Wilder-Smith P, Yonaga K, Matsumoto K (2000) Treatment of dentine hypersensitivity by lasers: a review. J Clin Periodontol 27(10):715–721.

[118] Kleinberg I (2002). SensiStat. A new saliva-based composition for simple and effective treatment of dentinal sensitivity pain. Dent Today 21(12):42–47.

[119] Kleter GA, Damen JJ, Everts V, Niehof J, ten Cate JM (1993) The infl uence of the organic matrix on demineralization of bovine root dentin in vitro. J Dent Res 73:1523–1529.

[120] Knight NN, Lie T, Clark SM, Adams DF (1993) Hypersensitive dentin: testing of procedures for mechanical and chemical obliteration of dentinal tubuli. J Periodontol 64(5):366–373.

[121] Kobler A, Kub O, Schaller HG, Gernhardt CR (2008) Clinical effectiveness of a strontium chloride- containing desensitizing agent over 6 months: a randomized, double-blind, placebo-controlled study. Quintessence Int 39(4):321–325.

[122] Kumar VL, Itthagarun A, King NM (2008) The effect of casein phosphopeptide-amorphous calcium phosphate on remineralization of artifi cial caries-like lesions: an in vitro study. Aust Dent J 53(1):34–40.

[123] Lan WH, Liu HC (1996) Treatment of dentin hypersensitivity by Nd:YAG laser. J Clin Laser Med Surg 14(2): 89–92.

[124] Lata S, Varghese NO, Varughese JM (2010) Remineralization potential of fl uoride and amorphous calcium phosphate-casein phospho peptide on enamel lesions: An in vitro comparative evaluation. J Conserv Dent 13:42–46.

[125] Levin MP, Yearwood LL, Carpenter WN (1973)

The desensitizing effect of calcium hydroxide and magnesium hydroxide on hypersensitive dentin. Oral Surg Oral Med Oral Pathol 35(5):741–746.

[126] Lier BB, Rösing CK, Aass AM, Gjermo P (2002) Treatment of dentin hypersensitivity by Nd:YAG laser. J Clin Periodontol 29(6):501–506.

[127] Lin YH, Gillam DG (2012) The prevalence of root sensitivity following periodontal therapy: a systematic review. bInt J Dent 2012:407023. doi: 10.1155/2012/407023, Epub 2012 Oct 31.

[128] Lin PY, Cheng YW, Chu CY, Chien KL, Lin CP, Tu YK (2013) In-offi ce treatment for dentin hypersensitivity: a systematic review and network meta-analysis. J Clin Periodontol 40(1):53–64.

[129] Ling TY, Gillam DG (1996) The effectiveness of desensitizing agents for the treatment of cervical dentine sensitivity (CDS)–a review. J West Soc Periodontol Periodontal Abstr 44(1):5–12.

[130] Ling TY, Gillam DG, Barber PM, Mordan NJ, Critchell J (1997) An investigation of potential desensitizing agents in the dentine disc model: a scanning electron microscopy study. J Oral Rehabil 24(3):191–203.

[131] Litkowski L, Greenspan DC (2010) A clinical study of the effect of calcium sodium phosphosilicate on dentin hypersensitivity — proof of principle. J Clin Dent 21(3):77–81.

[132] Liu H, Hu D (2012) Effi cacy of a commercial dentifrice containing 2% strontium chloride and 5% potassium nitrate for dentin hypersensitivity: a 3-day clinical study in adults in China. Clin Ther 34(3):614–622.

[133] Liu HC, Lin CP, Lan WH (1997) Sealing depth of Nd:YAG laser on human dentinal tubules. J Endod 23(11):691–693.

[134] Lopes AO, Aranha AC (2013) Comparative evaluation of the effects of Nd:YAG laser and a desensitizer agent on the treatment of dentin hypersensitivity: a clinical study. Photomed Laser Surg 31(3):132–138.

[135] Lopes AO, de Paula Eduardo C, Aranha AC (2013) Clinical evaluation of low-power laser and a desensitizing agent on dentin hypersensitivity. Lasers Med Sci [Epub ahead of print].

[136] Loty C, Sautier JM, Tan MT, Oboeuf M, Jallot E, Boulekbache H, Greenspan D, Forest N (2001) Bioactive glass stimulates in vitro osteoblast differentiation and creates a favorable template for bone tissue formation. J Bone Miner Res 16(2):231–239.

[137] Lussi A, Hellwig E (2013) Diagnosis and management of exposed cervical dentin. Foreword. Clin Oral Investig 17(1):S1–S2.

[138] Lynch E, Brauer DS, Karpukhina N, Gillam DG, Hill RG (2012) Multi-component bioactive glasses of varying fl uoride content for treating dentin hypersensitivity. Dent Mater 28(2):168–178.

[139] Magalhães AC, Wiegand A, Rios D, Hannas A, Attin T, Buzalaf MA (2009) Chlorhexidine and green tea extract reduce dentin erosion and abrasion in situ. J Dent 37:994–998.

[140] Mantzourani M, Sharma D (2013) Dentine sensitivity: past, present and future. J Dent 4I(4):S3–S17.

[141] Marinho VC, Higgins JP, Sheiham A, Logan S (2004) Combinations of topical fl uoride (toothpastes, mouthrinses, gels, varnishes) versus single topical fl uoride for preventing dental caries in children and adolescents. Cochrane Database Syst Rev (1):CD002781.

[142] Markowitz K (2009) The original desensitizers: strontium and potassium salts. J Clin Dent 20(5):145–151.

[143] Markowitz K (2013) A new treatment alternative for sensitive teeth: a desensitizing oral rinse. J Dent 4I:S1–S11.

[144] Markowitz K, Kim S (1992) The role of selected cations in the desensitization of intradental nerves. Proc Finn Dent Soc 88(1):39–54, Review.

[145] Markowitz K, Pashley DH (2008) Discovering new treatments for sensitive teeth: the long path from biology to therapy. J Oral Rehabil 35(4):300–315.

[146] Markowitz K, Bilotto G, Kim S (1991) Decreasing intradental nerve activity in the cat with potassium and divalent cations. Arch Oral Biol 36(1):1–7.

[147] Martens LC (2013) A decision tree for the management of exposed cervical dentin (ECD) and dentin hypersensitivity (DHS). Clin Oral Investig 17(1):S77–S83.

[148] Mason S, Hughes N, Sufi F, Bannon L, Maggio B, North M, Holt J (2010) A comparative clinical study investigating the effi cacy of a dentifrice containing 8% strontium acetate and 1040 ppm fl uoride in a silica base and a control dentifrice containing 1450 ppm fl uoride in a silica base to provide immediate relief of dentin hypersensitivity. J Clin Dent 21(2):42–48.

[149] Mehta D, Gowda VS, Santosh A, Finger WJ, Sasaki K (2014) Randomized controlled clinical trial on the effi cacy of dentin desensitizing agents. Acta Odontol Scand 72(8):936–941.

[150] Mello SV et al (2013a) Mode of action studies of a new desensitizing mouthwash containing 0.8% arginine, PVM/MA copolymer, pyrophosphates, and 0.05% sodium fl uoride. J Dent 4IS:S12–S19.

[151] Mello SV, Arvanitidou E, Vandeven M (2013b) The

development of a new desensitising mouthwash containing arginine, PVM/MA copolymer, pyrophosphates, and sodium fl uoride—A hydraulic conductance study. J Dent 4IS:S20–S25.

[152] Mensinkai PK, Ccahuana-Vasquez RA, Chedjieu I, Amaechi BT, Mackey AC, Walker TJ, Blanken DD, Karlinsey RL (2012) In situ remineralization of whitespot enamel lesions by 500 and 1,100 ppm F dentifrices. Clin Oral Investig 16(4):1007–1014.

[153] Merika K, HeftitArthur F, Preshaw PM (2006) Comparison of two topical treatments for dentine sensitivity. Eur J Prosthodont Restor Dent 14(1):38–41.

[154] Miglani S, Aggarwal V, Ahuja B (2010) Dentin hypersensitivity: recent trends in management. J Conserv Dent 13(4):218–224.

[155] Miller PD Jr (1985) A classifi cation of marginal tissue recession. Int J Periodontics Restorative Dent 5(2): 8–13.

[156] Moritz A, Schoop U, Goharkhay K, Aoid M, Reichenbach P, Lothaller MA, Wernisch J, Sperr W (1998) Longterm effects of CO2 laser irradiation on treatment of hypersensitive dental necks: results of an in vivo study. J Clin Laser Med Surg 16(4):211–215.

[157] Morris MF, Davis RD, Richardson BW (1999) Clinical effi cacy of two dentin desensitizing agents. Am J Dent 12(2):72–76.

[158] Müller HP, Heinecke A, Schaller N, Eger T (2000) Masticatory mucosa in subjects with different periodontal phenotypes. J Clin Periodontol 27(9): 621–626.

[159] Nagata T, Ishida H, Shinohara H, Nishikawa S, Kasahara S, Wakano Y, Daigen S, Troullos ES (1994) Clinical evaluation of a potassium nitrate dentifrice for the treatment of dentinal hypersensitivity. J Clin Periodontol 21(3):217–221.

[160] Narongdej T, Sakoolnamarka R, Boonroung T (2010) The effectiveness of a calcium sodium phosphosilicate desensitizer in reducing cervical dentin hypersensitivity: a pilot study. J Am Dent Assoc 141(8):995–999.

[161] Nongonierma AB, Fitzgerald RJ (2012) Biofunctional properties of caseinophosphopeptides in the oral cavity. Caries Res 46(3):234–267.

[162] Nordström A, Birkhed D (2010) Preventive effect of highfl uoride dentifrice (5,000 ppm) in caries-active adolescents: a 2-year clinical trial. Caries Res 44(3):323–331.

[163] Norton MR, Wilson J (2001) Bone augmentation with bioactive ceramics before insertion of endosseous dental implants: histories and human histology on seventeen consecutive cases. Key Eng Mater 192 – 195:869–872.

[164] Olley RC, Pilecki P, Hughes N, Jeffery P, Austin RS, Moazzez R, Bartlett D (2012) An in situ study investigating dentine tubule occlusion of dentifrices following acid challenge. J Dent 40(7):585–593.

[165] Orchardson R, Collins WJ (1987) Clinical features of hypersensitive teeth. Br Dent J 162(7):253–256.

[166] Orchardson R, Gillam DG (2000) The effi cacy of potassium salts as agents for treating dentin hypersensitivity. J Orofac Pain 14(1):9–19.

[167] Orchardson R, Gillam DG (2006) Managing dentin hypersensitivity. J Am Dent Assoc 137(7):990–998; quiz 1028–1029.

[168] Orchardson R, Gangarosa LPS (1994) Hypersensitive dentine; biological basis of therapy. Arch Oral Biol 39(Suppl):1S–153S.

[169] Ozen T, Orhan K, Avsever H, Tunca YM, Ulker AE, Akyol M (2009) Dentin hypersensitivity: a randomized clinical comparison of three different agents in a short-term treatment period. Oper Dent 34(4):392–398.

[170] Özgünaltay G, Önen A (2002) Three-year clinical evaluation of a resin modifi ed glass–ionomer cement and a composite resin in non-carious class V lesions. J Oral Rehabil 29:1037–1041.

[171] Panagakos F, Schiff T, Guignon A (2009) Dentin hypersensitivity: effective treatment with an in-offi ce desensitizing paste containing 8% arginine and calcium carbonate. Am J Dent 22(Special Issue):3A–7A.

[172] Park JS, Suh JJ, Choi SH, Moon IS, Cho KS, Kim CK, Chai JK (2001) Effects of pretreatment clinical parameters on bioactive glass implantation in intrabony periodontal defects. J Periodontol 72(6):730–740.

[173] Parkinson CR, Willson RJ (2011) An in vitro investigation of two currently marketed dentin tubule occlusion dentifrices. J Clin Dent 22(1):6–10.

[174] Pashley DH (2000) Potential treatment modalities for dentine hyper sensitivity: in-offi ce products. In: Addy M, Embery G, Edgar WM, Orchardson R (eds) Tooth wear and sensitivity. Martin Dunitz, London, pp 351–361.

[175] Pashley DH, O'Meara JA, Kepler EE, Galloway SE, Thompson SM, Stewart FP (1984) Dentin permeability. Effects of desensitizing dentifrices in vitro. J Periodontol 55(9):522–525.

[176] Pashley DH, Leibach JG, Horner JA (1987) The effects of burnishing NaF/kaolin/glycerin paste on dentin permeability. J Periodontol 58(1):19–23.

[177] Pashley DH, Carvalho RM, Pereira JC, Villanueva R, Tay FR (2001) The use of oxalate to reduce

dentin permeability under adhesive restorations. Am J Dent 14(2):89–94.

[178] Patel N, Langalia A (2014) Iontophoresis in conservative dentistry and endodontics: a review. J Res Adv Dent 3(1):140–143.

[179] Pei D, Liu S, Huang C, Du X, Yang H, Wang Y, Deng D (2013) Effect of pretreatment with calcium-containing desensitizer on the dentine bonding of mild self-etch adhesives. Eur J Oral Sci 121(3 Pt 1):204–210.

[180] Pereira R, Chavas VK (2001) Effi cacy of a 3 % potassium nitrate desensitizing mouthwash in the treatment of dentinal. Clin Oral Investig 17(1):S63–S71, S69 hypersensitivity. J Periodontol, 2001; 72(12):1720–1725.

[181] Pereira JC, Segala AD, Gillam DG (2005) Effect of desensitizing agents on the hydraulic conductance of human dentin subjected to different surface pre- treatments–an in vitro study. Dent Mater 21(2):129–138.

[182] Petersson LG (2013) The role of fl uoride in the preventive management of dentin hypersensitivity and root caries. Clin Oral Investig 17(1):S63–S71.

[183] Petersson LG, Kambara M (2004) Remineralisation study of artifi cial root caries lesions after fl uoride treatment. An in vitro study using electric caries monitor and transversal micro-radiography. Gerodontology 21(2):85–92.

[184] Petrou I, Heu R, Stranick M, Lavender S, Zaidel L, Cummins D, Sullivan RJ, Hsueh C, Gimzewski JK (2009) A breakthrough therapy for dentin hypersensitivity: how dental products containing 8% arginine and calcium carbonate work to deliver effective relief of sensitive teeth. J Clin Dent 20:23–31.

[185] Plagmann HC, König J, Bernimoulin JP, Rudhart AC, Deschner J (1997) A clinical study comparing two high-fl uoride dentifrices for the treatment of dentinal hypersensitivity. Quintessence Int 28(6):403–408.

[186] Polack MA, Mahn DH (2013) Biotype change for the esthetic rehabilitation of the smile. J Esthet Restor Dent 25(3):177–186. doi: 10.1111/jerd.12029 , Epub 2013 May 3.

[187] Polderman RN, Frencken JE (2007) Comparison between effectiveness of a low-viscosity glass ionomer and a resin-based glutaraldehyde containing primer in treating dentine hypersensitivity–a 25.2-month evaluation. J Dent 35(2):144–149.

[188] Poulsen S, Errboe M, Hovgaard O, Worthington HW (2001) Potassium nitrate toothpaste for dentine hypersensitivity. Cochrane Database Syst Rev (2):CD001476.

[189] Poulsen S, Errboe M, Lescay Mevil Y, Glenny AM (2006) Potassium containing toothpastes for dentine hypersensitivity. Cochrane Database Syst Rev (3):CD001476.

[190] Pradeep AR, Sharma A (2010) Comparison of clinical effi - cacy of a dentifrice containing calcium sodium phosphosilicate to a dentifrice containing potassium nitrate and to a placebo on dentinal hypersensitivity: a randomized clinical trial. J Periodontol 81(8):1167–1173.

[191] Pradeep AR, Agarwal E, Naik SB, Bajaj P, Kalra N (2012) Comparison of effi cacy of three commercially available dentifrices [corrected] on dentinal hypersensitivity: a randomized clinical trial. Aust Dent J 57(4): 429–434.

[192] Price N, Bendall SP, Frondoza C, Jinnah RH, Hungerford DS (1997) Human osteoblast-like cells (MG63) proliferate on a bioactive glass surface. J Biomed Mater Res 37(3):394–400.

[193] Qin C, Xu J, Zhang Y (2006) Spectroscopic investigation of the function of aqueous 2-hydroxyethylmethacrylate/ glutaraldehyde solution as a dentin desensitizer. Eur J Oral Sci 114(4):354–359.

[194] Que K, Fu Y, Lin L, Hu D, Zhang YP, Panagakos FS, DeVizio W, Mateo LR (2010) Dentin hypersensitivity reduction of a new toothpaste containing 8.0% arginine and 1450 ppm fl uoride: an 8-week clinical study on Chinese adults. Am J Dent 23(Spec No A): 28A–35A.

[195] Rajesh KS, Hedge S, Arun Kumar MS, Shetty DG (2012) Evaluation of the effi cacy of a 5% calcium sodium phosphosilicate (Novamin) containing dentifrice for the relief of dentinal hypersensitivity: a clinical study. Indian J Dent Res 23(3):363–367.

[196] Reynolds EC (1997) Remineralization of enamel subsurface lesions by casein phosphopeptide-stabilized calcium phosphate solutions. J Dent Res 76:1587–1595.

[197] Reynolds EC (1998) Anticariogenic complexes of amorphous calcium phosphate stabilized by casein phosphopeptides: a review. Spec Care Dentist 18(1):8–16.

[198] Reynolds EC, Cai F, Cochrane NJ, Shen P, Walker GD, Morgan MV, Reynolds C (2008) Fluoride and casein phosphopeptide-amorphous calcium phosphate. J Dent Res 87(4):344–348.

[199] Ritter AV, de L Dias W, Miguez P, Caplan DJ, Swift EJ Jr (2006) Treating cervical dentin hypersensitivity with fl uoride varnish: a randomized clinical study. J Am Dent Assoc 137(7):1013–1020; quiz 1029.

[200] Rösing CK, Fiorini T, Liberman DN, Cavagni J (2009) Dentine hypersensitivity: analysis of self-care products. Braz Oral Res 23(1):56–63.

[201] Rusin RP, Agee K, Suchko M, Pashley DH (2010) Effect of a new desensitizing material on human dentin permeability. Dent Mater 26(6):600–607.

[202] Santamaria MP, Suaid FF, Nociti FH Jr, Zaffalon M et al (2007) Periodontal surgery and glass ionomer restoration in the treatment of gingival recession associated with a non-carious cervical lesion: report of three cases. J Periodontol 78(6):1146–1153.

[203] Santos MJ, Ari N, Steele S, Costella J, Banting D (2014) Retention of tooth-colored restorations in non-carious cervical lesions-a systematic review. Clin Oral Investig 18(5):1369–1381.

[204] Sauro S, Gandolfi MG, Prati C, Mongiorgi R (2006) Oxalate-containing phytocomplexes as dentine desensitisers: an in vitro study. Arch Oral Biol 51(8):655–664.

[205] Sauro S, Mannocci F, Watson TF, Piemontese M, Sherriff M, Mongiorgi R (2007) The infl uence of soft acidic drinks in exposing dentinal tubules after non-surgical periodontal treatment: a SEM investigation on the protective effects of oxalate-containing phytocomplex. Med Oral Patol Oral Cir Bucal 12(7):E542–E548.

[206] Scaffa PM, Vidal CM, Barros N, Gesteira TF, Carmona AK, Breschi L, Pashley DH, Tjäderhane L, Tersariol IL, Nascimento FD, Carrilho MR (2012) Chlorhexidine inhibits the activity of dental cysteine cathepsins. J Dent Res 91(4):420–425.

[207] Schemehorn BR, Wood GD, McHale W, Winston AE (2011) Comparison of fl uoride uptake into tooth enamel from two fl uoride varnishes containing different calcium phosphate sources. J Clin Dent 22(2):51–54.

[208] Schiff T, Dotson M, Cohen S, De Vizio W, McCool J, Volpe A (1994) Effi cacy of a dentifrice containing potassium nitrate, soluble pyrophosphate, PVM/MA copolymer, and sodium fl uoride on dentinal hypersensitivity: a twelve-week clinical study. J Clin Dent 5(Spec No):87–92.

[209] Schiff T, Dos Santos M, Laffi S, Yoshioka M, Baines E, Brasil KD, McCool JJ, De Vizio W (1998) Effi cacy of a dentifrice containing 5% potassium nitrate and 1,500 PPM sodium monofl uorophosphate in a precipitated calcium carbonate base on dentinal hypersensitivity. J Clin Dent 9(1):22–25.

[210] Schiff T, Bonta Y, Proskin HM, DeVizio W, Petrone M, Volpe AR (2000) Desensitizing effi cacy of a new dentifrice containing 5.0% potassium nitrate and 0.454% stannous fl uoride. Am J Dent 13(3):111–115.

[211] Schiff T, Delgado E, Zhang YP, Cummins D, DeVizio W, Mateo LR (2009) Clinical evaluation of the effi cacy of an in-offi ce desensitizing paste containing 8% arginine and calcium carbonate in providing instant and lasting relief of dentin hypersensitivity. Am J Dent 22(Spec No A):8A–15A.

[212] Schmidlin PR, Sahrmann P (2013) Current management of dentin hypersensitivity. Clin Oral Investig 17(1): S55–S59.

[213] Schüpbach P, Lutz F, Finger WJ (1997) Closing of dentinal tubules by Gluma desensitizer. Eur J Oral Sci 105(5 Pt 1):414–421.

[214] Schweikl H, Schmalz G (1997) Glutaraldehyde-containing dentin bonding agents are mutagens in mammalian cells in vitro. J Biomed Mater Res 36(3):284–288.

[215] Sculean A, Barbe G, Chiantella GC, Arweiler NB, Berakdar M, Brecx M (2002) Clinical evaluation of an enamel matrix protein derivative combined with a bioactive glass for the treatment of intrabony periodontal defects in humans. J Periodontol 73(4):401–408.

[216] Seibert JS, Lindhe J (1989) Esthetics and periodontal therapy. In: Lindhe J (ed) Textbook of clinical periodontology. Munksgaard, Copenhagen.

[217] Sensistat KI (2002) A new saliva-based composition for simple and effective treatment of dentinal sensitivity pain. Dent Today 21:42–47.

[218] Seong J, Macdonald E, Newcombe RG, Davies M, Jones SB, Johnson S, West NX (2013) In situ randomised trial to investigate the occluding properties of two desensitising toothpastes on dentine after subsequent acid challenge. Clin Oral Investig 17(1):195–203.

[219] Sethna GD, Prabhuji ML, Karthikeyan BV (2011) Comparison of two different forms of varnishes in the treatment of dentine hypersensitivity: a subject-blind randomised clinical study. Oral Health Prev Dent 9(2):143–150.

[220] Sgolastra F, Petrucci A, Gatto R, Monaco A (2011) Effectiveness of laser in dentinal hypersensitivity treatment: a systematic review. J Endod 37(3): 297–303.

[221] Sharif MO, Iram S, Brunton PA (2013) Effectiveness of arginine-containing toothpastes in treating dentine hypersensitivity: a systematic review. J Dent 41(6): 483–492.

[222] Sharma AA, Park JH (2010) Esthetic considerations in interdental papilla: remediation and regeneration. J Esthet Restor Dent 22:18–30.

[223] Sharma D, McGuire JA, Amini P (2013a) Randomized trial of the clinical effi cacy of a potassium oxalatecontaining mouthrinse in rapid relief of dentin sensitivity. J Clin Dent 24(2):62–67.
[224] Sharma D, McGuire JA, Gallob JT, Amini P (2013b) Randomised clinical effi cacy trial of potassium oxalate mouthrinse in relieving dentinal sensitivity. J Dent 41(4):S40–S48.
[225] Sharma D, Hong CX, Heipp PS (2013c) A novel potassium oxalate-containing tooth-desensitising mouthrinse: a comparative in vitro study. J Dent 41(Suppl 4):S18–S27.
[226] Silverman G (1985) The sensitivity-reducing effect of brushing with a potassium nitrate-sodium monofl uorophosphate dentifrice. Compend Contin Educ Dent 6(2):131–133, 136.
[227] Silverman G, Berman E, Hanna CB, Salvato A, Fratarcangelo P, Bartizek RD, Bollmer BW, Campbell SL, Lanzalaco AC, Mackay BJ, McClanahan SF, Perlich MA, Shaffer JB (1996) Assessing the effi cacy of three dentifrices in the treatment of dentinal hypersensitivity. J Am Dent Assoc 127(2):191–201.
[228] Singal P, Gupta R, Pandit N (2005) 2% sodium fl uorideiontophoresis compared to a commercially available desensitizing agent. J Periodontol 76(3):351–357.
[229] Sollazzo V, Palmieri A, Scapoli L, Martinelli M, Girardi A, Pezzetti F, Morselli PF (2010) PerioGlas® acts on human stem cells isolated from peripheral blood. Dent Res J Isfahan 7(1):28–34.
[230] Srinivasan M, Schimmel M, Riesen M, Ilgner A, Wicht MJ, Warncke M, Ellwood RP, Nitschke I, Müller F, Noack MJ (2014) High-fl uoride toothpaste: a multicenter randomized controlled trial in adults. Community Dent Oral Epidemiol 42(4):333–340.
[231] Suge T, Ishikawa K, Kawasaki A, Suzuki K, Matsuo T, Noiri Y, Imazato S (2002) Calcium phosphate precipitation method for the treatment of dentin hypersensitivity. Am J Dent 15:220–226.
[232] Suge T, Kawasaki A, Ishikawa K, Matsuo T, Ebisu S (2005) Comparison of the occluding ability of dentinal tubules with different morphology between calcium phosphate precipitation method and potassium oxalate treatment. Dent Mater J 24(4):522–529.
[233] Swift EJ Jr, May KN Jr, Mitchell S (2001) Clinical evaluation of Prime & Bond 2.1 for treating cervical dentin hypersensitivity. Am J Dent 14(1):13–16.
[234] Tai BJ, Bian Z, Jiang H, Greenspan DC, Zhong J, Clark AE, Du MQ (2006) Anti-gingivitis effect of a dentifrice containing bioactive glass (NovaMin®) particulate. J Clin Periodontol 33(2):86–91.
[235] Talioti E, Hill R, Gillam DG. The Effi cacy of Selected Desensitizing OTC Products: a systematic review. Hindawi Publishing Corporation ISRN Dentistry 2014, Article ID 865761, 14 pages. http://dx.doi. org/10.1155/2014/865761.
[236] Tantbirojn D, Feigal RJ, Ko CC, Versluis A (2006) Remineralized dentin lesions induced by glass ionomerdemonstrate increased resistance to subsequent acid challenge. Quintessence Int 37(4):273–281.
[237] Tarbet WJ, Silverman G, Stolman JM, Fratarcangelo PA (1980) Clinical evaluation of a new treatment for dentinal hypersensitivity. J Periodontol 51(9):535–540.
[238] Tarbet WJ, Silverman G, Fratarcangelo PA, Kanapka JA (1982) Home treatment for dentinal hypersensitivity: a comparative study. J Am Dent Assoc 105(2):227–230.
[239] Tay FR, Gwinnett AJ, Pang KM, Wei SH (1994) Structural evidence of a sealed tissue interface with a total-etch wetbonding technique in vivo. J Dent Res 73(3):629–636.
[240] Tengrungsun T, Sangkla W (2008) Comparative study in desensitizing effi cacy using the GaAlAs laser and dentin bonding agent. J Dent 36(6):392–395.
[241] Thrash WJ, Dodds MW, Jones DL (1994) The effect of stannous fl uoride on dentinal hypersensitivity. Int Dent J 44(1):107–118.
[242] Tjäderhane L, Larjava H, Sorsa T, Uitto V-J, Larmas M, Salo T (1998) The activation and function of host matrix metalloproteinases in dentin matrix breakdown in caries lesions. J Dent Res 77:1622–1629.
[243] Trushkowsky RD, Oquendo A (2011) Treatment of dentin hypersensitivity. Dent Clin North Am 55(3):599–608.
[244] Tschoppe P, Zandim DL, Martus P, Kielbassa AM (2011) Enamel and dentine remineralization by nanohydroxyapatite toothpastes. J Dent 39:430–437.
[245] Tugnait A, Clerehugh V (2001) Gingival recession-its signifi cance and management. J Dent 29:381–394.
[246] van Dijken JW, Pallesen U (2008) Long-term dentin retention of etch-and-rinse and self-etch adhesives and a resin-modifi ed glass ionomer cement in non-carious cervical lesions. Dent Mater 24(7):915–922.
[247] van Loveren C (2013) Exposed cervical dentin and

dentin hypersensitivity summary of the discussion and recommendations. Clin Oral Investig 17(1):S73–S76.

[248] Vandiver J, Dean D, Patel N, Bonfi eld W, Ortiz C (2005) Nanoscale variation in surface charge of synthetic hydroxyapatite detected by chemically and spatially specifi c high-resolution force spectroscopy. Biomaterials 26:271–283.

[249] Vanichvatana S, Auychai P (2013) Effi cacy of two calcium phosphate pastes on the remineralization of artifi cial caries: a randomized controlled double-blind in situ study. Int J Oral Sci 5(4):224–228.

[250] Vollenweider M, Brunner TJ, Knecht S, Grass RN, Zehnder M, Imfeld T, Stark WJ (2007) Remineralization of human dentin using ultrafi ne bioactive glass particles. Acta Biomater 3:936–943.

[251] Vora J, Mehta D, Meena N, Sushma G, Finger WJ, Kanehira M (2012) Effects of two topical desensitizing agents and placebo on dentin hypersensitivity. Am J Dent 25(5):293–298.

[252] Walsh LJ (2010) The effects of GC tooth mousse on cervical dentinal sensitivity: a controlled clinical trial. Int Dent 12(1):4–12.

[253] Walsh T, Worthington HV, Glenny AM, Appelbe P, Marinho VC, Shi X (2010) Fluoride toothpastes of different concentrations for preventing dental caries in children and adolescents. Cochrane Database Syst Rev 1:CD007868.

[254] Wang Z, Sa Y, Sauro S, Chen H, Xing W, Ma X, Jiang T, Wang Y (2010) Effect of desensitising toothpastes on dentinal tubule occlusion: a dentine permeability measurement and SEM in vitro study. J Dent 38(5): 400–410.

[255] Wang Z, Jiang T, Sauro S, Pashley DH, Toledano M, Osorio R, Liang S, Xing W, Sa Y, Wang Y (2011a) The dentine remineralization activity of a desensitizing bioactive glass-containing toothpaste: an in vitro study. Aust Dent J 56(4):372–381.

[256] Wang Z, Jiang T, Sauro S, Wang Y, Thompson I, Watson TF, Sa Y, Xing W, Shen Y, Haapasalo M (2011b) Dentine remineralization induced by two bioactive glasses developed for air abrasion purposes. J Dent 39(11):746–756.

[257] Wegehaupt FJ, Tauböck TT, Stillhard A, Schmidlin PR, Attin T (2011) Infl uence of extra- and intra-oral application of CPP-ACP and fl uoride on re-hardening of eroded enamel. Acta Odontol Scand 25:1–7.

[258] West NX (2008) Dentine hypersensitivity: preventive and therapeutic approaches to treatment. Periodontol 2000 48:31–41.

[259] West NX, Addy M, Jackson RJ, Ridge DB (1997) Dentine hypersensitivity and the placebo response. A comparison of the effect of strontium acetate, potassium nitrate and fl uoride toothpastes. J Clin Periodontol 24(4): 209–215.

[260] West NX, Lussi A, Seong J, Hellwig E (2013) Dentin hypersensitivity: pain mechanisms and aetiology of exposed cervical dentin. Clin Oral Investig 17(1):S9–S19.

[261] Xynos ID, Hukkanen MV, Batten JJ, Buttery LD, Hench LL, Polak JM (2000) Bioglass 45S5 stimulates osteoblast turnover and enhances bone formation in vitro: implications and applications for bone tissue engineering. Calcif Tissue Int 67(4):321–329.

[262] Yates R, Owens J, Jackson R, Newcombe RG, Addy M (1998) A split-mouth placebo-controlled study to determine the effect of amorphous calcium phosphate in the treatment of dentine hypersensitivity. J Clin Periodontol 25(8):687–692

[263] Yates RJ, Newcombe RG, Addy M (2004) Dentine hypersensitivity: a randomised, double-blind placebocontrolled study of the effi cacy of a fl uoride-sensitive teeth mouthrinse. J Clin Periodontol 31(10):885–889.

[264] Yilmaz HG, Kurtulmus-Yilmaz S, Cengiz E (2011) Longterm effect of diode laser irradiation compared to sodium fl uoride varnish in the treatment of dentine hypersensitivity in periodontal maintenance patients: a randomized controlled clinical study. Photomed Laser Surg 29(11):721–725.

[265] Yu X, Liang B, Jin X, Fu B, Hannig M (2010) Comparative in vivo study on the desensitizing effi cacy of dentin desensitizers and one-bottle self-etching adhesives. Oper Dent 35(3):279–286.

[266] Yukna RA, Evans GH, Aichelmann-Reidy MB, Mayer ET (2001) Clinical comparison of bioactive glass bone replacement graft material and expanded polytetrafl uoroethylene barrier membrane in treating human mandibular molar class II furcations. J Periodontol 72(2):125–133.

[267] Zalkind M, Hochman N (1997) Alternative method of conservative aesthetic treatment for gingival recession. J Prosthet Dent 77:561–563.

[268] Zamet JS, Darbar UR, Griffi ths GS, Bulman JS, Bragger U, Burgin W, Newman HN (1997) Particulate bioglass as a grafting material in the treatment of periodontal intrabony defects. J Clin Periodontol 24(6):410–418.

[269] Zweers J, Thomas RZ, Slot DE, Weisgold AS, Van der Weijden GA (2014) Characteristics of periodontal biotype, its dimensions, associations and prevalence-a systematic review. J Clin Periodontol. doi: 10.1111/ jcpe.12275.

第9章 牙本质敏感症对口腔健康相关生活质量的影响

The Impact of Dentine Hypersensitivity on Oral Health- Related Quality of Life

Katrin Bekes, Christian Hirsch

口腔医学中的生活质量

生活质量以及健康相关生活质量

“生活质量”（quality of life, QoL）这一术语最早是在1920年，由英国经济学家Arthur Cecil Pigou（1920）在一本关于经济和福利的书里首次提出来的。该书讨论了政府对下层社会的资助行为所造成的对下层社会人民生活以及对国家财政的影响。此后，由于生活质量一词的难以理解性，曾被不同的学者以不同的方式定义和使用。显然，对于该术语我们可能直觉上知道它是什么意思，但由于它的抽象性很难做出十分明确的定义。

在医学和口腔医学领域，近年来出现了生物模式的转变，在以患者为中心（以人为本）的生物模式中，关于生活质量的研究越来越受到关注（参见第7章）。生活质量，曾经偶尔作为一种疾病的生物学和临床的辅助评价指标，被认为是一种次要指标。然而，现在却认为“生活质量问题应该处于公共健康政策的最前列”（Slade 2002）。世界卫生组织将生活质量定义为个人在其生活的文化和价值系统中的感受，与其期望、目标以及关注点相关（World Health Organization 1993）。

健康影响生活质量，而健康和疾病真正影响的生活质量叫作健康相关生活质量（health-related quality of life, HRQoL）（Naito et al. 2006）。与生活质量一样，健康相关生活质量的概念也包含很多层面，具有复杂性，定义起来具有挑战性（Cimprich and Paterson 2002）。世界卫

K. Bekes (✉)
Department of Operative Dentistry and Periodontology, Department of Pediatric Dentistry, Martin-Luther-University Halle-Wittenberg, University School of Dental Medicine, Halle, Germany
e-mail: katrin.bekes@uk-halle.de

C. Hirsch
Department of Pediatric Dentistry, Department of Head Medicine and Oral Health, University of Leipzig, Leipzig, Germany
e-mail: christian.hirsch@medizin.uni-leipzig.de

D.G. Gillam (ed.), *Dentine Hypersensitivity: Advances in Diagnosis, Management, and Treatment,*
DOI 10.1007/978-3-319-14577-8_9,

生组织将健康定义为身体、精神、社会幸福感等的整体状态，而不仅仅是没有疾病（World Health Organization 1948），这也意味着健康不在仅仅是指没有疾病，而是关注人的整体性的一个概念（Absi et al.1987）。正是这种整体的理念，推动了健康相关生活质量概念的发展。

口腔健康相关生活质量

什么是口腔健康相关生活质量

口腔健康相关生活质量（OHRQoL）是健康相关生活质量的一个子集，关注的是口腔健康和口腔颌面部的障碍。OHRQoL是一个多维结构，除了口腔健康等内容以外，还反映人们在吃饭、睡觉和社交活动中的舒适感、自我认同感、对自己口腔健康的满意度（DHHS 2000）。OHRQoL试图充分体现口腔健康的主观方面。因此，OHRQoL的概念为口腔临床保健和研究带来一个全新的视角。OHRQoL描述口腔健康如何影响人体的运行能力、心理状态、社会环境以及引起疼痛或不适（Inglehart and Bagramian 2002）。正如Inglehart所说，这一概念的提出使得临床医生和研究者们的关注点从单纯的龋齿变为整个患者（Inglehart and Bagramian 2002）。

口腔健康的概念

根据传统方法，口腔健康的评估基于临床标准。通常情况下，口腔健康需要通过一些口腔疾病的临床指标来描述，因为这些指标能够定量地测量、评分以及分析个体或群体口腔状况。换句话说，指标能够反映出个体或群体需要评估的状况。比如，牙周疾病的严重程度由临床医生使用如探诊出血、探诊牙周袋深度以及临床附着水平等参数来记录（Ng and Leung 2006）。但是，尽管这些客观的测量指标很重要，却仅能反映病变过程的最终状态。而对于口腔疾病、口腔功能以及患者的心理健康状态的影响不能给出提示，也很难预测对日常生活和生活质量的影响。继续以此为例，牙周疾病的其他症状，包括慢性炎症和牙齿支持组织的破坏（如红肿、刷牙出血、患牙松动、持久的口腔异味）等通常都没有被临床医生记录。但是，这些症状都与患者的个人感受紧密相连，并对他们的日常生活质量产生明显的不良影响（Locker 1988；Ng and Leung 2006）。

在此基础上，Locker为口腔健康状态的评估搭出了一个概念的框架（Locker 1988）。该框架基于世界卫生组织对损伤、残疾以及残障的分类，并试图涵盖口腔疾病可能造成的所有功能或心理的不良后果。Locker认为疾病会造成损害，而这些损害会进一步造成生理及心理功能的受限、疼痛或不适。这些后果中的任何一种都可能引起身体、心理或社会障碍，这就是Locker定义的“日常生活行为能力的受限或缺失”。导致的最终结果，以社会弱势（如社交孤立）为特征的就是残障。功能受限也可以直接导致残障。

如何评估口腔健康相关生活质量

如前所述，OHRQoL是一个多个维度的概念，不能直接观察，需要借助合适的指标来解析。通过问卷调查或许可以实现。随着口腔状况对个人生活质量的影响日益受到关注，人们发明了若干评估OHRQoL的方法。最基础的由Slade（2002）提出的3类评估方法（量表）：社会指数，全球OHRQoL自我评估量表以及多项目OHRQoL调查问卷。其中，多项目调查问卷是目前评估OHRQoL使用最广泛的方法之一（Al Shamrany 2006）。

由于OHRQoL概念的模糊性，用于评估OHRQoL的多项目调查问卷在关注点、长度和格式上存在显著差异也就不足为奇了。无论如何，所有的这些方法都必须满足医疗结局诚信科学咨询委员会（Scientific Advisory Committee of the Medical Outcomes Trust）规定的一系列用于评估健康状况和生活质量的特性与标准（Aaronson et al. 2002）。

除此之外，OHRQoL评估量表可分为两种，评估口腔整体状况的通用量表和特定条件量表。有时，想确切评估具体口腔状况与口腔健康相关生活质量的联系，使用通用量表就显得太宽泛，这时就需要开发专门的量表。比如，近年来就有一种患者自评的特定条件量表用于评价牙本质敏感症（DII）（Boiko et al. 2010）。

口腔健康影响简况表

口腔健康影响简况表（HOIP）是目前技术成熟且国际通用的OHRQoL评估量表，由Slade和Spencer（1994）创建

表9.1　口腔健康影响简况表（OHIP）

问题	领域	条目
1	FL	你是否有因为牙齿，口腔以及义齿导致的咀嚼食物困难？
2	FL	你是否有因为牙齿，口腔以及义齿导致的发音困难？
3	FL	你是否注意到你的牙齿有什么不对劲的地方？
4	FL	你是否因为牙齿，口腔以及义齿的问题导致你的容貌受到影响？
5	FL	你是否因为牙齿，口腔以及义齿的问题导致口腔异味？
6	P1	你是否因为牙齿，口腔以及义齿的问题导致味觉不佳？
7	P1	你的牙齿或义齿是否有食物嵌塞？
8	P1	你是否因为牙齿，口腔以及义齿的问题导致消化不良？
9	P1	你是否口腔疼痛？
10	P1	你是否下巴疼痛？
11	P1	你是否因牙齿，口腔或者义齿引起的头痛？
12	P1	你是否有牙齿敏感症状，比如进食冷、热食物或饮料时疼痛？
13	P1	你牙痛吗？
14	P1	你有牙龈痛吗？
15	P1	你有没有因为牙齿，口腔或者义齿的问题引起咀嚼不适？
16	P1	你的口腔里是否有疼痛点？

（续表）

问题	领域	条目
17	FL	你是否觉得你的义齿不合适？
18	P1	你是否有义齿引起的不适？
19	P2	你是否有过因口腔问题引起的焦虑？
20	P2	你是否会有意识地想到你的牙齿，口腔或者义齿？
21	P2	你是否有因为牙齿问题感到痛苦？
22	P2	你是否有因为牙齿，口腔或义齿的外观而感到不适？
23	P2	你是否有因为牙齿，口腔或义齿的问题而感到紧张？
24	D1	你是否有因为牙齿，口腔或义齿的问题而导致表达不清？
25	D1	你是否有因为牙齿，口腔或义齿的问题而导致别人误解你说的话？
26	D1	你是否有因为牙齿，口腔或义齿的问题而导致你感到食物的味道偏淡？
27	D1	你是否有因为牙齿，口腔或义齿的问题而导致你不能正确地刷牙？
28	D1	你是否有因为牙齿，口腔或义齿的问题而导致你有意识地避开某些食物？
29	D1	你是否有因为牙齿，口腔或义齿的问题而导致你饮食不理想？
30	D1	你是否有因为义齿问题而导致你不能使用义齿吃东西？
31	D1	你是否有因为牙齿，口腔或义齿的问题而不想微笑？
32	D1	你是否有因为牙齿，口腔或义齿的问题而中断进食？
33	D2	你是否有因为牙齿，口腔或义齿的问题而中断睡眠？
34	D2	你是否有因为牙齿，口腔或义齿的问题而感到心烦？
35	D2	你是否有因为牙齿，口腔或义齿的问题而感到很难放松心情？
36	D2	你是否有因为牙齿，口腔或义齿的问题而感到沮丧？
37	D2	你是否有因为牙齿，口腔或义齿的问题而不能很好集中注意力？
38	D2	你是否有因为牙齿，口腔或义齿的问题而感到有些尴尬？
39	D3	你是否有因为牙齿，口腔或义齿的问题而不想出门？
40	D3	你是否有因为牙齿，口腔或义齿的问题而对配偶或家庭成员不够宽容？
41	D3	你是否有因为牙齿，口腔或义齿的问题而难以与人相处？
42	D3	你是否有因为牙齿，口腔或义齿的问题使得你与人相处时容易发怒？
43	D3	你是否有因为牙齿，口腔或义齿的问题而使得你处理日常事务也有些困难？
44	H	你是否有因为牙齿，口腔或义齿的问题而使得你身体的整体状况每况愈下？
45	H	你是否有因为牙齿，口腔或义齿的问题而使得你承受一些经济损失？
46	H	你是否有因为牙齿，口腔或义齿的问题而使得你不能享受他人的陪伴？
47	H	你是否有因为牙齿，口腔或义齿的问题而感到生活满意度下降？
48	H	你是否有因为牙齿，口腔或义齿的问题而觉得生活完全不能自理？
49	H	你是否有因为牙齿，口腔或义齿的问题而不能全身心投入到工作中去？

注：FL=功能受限，P1=生理痛，P2=心理不适，D1=生理缺陷，D2=心理障碍，D3=社交障碍，H=身心障碍

（表9.1）。不同于其他的OHRQoL量表，HOIP在Locker概念框架的基础上（Locker 1988）加入了牙科患者的各种口腔状况（Slade and Spencer 1994）。此问卷试图评估口腔疾病的发作频率以及严重程度对患者功能及心理健康的影响。它采用分级

指标，包括49个问题的条目，并将其划分为7个不同的领域，分别为功能受限、生理痛、心理不适、生理缺陷、心理障碍、社交障碍和身心障碍。对每一个OHIP条目，都需要询问患者在最近1个月内受到该条目所述内容影响的频率。对每个条目的回答根据频率的高低进行打分（0=从不，1=很少，2=偶尔，3=经常，4=非常频繁）。最后的总分，也就是每一个条目对应分数的总和，在0～196分，该数值表示OHRQoL的"问题指数"。总分为0表示问卷对象没有任何口腔健康问题，OHIP分值越高，表明口腔健康相关生活质量越差。当OHIP分值为196时表明问卷对象最近1个月内该量表里的所有口腔问题都非常频繁地发生。患者的评分可以通过比较不同人群代表性的标准值来评估（John et al. 2003, 2004）。

在临床中，当OHRQoL主要是关注结果时，49个条目的OHIP反映的信息详尽，是非常精细的量表。但是却很耗时，而且需要耗费被调查者大量的精力。因此，为了减少OHRQoL长问卷的时间负担，学者们将其进行简化为21条、14条、5条（Locker and Allen 2002；Slade 1997）。其中14条的简化版本使用最频繁（Baba et al. 2008）。

患者自评的特定条件量表

牙本质敏感症经历问卷调查（DHEQ）

在某些情况下，通用型量表不足以评估口腔状况与口腔健康相关生活质量之间的关系。因此，学者们最近在访谈牙本质敏感症患者的基础上，研究制订了专门用于评估牙本质敏感症影响的口腔健康相关生活质量评估量表（Boiko et al. 2010; Gibson et al. 2010），即牙本质敏感症经历问卷调查（DHEQ）（表9.2）。该量表旨在评估牙本质敏感症对患者口腔健康相关生活质量的具体影响，通过多级影响方法和明确的理论模型研发。DHEQ量表有48个条目，包含对疼痛的描述（6个条目），评估疼痛程度的视觉模拟评分（3个条目），牙本质敏感症的主观影响评分（34个条目），口腔总体健康分级（1个条目），以及对总体生活影响的评分（4个条目）。

主观影响评分包含34个条目和5个分量表，5个分量表基于Wilson及Cleary（1995）模型最初的5个域：功能受限条件（4个条目），应对方式（12个条目），社交的影响（5个条目），情感的影响（8个条目）和身份认同（5个条目）。每个条目根据患者的反映进行打分，患者的反映包括7种情况（强烈不同意，不同意，有些不同意，既不同意也不反对，有些同意，同意，非常同意；分别对应1～7分）。将每个条目的分值相加，得到的总分就是影响分值，分值范围为34～238。DHEQ分值越高，口腔健康相关生活质量就越差。

研究表明，DHEQ能很好地反映心理测量学特征（Boiko et al. 2010）。该量表纵向可靠、有效、敏感性高，能区分不同

表9.2 牙本质敏感症经历问卷调查影响量表（感谢Boiko et al. 2010和Baker et al. 2014）

问题	领域	条目
1	限制条件	在饮食中感到愉悦
2	限制条件	不能持续吃完一顿饭
3	限制条件	需要花更长的时间吃完一顿饭
4	限制条件	不能吃冰激凌
5	应对方式	进食方式有所调整
6	应对方式	呼吸的时候小心
7	应对方式	加热食物/饮料
8	应对方式	放凉食物/饮料
9	应对方式	水果切成块
10	应对方式	用围巾把嘴盖住
11	应对方式	凉的饮料/食物
12	应对方式	热的饮料/食物
13	应对方式	与某些牙齿接触
14	应对方式	更换牙刷
15	应对方式	咬住小块
16	应对方式	其他食物
17	社交	比别人吃一顿饭时间长
18	社交	挑食
19	社交	掩藏吃饭的方式
20	社交	不能参与交谈
21	社交	看牙医很痛苦
22	情感	没有找到治疗方法很受挫
23	情感	进食无力焦虑
24	情感	刺激的感觉
25	情感	对自身贡献的烦恼
26	情感	愧疚的贡献
27	情感	烦恼的感觉
28	情感	尴尬的感觉
29	情感	因为这些感觉而焦虑
30	身份认同	很难接受
31	身份认同	与别人不同
32	身份认同	使自己感觉衰老
33	身份认同	使自己感觉到受伤害
34	身份认同	使自己感觉不健康

的治疗效果（Baker et al. 2014）。而且，该量表还衍生出了10个和15个条目的短量表（Machuca et al. 2014）。

牙本质敏感症及其对口腔健康相关生活质量的影响

牙本质敏感症

如本书的其他章节所述，牙本质敏感症对于成人来说是一个重要的、全球性口腔健康的临床问题（Mantzourani and Sharma 2013）（参见第3章），它的主要临床症状就是暴露的牙本质对一系列刺激因素表现出来的短暂而尖锐的刺痛，而不能诊断为其他的牙齿缺陷或疾病，这些刺激因素包括热刺激、机械刺激、渗透性刺激或者化学成分的刺激（Canadian Advisory Board on Dentin Hypersensitivity 2003）（参考第4章和第5章）。研究表明，牙本质敏感症患者最怕的就是冷刺激，因为它能加速牙本质小管液向外流动，而热刺激能引起牙本质小管液的收缩（Matthews and Vongsavan 1994）。

无论如何，疼痛都是一个具有多变特性的感受，其程度可以从轻微的不适到极其严重（McGrath 1986, 1994；Porto et al. 2009）。此外，不是所有牙齿敏感的患者都会去寻求脱敏的治疗方案，因为有些人并不认为牙本质敏感是一个严重的口腔健康问题（Gillam et al. 1999）。然而，不同来源的不适感会有不同的影响，有时疼痛的经历对人会产生很大的影响，干扰日常生活。比如进食热的或凉的食物或者饮料（咖啡，冰激凌）可能引起疼痛，刷牙可能引起疼痛，有些时候甚至呼吸都会引起疼痛（Schuurs et al. 1995；Gillam et al. 2002）。在这些情况下，这些症状跟一个人的自身感受程度相关，并对其日常生活质量产生很大的负面影响（Locker 1988）。

牙本质敏感症患者的口腔健康相关生活质量

到目前为止，从患者的角度研究牙本质敏感症的研究有限（Bekes et al. 2008, 2009；Boiko et al. 2010；Baker et al. 2014；He et al. 2012）。现有的临床综述仅仅在很有限的方面关注这一问题（Bekes and Hirsch 2013；Sixou 2013）。在临床中，仅仅记录患者疼痛经历的诱发因素（Gillam and Newman 1993；Rees and Addy 2002；Gillam et al. 2000），而很少考虑其对牙本质敏感症患者日常生活的影响。因此，我们对牙本质敏感症患者的口腔健康相关生活质量的影响认识仍然是不足的，很少有致力于这一方面的研究。

一项由德国课题组第一个开展的研究使用量表评估患者对健康和幸福感的自我感知、从而探索牙本质敏感症对口腔健康相关生活质量（OHRQoL）的影响（Bekes et al. 2009）。该研究评估了德国656位因为牙齿敏感症状到牙科诊所就诊的患者的OHRQoL。纳入研究的患者在治疗前需要填写德国修订版OHIP

（OHIP-G）（John et al. 2002）。然后将其OHIP总分与德国普通人群（n=1541）（John et al. 2003）的OHIP总分进行比较，发现两组之间OHIP-G总分的分布显著不同。普通人群组OHIP-G得分的中位数为5，而病例组OHIP-G得分的中位数为30（图9.1）。普通人群组得分最高的10%的人群分数为36分及以上，而病例组为66分及以上。参与研究的普通人群组OHIP-G总分平均值为12.2（±18.4），而病例组为34.5（±22.6），均数相差22.3，具有临床意义和统计学显著差异（P< 0.001）。结果表明，牙本质敏感症（DH）患者的口腔健康相关生活质量（OHRQoL）受到损害。性别是OHRQoL的影响在两组间不同。在普通人群组，女性OHIP分值比男性低（P=0.003），而在病例组，女性OHIP分值比男性高，但没有显著的统计学差异（P=0.27）。最后，年龄与OHRQoL呈曲线相关。两组中，年轻人和老年人OHIP分值较低，而中年人OHIP分值较高（问题更多，表示OHRQoL受到损害）。在普通人群组，年轻人（15～39岁）与年长者（40岁以上）之间有显著的统计学差异（P<0.001）；而在病例组，差值相近或相似，并接近具有统计学差异（P= 0.08）。

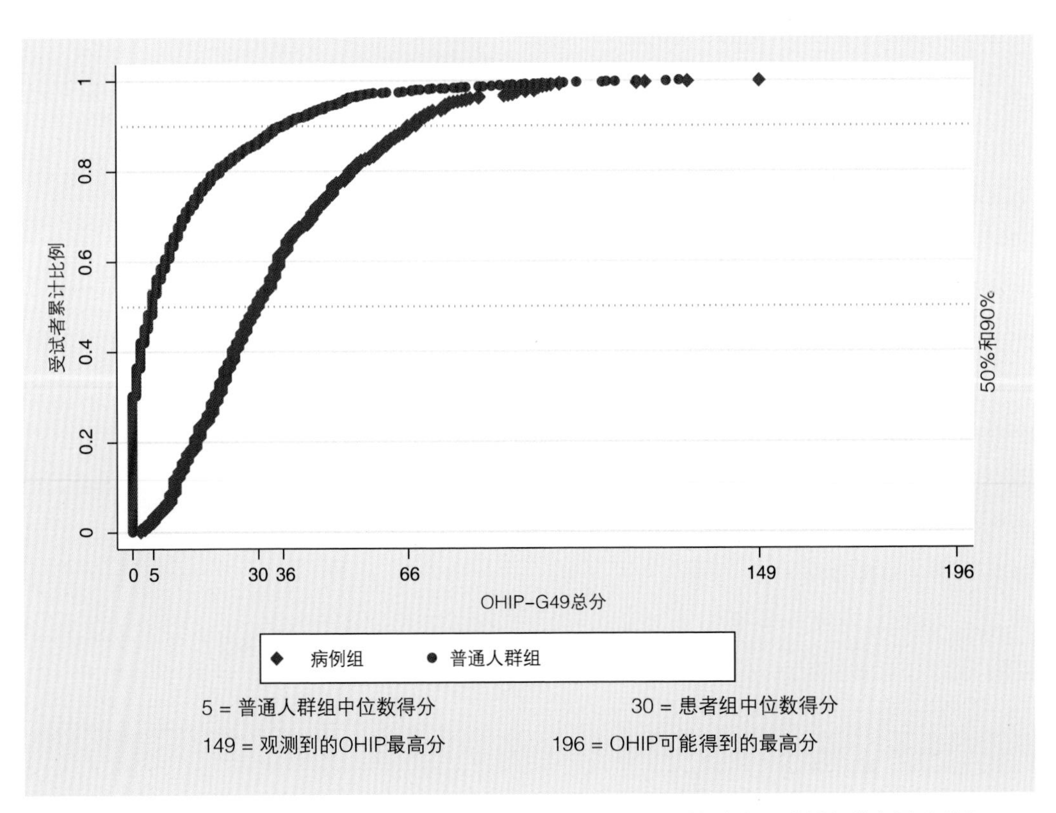

图9.1 牙本质敏感症患者及普通人群口腔健康影响简况表（49个问题版本）经验累积分布图（引自Bekes et al. 2009）。

该研究结果反映了主动就诊的牙本质敏感症患者的情况，并不一定适用于患有牙本质敏感症而不主动就诊的患者。此外，该课题研究的是在全科牙医那里就诊的患者资料，不一定适用于经过牙本质敏感症评估培训的专业人员就诊过的患者。尽管如此，该研究反映了到牙医处就诊，并由全科牙医进行诊断和治疗的牙本质敏感症患者的典型特征（Bekes et al. 2009）。

该团队还评估了713名牙本质敏感症患者接受干预治疗前后的OHRQoL（Bekes et al. 2008 ）。治疗方法为在家里使用21天的脱敏牙膏（elmex 敏感牙膏），并结合漱口水（elmex 敏感漱口水）和特殊的牙刷（elmex interX 敏感牙刷）进行口腔清洁处理，每天2次。让患者在治疗前后完成通用型OHIP量表。结果表明，经过干预之后，OHRQoL得到了极大的提高，在OHIP评估中，平均降低了13.5分（$P<0.001$）。50%的患者评分降低了11分以上。不过，在性别或年龄方面无统计学差异。该研究仍然有一些局限性，如该研究不是随机对照研究，没有设置对照组或安慰剂组。尽管如此，它却是首次研究治疗牙本质敏感症对OHRQoL的影响，而不仅仅是从临床医生的角度。同时，该研究表明，通过OHRQoL工具评估治疗牙本质敏感症的成功率是可行的。

近来被引入的一种疾病特异性的DHEQ量表，可用于替代OHRQoL评估牙本质敏感症患者（Boiko et al. 2010）。它直接针对牙齿敏感相关问题。用这种新发展起来的评估方法，首先要做的工作就是看它是否符合QoL量表指南的金标准（Aaronson et al. 2002）。在初次分析中，DHEQ量表第一次被用于普通人群样本和临床诊断为DH的患者样本（Boiko et al. 2010）。DHEQ量表显示出良好的心理测量学特质、内在一致性（Cronbach's α=0.86）和可信度（ICC = 0.92），有效性得分也比较高。DHEQ显示DH患者的得分（147.6 ± 5.98）高于普通人群（130.96 ± 35.06），表明DH患者的OHRQoL受到损害。尤其是，DHEQ检测出因DH而发生的功能受限（比如吃冰激凌时不舒服），行为发生调整改变（比如呼吸、吃热的食物、喝热的饮料时很小心，避免接触某些牙齿），情感（比如烦恼的感觉）和社交影响（如对话困难）。

这些研究结果也被后来的纵向研究所证实，包括3项临床研究，涵盖311名参与者（Baker et al. 2014）。每项研究都比较了试验组和对照组人群使用脱敏牙膏缓解牙本质敏感症的效果。所有参与者在家每天刷牙2次，持续8周或者12周。参与者在治疗前、后都填写DHEQ量表。结果表明，整个试验过程中，DHEQ总分均显著降低（$P<0.001$），而且几乎所有领域的分数都降低了（身份认可和功能受限除外）。其中处理方法领域效果最显著，其次是情感领域，降低幅度最小的是身份认同领域。分析中，DHEQ在评估DH患者功能和个人体验、生活质量状态的改善，以

及对脱敏治疗的反应等方面都是非常有用的。

在未来的研究中，我们需要将DHEQ量表翻译成其他的语言，以期能够跨文化进行结果的比较，这也是为了DHEQ量表能够在国际上被接受所需要走的第一步。到目前为止，仅有第二个版本（中文）被报道（He et al. 2012）。但是，这种条件特异性的评估方法在评估牙本质敏感症对口腔健康相关生活质量影响研究中，可以发现牙本质敏感症改变了患者的功能和个体体验。因此，DHEQ资料可用于特异性评估与牙本质敏感症相关的负面情绪，并有助于建立解决牙本质敏感症的有效干预措施和健康策略。此外，OHIP也可以用于评估DH的影响。尽管OHIP用于评估DH的影响的合适程度还不确定（Bekes and Hirsch 2013），但该量表的用途不仅仅限于这种特定患者。其优点在于它还能被应用于其他口腔疾病，以及牙本质敏感症和其他口腔疾病同时存在的情况，所以我们可以用OHIP量表比较牙本质敏感症与其他口腔状况，还能评估牙齿敏感症对患者自身健康状况的更广泛影响。

未来趋势

患者报道的临床结局评价，尤其是口腔健康相关生活质量这一概念，近年来越来越流行（参见第7章）。关于健康的新认知说明牙齿保健的终极目标，即良好的口腔健康，不仅仅是没有龋齿和牙周病，还要将患者的精神及社会健康状况考虑进去（Inglehart and Bagramian 2002）。OHRQoL评估使得传统的医学和口腔标准开始转变，它着眼于新观点的目标，聚焦患者主观的社会、情绪体验，以及身体功能，以制定合适的治疗目标和结局（Sischo and Broder 2011）。

今后，在临床上评估患者的口腔健康相关生活质量（OHRQoL）是非常有价值的，因为OHRQoL评估能从个体水平进行识别，而这在以前是做不到的。从而有可能根据评估结果使用合适的干预手段，治疗后再次进行评估可用于评价干预的有效性（Barnes and Jenney 2002）。同时，还能够指导选择方案和促进新方法的发展。对于各种临床状况，如牙本质敏感症，这一量表能为临床医生评估患者治疗前、中、后的生活质量提供有效手段（Sixou 2013）。

结论

OHRQoL这一概念的提出给临床牙科保健和研究带来新视角，因为它能发现患者的口腔问题在某一特定时间点是如何影响其全身健康和生活质量的。对于有牙本质敏感症的患者，可获取的OHRQoL资料非常有限，了解也不够充分，还需要进一步的研究。但是，前期资料显示，牙本质敏感症患者OHRQoL持续受到损害，而且患者经历的这种口腔疼痛对患者自身健康状况的影响是不容忽视的。因此，

OHRQoL评估能够提供牙本质敏感症程度的补充信息，在评估主诉问题的严重性和影响方面，该量表是临床检查之外非常有用的辅助工具。

参考文献

[1] Aaronson N, Alonso J, Burnam A, Lohr KN, Patrick DL, Perrin E, Stein RE (2002) Assessing health status and quality-of-life instruments: attributes and review criteria. Qual Life Res 11(3):193–205.

[2] Absi EG, Addy M, Adams D (1987) Dentine hypersensitivity. A study of the patency of dentinal tubules in sensitive and non-sensitive cervical dentine. J Clin Periodontol 14(5):280–284.

[3] Al Shamrany M (2006) Oral health-related quality of life: a broader perspective. East Mediterr Health J 12(6): 894–901.

[4] Allen PF (2003) Assessment of oral health related quality of life. Health Qual Life Outcomes 1:40. doi: 10.1186/1477-7525-1-40.

[5] Baba K, Inukai M, John MT (2008) Feasibility of oral health-related quality of life assessment in prosthodontic patients using abbreviated oral health impact profi le questionnaires. J Oral Rehabil 35(3):224–228. doi: 10.1111/j.1365-2842.2007.01761.x.

[6] Baker SR, Gibson BJ, Sufi F, Barlow A, Robinson PG (2014) The dentine hypersensitivity experience questionnaire: a longitudinal validation study. J Clin Periodontol 41(1):52–59. doi: 10.1111/jcpe.12181.

[7] Barnes PM, Jenney MEM (2002) Measuring quality of life. Curr Paediatr 2:476–480.

[8] Bekes K, Hirsch C (2013) What is known about the infl uence of dentine hypersensitivity on oral health-related quality of life? Clin Oral Investig 17(Suppl 1):S45– S51. doi: 10.1007/s00784-012-0888-9.

[9] Bekes K, Schaller HG, Hirsch C (2008) [Verbesserung mundgesundheitsbezogener Lebensqualität durch die Anwendung von Mundhygieneprodukten für schmerzempfi ndliche und freiliegende Zahnhälse] Improvement of oral health-related quality of life in subjects with dentin hypersensitivity. ZWR 117:136–142.

[10] Bekes K, John MT, Schaller HG, Hirsch C (2009) Oral health-related quality of life in patients seeking care for dentin hypersensitivity. J Oral Rehabil 36(1):45–51. doi: 10.1111/j.1365-2842.2008.01901.x.

[11] Boiko OV, Baker SR, Gibson BJ, Locker D, Sufi F, Barlow AP, Robinson PG (2010) Construction and validation of the quality of life measure for dentine hypersensitivity (DHEQ). J Clin Periodontol 37(11):973–980. doi: 10.1111/j.1600-051X.2010.01618.x.

[12] Canadian Advisory Board on Dentin Hypersensitivity (2003) Consensus-based recommendations for the diagnosis and management of dentin hypersensitivity. J Can Dent Assoc 69(4):221–226.

[13] Cimprich B, Paterson G (2002) Health-related quality of life: conceptual issues and research applications. In: Inglehart MR, Bagramian RA (eds) Oral health- related quality of life. Quintessence, Chicago, pp 47–53.

[14] DHHS (2000) Oral health in America. A report of the Surgeon General. US Department of Health and Human Services, National Institute of Dental and Craniofacial Research, National Institute of Health, Rockville Gibson B, Boiko O, Baker S, Robinson PG, Barlow A, Player T, Locker D (2010) The everyday impact of dentine sensitivity: personal and functional aspects. Soc Sci Dent 1(1):11–20.

[15] Gillam DG, Newman HN (1993) Assessment of pain in cervical dentinal sensitivity studies. A review. J Clin Periodontol 20(6):383–394.

[16] Gillam DG, Seo HS, Bulman JS, Newman HN (1999) Perceptions of dentine hypersensitivity in a general practice population. J Oral Rehabil 26(9):710–714.

[17] Gillam DG, Orchardson R, Närhi MVO, Kontturi-Närhi V (2000) Present and future methods for the evaluation of pain associated with dentin hypersensitivity. In: Addy M, Embery G, Edgar WM, Orchardson R (eds) Tooth wear and sensitivity. Martin Dunitz, London, pp 283–297.

[18] Gillam DG, Bulman JS, Eijkman MA, Newman HN (2002) Dentists' perceptions of dentine hypersensitivity and knowledge of its treatment. J Oral Rehabil 29(3):219–225.

[19] He SL, Wang JH, Wang MH (2012) Development of the Chinese version of the dentine hypersensitivity experience questionnaire. Eur J Oral Sci 120(3):218–223. doi: 10.1111/j.1600-0722.2012.00962.x.

[20] Inglehart MR, Bagramian RA (2002) Oral health-related quality of life: an introduction. In: Inglehart MR, Bagramian RA (eds) Oral health-related quality of life. Quintessence, Chicago, pp 1–6.

[21] John MT, Patrick DL, Slade GD (2002) The

German version of the oral health impact profi le– translation and psychometric properties. Eur J Oral Sci 110(6):425–433.

[22] John MT, LeResche L, Koepsell TD, Hujoel P, Miglioretti DL, Micheelis W (2003) Oral health-related quality of life in Germany. Eur J Oral Sci 111(6):483–491.

[23] John MT, Micheelis W, Biffar R (2004) Reference values in oral health-related quality of life for the abbreviated version of the oral health impact profi le. Schweiz Monatsschr Zahnmed 114(8):784–791, Revue mensuelle suisse d'odonto-stomatologie = Rivista mensile svizzera di odontologia e stomatologia / SSO Locker D (1988) Measuring oral health: a conceptual framework. Community Dent Health 5(1):3–18.

[24] Locker D, Allen PF (2002) Developing short-form measures of oral health-related quality of life. J Public Health Dent 62(1):13–20.

[25] Machuca C, Baker SR, Sufi F, Mason S, Barlow A, Robinson PG (2014) Derivation of a short form of the dentine hypersensitivity experience questionnaire. J Clin Periodontol 41(1):46–51. doi: 10.1111/jcpe.12175.

[26] Mantzourani M, Sharma D (2013) Dentine sensitivity: past, present and future. J Dent 41(Suppl 4):S3–S17. doi: 10.1016/S0300-5712(13)70002-2.

[27] Matthews B, Vongsavan N (1994) Interactions between neural and hydrodynamic mechanisms in dentine and pulp. Arch Oral Biol 39(Suppl):87S–95S.

[28] McGrath PA (1986) The measurement of human pain. Endod Dent Traumatol 2(4):124–129.

[29] McGrath PA (1994) Psychological aspects of pain perception. Arch Oral Biol 39(Suppl):55S–62S.

[30] Naito M, Yuasa H, Nomura Y, Nakayama T, Hamajima N, Hanada N (2006) Oral health status and health-related quality of life: a systematic review. J Oral Sci 48(1):1–7.

[31] Ng SK, Leung WK (2006) Oral health-related quality of life and periodontal status. Community Dent Oral Epidemiol 34(2):114–122. doi: 10.1111/j.1600-0528.2006.00267.x.

[32] Pigou AC (1920) The economics of welfare. Macmillan, London.

[33] Porto IC, Andrade AK, Montes MA (2009) Diagnosis and treatment of dentinal hypersensitivity. J Oral Sci 51(3):323–332.

[34] Rees JS, Addy M (2002) A cross-sectional study of dentine hypersensitivity. J Clin Periodontol 29(11): 997–1003.

[35] Schuurs AH, Wesselink PR, Eijkman MA, Duivenvoorden HJ (1995) Dentists' views on cervical hypersensitivity and their knowledge of its treatment. Endod Dent Traumatol 11(5):240–244.

[36] Sischo L, Broder HL (2011) Oral health-related quality of life: what, why, how, and future implications. J Dent Res 90(11):1264–1270. doi: 10.1177/0022034511399918.

[37] Sixou JL (2013) How to make a link between oral healthrelated quality of life and dentin hypersensitivity in the dental offi ce? Clin Oral Investig 17(Suppl 1):S41– S44. doi: 10.1007/s00784-012-0915-x.

[38] Slade GD (1997) Derivation and validation of a shortform oral health impact profi le. Community Dent Oral Epidemiol 25(4):284–290.

[39] Slade GD (2002) Assessment of oral health-related quality of life. In: Inglehart MR, Bagramian RA (eds) Oral health-related quality of life. Quintessence, Chicago, pp 29–45.

[40] Slade GD, Spencer AJ (1994) Development and evaluation of the oral health impact profi le. Community Dent Health 11(1):3–11.

[41] Wilson IB, Cleary PD (1995) Linking clinical variables with health-related quality of life. A conceptual model of patient outcomes. JAMA 273(1):59–65.

[42] World Health Organization (1948) Constitution of the World Health Organization. World Health Organization, Geneva.

[43] World Health Organization (1993) Study protocol for the World Health Organization project to develop a Quality of Life assessment instrument (WHOQOL). Qual Life Res 2(2):153–159.

第10章 牙本质敏感症患者的管理进展：动机及预防

Advances in the Management of the Patient with Dentine Hypersensitivity: Motivation and Prevention

David G. Gillam, Christoph A. Ramseier

引言

本章的第 部分是说明如何通过临床上传统推荐方法来管理牙本质敏感症患者，为繁忙的临床实践提供简单而实际的指导方案。本章节的第二部分为处理牙本质敏感症的推荐方案，主要通过医学及牙科学的一些技术（如动机性访谈）来改变患者行为。提供这种指导不仅使患者意识到改变自身行为的需要，而且使他们知道自己的问题是否可以通过改善口腔卫生习惯或者在牙本质敏感症的初始阶段限制酸性食物或饮料诱发牙本质敏感症的作用。

牙本质敏感症的管理

传统牙本质敏感症的管理基于利用产品来阻塞暴露于牙根表面的牙本质小管或者降低髓腔神经的敏感性（Orchardson and Gillam 2006）。当临床医生面对一个牙本质敏感症的患者时，所采取的治疗策略往往基于牙本质敏感症的范围及程度。例如，当患者主诉是一两颗牙齿的剧烈疼痛时，医生在临床环境（口腔门诊或手术室/诊疗室）中会通过修复性产品来解决这个问题（表10.1），而当这种疼痛广泛而温和时，医生往往会推荐患者使用非处方药来缓解（表10.1）。可能患者在使用修复性产品后仍然有疼痛，那么医生可能会根据问题的广度及严重程度推荐出一个治疗方案，例如，手术或非手术性牙周治疗来解决这个问题（Orchardson and Gillam 2006）。事实上牙本质敏感症的诊断是相

D. G. Gillam (✉)
Centre for Adult Oral Health ,
Barts and The London School of Medicine
and Dentistry QMUL , Turner Street ,
London E1 2AD , UK
e-mail: d.g.gillam@qmul.ac.uk
http://www.dentistry.qmul.ac.uk/

C. A. Ramseier
Department of Periodontology ,
School of Dental Medicine, University
of Bern , Bern , Switzerland

D.G. Gillam (ed.), *Dentine Hypersensitivity: Advances in Diagnosis, Management, and Treatment,*
DOI 10.1007/978-3-319-14577-8_10, © Springer International Publishing Switzerland 2015

对不确定的，因此临床医生应该排除所有可能导致与牙本质敏感症所引起的疼痛症状相类似的疾病（参见第5章）。虽然对于繁忙的临床实践来说是一个挑战，但是为了成功的处理牙本质敏感症，临床医生在提供治疗之前应该花一定时间来做出正确的诊断。繁忙的临床医生经常会有一个趋势，在未对引起疾病的病因或诱发因素进行分析之前指定简单的处方或推荐治疗方案（参见第4章），如果未得到正确的处理或者指导，患者的生活质量将会受到进一步影响（口腔健康关系生活质量，OHRQoL）（Bekes et al. 2008；Bioko et al. 2010；Bekes and Hirsch 2013）（参见第9章）。因此，这个方法不仅涉及教育患者，也涉及临床医生，临床医生需要采取管理策略及目标来有效地鼓励患者改变他们生活中的不良行为习惯。为了完成这些目标，临床医生需要激励并与患者互动来形成患者行为的推荐性改变，但问题是医生是否能在有限的临床工作中有效地诊断、处理及监管患者（Gillam 2013）。在先前发表的文献中已经有大量的治疗模式已被报道，然而，有一种认识是在临床环境中实施这种方案是不现实的（Addy and Urquhart 1992；Canadian Advisory Board on Dentin Hypersensitivity 2003；Orchardson and Gillam 2006）。最近，DH英国专家论坛发布指导指南，他们认为需要创建一套简单的治疗方针，它可以方便地应用于全科治疗，尽管论坛承认简单的单一性策略不一定能使所有患者达到满意。指南中非常重要的一点是，作者将管理策略推荐给3种特定的患者群体，而不是将一个总体的治疗策略推荐给所有的牙本质敏感症患者。这些患者群体包括：①机械性创伤导致牙龈萎缩的患者；②牙体磨损损伤患者；③有牙周疾病及接受牙周治疗的患者（表10.1）。大量有关牙本质敏感症治疗的临床研究显示，患者口腔卫生及饮食习惯的依从性对于获得满意的治疗结果及长期成功的预后来说是至关重要的。因此，

表10.1 牙本质敏感症患者的管理策略概要（Gillam 2013，修订后）

牙龈萎缩	牙齿磨耗	牙周治疗
临床评估 牙龈萎缩病损的临床测量 采集随时监测病症进展研究模型及临床照片 检查及监测牙周健康 鉴定及修正病因诱发因素 疼痛指数法评估和监测DH（比如，视觉模拟分数）	**临床评估** 鉴定引起牙齿磨损的原因（釉质丧失） 记录病损的严重程度，如果可能的话，用可识别的指数（Smith and Knight 1984, Bartlett 2008） 案例研究及临床照片采集随时监测情况 检查及监测牙周健康 疼痛指数法评估和监测DH（比如，视觉模拟分数）	**临床评估** 牙周疾病及牙周治疗作为引起牙本质暴露以及相关DH的首要原因 检查及监测牙周健康（6点法牙周袋检查） 疼痛指数法评估和监测DH（比如，视觉模拟分数）

（续表）

牙龈萎缩	牙齿磨耗	牙周治疗
患者的教育（包括预防建议） 给患者指出受影响的位置 解释牙龈萎缩的可能因素 解释引起牙本质敏感的因素 鼓励患者改变他们口腔护理的不良习惯从而降低牙龈萎缩的危害（比如降低刷牙力度，使用正确的刷牙方法） 减少过多的酸性食物及饮料的摄入	**患者的教育（包括预防建议）** 指出位置并解释可能引起牙齿磨损的原因 推荐一种口腔保健方法以将后期的牙齿磨损风险降到最低 适时建议减少酸性食物及饮料的摄入频率	**患者的教育（包括预防建议）** 加强良好口腔卫生的必要性 指出受牙周病影响的位置并解释引起牙本质暴露的可能原因 指导患者“在家”口腔卫生准则 指导患者减少牙周疾病危险因素，比如，糖尿病、吸烟及肥胖
纠正临床结果 减少酸性食物和饮料的过度消费 制作硅牙龈贴面 正畸治疗 萎缩缺损及充填物和牙冠龈下边缘的修复 高分子：糊剂/底漆/树脂/牙本质粘接剂 激光使牙本质小管堵塞 使用脱敏抛光膏 清除牙髓（根管治疗）	**纠正临床结果** 高氟再矿化治疗（预防治疗阶段） 专业脱敏治疗以缓解DH 鼓励患者咨询临床医生，如果牙齿磨耗由工作环境或反流/过度呕吐引起（也可能需要评估精神状态） 树脂进行修复性治疗，也可能需要做冠	**纠正临床结果** *起始阶段* 非手术牙周治疗、DH治疗（包括脱敏抛光膏/涂氟） *再评估阶段* 牙周状况和DH的复诊评估 *纠正阶段* 牙周手术，如引导性组织再生、冠向瓣+釉基质衍生物、结缔组织瓣、游离龈移植（无细胞皮肤基质同种异体移植） DH治疗（包括脱敏抛光膏/涂氟） **随诊管理** *维护阶段* 支持性牙周治疗 牙周健康状态监测 DH治疗（包括脱敏抛光膏/涂氟） 口腔保健建议
家庭使用建议（包括牙膏和配方漱口水） 采取推荐的口腔卫生措施 氟化锶/醋酸锶 硝酸钾/氯化钾/柠檬酸钾/草酸钾钙复合物 碳酸钙和精氨酸、酪蛋白磷酸肽+无定形磷酸钙 生物活性玻璃 纳米/羟基磷灰石 高浓度氟化物［2800/5000ppm（处方药）］ 氟化胺/氟化锡	**家庭使用建议（包括牙膏和配方漱口水）** 采取推荐的口腔卫生措施 牙膏和配方漱口水（参见牙龈萎缩的建议）	**家庭使用建议（包括牙膏和配方漱口水）** 采取推荐的口腔卫生措施 定期使用抗菌牙膏刷牙，帮助控制牙菌斑 短期使用0.2%的氯己定控制菌斑 每天2次使用脱敏漱口水控制DH （必要时）长期监测（参见牙龈萎缩的建议）

对于牙本质敏感症的患者来说，由于其具有精细的口腔卫生习惯，因此在健康护理行为上比那些具有成瘾性行为或具有慢性疾病，包括牙周病的患者来说更容易采纳小的改变。本章第二部分讨论临床医生如何通过与患者互动来督促患者，使他们遵循牙本质敏感症管理策略中个体化的口腔保健方法。这将能让患者改变任何与牙本质敏感症进展有关的危险因素，从而阻止或减少这些因素造成的不利影响。例如，除了口腔卫生习惯标准外，还应该包括饮食咨询以及指导避免在摄入酸性食物及饮料后马上刷牙等。

在医疗及牙科管理中改变健康行为的挑战

普遍认为在临床实践中存在一个问题，即患者在治疗过程中对于临床医生提出的治疗方案缺乏依从性及持久性。依从性可以定义为遵从治疗原则的过程，例如接受药物治疗，尽管“持久性”也许是更为合适的术语（Definition of Compliance 2013）。而坚持则可以定义为当患者面对相互矛盾的要求时在有限的监督下坚持执行已经达成一致的治疗方案的程度，有别于“依从性”及“维持”（The American Heritage® Medical Dictionary 2010; Adherence的定义 2010）。因此，这个术语被认为是一个更为概括的术语来代表“患者遵循医学方案的程度”（Definition of Adherence 2001）。对于口腔行业来说患者对卫生专业人员给予的指导缺乏依从性或持久性并不少见。根据Wertheimer和Santella（2003）的数据，50%~75%服用处方药治疗的患者出现非依从性，这个比率高于患有慢性疾病的患者。更进一步的问题是（如前所述），具有静态生活方式的糖尿病患者仅遵循与他们的处方药相关的药物说明书，而并不会在自身行为及生活方式上做出改变，这样的话最终并不会改善他们的医疗状况。

不管怎样，临床医生在治疗慢性疾病或改善健康状况的时候，期望每个患者都能懂得并遵循专业的行动指示是不切实际的，例如糖尿病、肥胖症、吸烟、酗酒及牙周病。例如，在访视的第一个15分钟，患者的注意力及理解能力可能是较为理想的，但是从这以后他们吸收及记忆更多信息的能力会逐步下降。因此，提供给患者一个容易理解并可以定期实施的简单而明确的指导方针作为他们日常活动中的一部分是至关重要的。然而，这个过程可能需要大量的随访，并要求临床医生与患者建立和谐的医患关系，表现出共鸣并与患者形成亲密的合作伙伴关系，以影响他们行为的改变，从而减少或消除与牙本质敏感症有关的潜在问题（例如饮用侵蚀性饮料）。在阐述一个临床医生应该如何与患者共处，以达到影响他们日常摄入的与牙本质敏感症相关的食物及饮料之前，观察临床医生如何在医药及口腔方面影响患者行为方式的改变可能更为有益。例如，

Ramseier（2005）的研究中有新证据表明，当缺乏合适的行为方式来维持牙周状况时，牙周病的治疗成功率有限，因此，患者个人的行为方式对于牙周病治疗的成功是有影响的，甚至是至关重要的。同样重要的是，适当的改变行为方式也是为了维持牙周的健康，例如，常规的自行菌斑控制、戒烟、2型糖尿病患者控制血糖，因为患者口腔卫生措施不良，烟草的使用及血糖失控对于牙周状态来说是不利的。根据Ramseier（2005）的研究，菌斑控制及戒烟对于治疗慢性牙周炎来说是非常重要的。因此，维持患者牙周健康状况可以：①合理地评估患者的行为；②在必要时使用有效的可以改变行为的咨询方法。

医疗及口腔行业提供关于患者缺乏依从性或持久性的原因

之前发表的文献中有证据表明，对临床医生来说，作为治疗过程中的一部分，在进行健康指导时，患者的依从性不良是一个主要问题。这种情况在需要长期治疗或者患有慢性病的患者中比较明显，比如，糖尿病、高血压、心血管疾病（Khan et al. 2012）等，而这些全身性疾病与口腔慢性牙周疾病也是相关的（Loesche and Grossman 2001；Kim and Amar 2006）。根据Khan（2012）等的研究，依从性不良有许多因素，比如：①以患者为主的；②治疗相关的；③医疗保健制度相关的。

实际上依从性不良的原因是十分复杂的，不仅仅因人而异，而且也取决于患者在当时所经历的特殊境遇。例如，在Khan等（2012）对糖尿病患者的研究中，依从性不良的原因包括交通不便、忘记复诊时间、通过其他方式获得药物且没有遵循常规的锻炼指导，认为访视是不必要的而不参加临床治疗等。根据Tan（2009）的研究，害怕接受口腔治疗、经济原因、医疗行为一成不变、生活中具有压力感的事件频发以及人际关系的不安全感可能是依从性不良的原因。Mendoza（1991）观察并记录了牙周病维护期超过3年的牙周病患者，发现患者表现出依从性不良，大部分是因为普通的口腔医生也会提供给他们牙周治疗，也有一些患者认为治疗太昂贵，然而更多的患者认为他们不再需要推荐的治疗。

Fardal（2006）在回访他处于牙周维护治疗但依从性不良的患者时，也报道说导致依从性不良的原因各种各样（比如，健康原因、缺乏动机、害怕、经济原因、自己的牙科医生会提供给他们治疗、对治疗不满意、未看到后期治疗的必要性以及对治疗程序的错误回忆等）。然而，George等（2007）在研究中报道“缺少时间去参与”而不是“害怕口腔医生”是患者在治疗中缺勤的主要原因。这个研究与所引用Fardal（2006）和Tan（2009）的研究形成对比。

患者的教育以及在医疗和口腔环境中改变其行为

因此，显而易见的是，为了成功地处理一个患者的医疗及牙科问题，临床医生需要与患者融洽接触并且形成合作伙伴的关系。过去存在的一个问题是，临床医生与患者一般形成的是一种单方面的关系，即临床医生为了让患者遵循指导而仅仅提供患者所需要的指导方案（即所谓的以医生为中心的方式）（参见第7章）。例如，在一个示范模型上示范一种刷牙方法或牙线的使用方法往往不能确定患者是否真正地掌握了刷牙方法或者能否灵巧地使用牙线。根据Freeman（1999）的观察，这种治疗过程中患者没有积极参与进来，主要是因为将患者当成了被动的信息倾听者，这样，患者就很难将信息融入他们的日常生活中。这种方法不能给予患者任何自主权、积极性、胜任性及变革动力（Williams and Bray 2011）。传统的以医生为中心的问题是信息常被理所当然地认为是绝对正确的，随之而来的就是患者抵触任何改变他们生活方式的规定方案，继而可能在下一次复诊的时候会出现患者的缺勤（Freeman 1999；Williams and Bray 2011）。据Freeman（1999）的报道，认为要尊重患者并且在方案上做出有利于临床医生和患者沟通的改变，理解患者缺乏治疗积极性的原因，从而来改变他们的生活行为方式。因此，临床医生在试图提供给患者用来改变口腔卫生习惯或生活行为的信息时应该意识到，患者应该积极参与到治疗过程中，而并不只是一个被动的信息接收者，这将有利于患者评估接受或不接受改变其行为的利与弊（矛盾心理）。

根据Partovi（2006）的研究，在进行教育之前，患者必须要被激发出足够的积极性，在推荐的治疗过程中（比如，改变口腔卫生行为：使用牙线）缺乏依从性及持久性时可能会导致治疗的失败，除非已经预先与患者讨论过某些形式的行为干预计划（Schuz et al. 2006）。

动机性访谈在牙本质敏感症治疗中的应用：一种不同的方法

动机的定义

动机被定义为：①积极的行动或实例，或者为某种行为提供一个原因；②被激发的状态或条件；③可以激发（诱导、激励）的一些东西（Definition of Motivation Dictionary. com 2013）。当讨论患者的依从性或者动机性的时候我们忘记了一个问题，那就是临床医生也应该具有这种特质。那些平常被标定为患者所具有的特征，如缺乏动机、拒绝治疗、看不到改变的必要性（或者关联性）或者抵抗改变等，也会影响到临床医生。这种淡漠最终会导致双方关系的破裂，而启动患者做出有利于健康的改变机会也就消失了。

动机性访谈（motivational interviewing, MI）

综上所述，传统由医生提供的健康教育方式在对于改变患者行为方面被认为是无效的。例如，在牙周保健中，传统的口腔卫生教育常常缺乏长期的效果，因而需要持续地加强（Wilson et al. 1984；Demetriou et al. 1995；Schuz et al. 2006）。由此可以推论，健康教育方式本身存在一个错误的假说，即人们趋向于认为行为的改变只是患者具备必要的知识或理解后的一种变化，临床医生所要做的是提供相关的信息。

与此相反，动机性访谈（MI）是关于人类行为改变的不同假设，包括知识本身并不足以引起行为的改变，改变的动机是“始于患者内部”而并不是由医生从外部施加于患者而实现的。MI也被定义为“以客户（患者）为中心的，通过探索成解决患者矛盾情绪，增强其改变的内在动力的指导性方法”（Rollnick and Miller 1995）。根据Rollnick（2008）的研究，MI开始是针对改变生活行为方面有动机性障碍的酗酒患者使用的一种简单的干预手段（例如控制饮酒）。很快发现这种模式也是可以解决其他健康问题的，随后MI被报道对于治疗各种慢性疾病是有积极结果的。

动机性访谈也被定义为具有合作性、以目标为导向，特别注意语言变化的一种交流方法。它试图在接纳和共情的范围中通过激发或者探索个体改变的个人原因来强化其对于一个具体目标的动机和承诺（Andrews 2012 citing Miller and Rollnick 2009）。在医疗及牙科行业之外，可能对一些人来说，一个更为简单的定义是“动机性访谈是为了加强个人对于改变的积极性与承诺性而进行的合作性对话”（Andrews 2012）。换句话说，利用动机性访谈的方法来影响改变可能为改善治疗效果所需的生活方式提供一个可替代的策略（Freudenthal 2013）。MI同样被描述一种技巧性的，可以让患者自觉地为了自身健康做出行为改变的临床方法（Miller and Rollnick 2002；Rollnick et al. 2008）。根据以上的调查研究，所谓的动机性访谈精髓是协作、唤起及尊重患者的自主权。在临床中使用MI应遵循以下4个普遍原则：①感同身受地倾听，从而去理解及探索患者自身的动机；②发现患者当下的行为与理想行为表现的差距；③化解阻力，如抵制翻正反射；④赋予患者自我效能、鼓励其充满希望及乐观。为了记住这些规则，Rollnick（2008）建议使用一个有用的首字母缩写RULE［抵抗（resist）、理解（understand）、倾听（listen）、授予（empower）］。根据Miller和Rollnick（2009）的研究，临床医生应该充分认识到MI并不是：①改变的超理论模型（预思考、思考、准备、行动）（Prochaska and DiClemente 1983）；②愚弄别人，让别人去做你想让他们做事的途径；③一个特殊的技术；④一种决策平衡；⑤一种评估反馈；⑥一种认知的行为治疗；⑦以客户为中心的治疗；⑧容易学习的；⑨通常都一样操作；⑩灵丹妙药。

在医疗及牙科保健中MI成功改变患者行为方式的证据

MI始于成瘾性行为领域的治疗，而现在越来越广泛地被应用于其他领域的改变行为方式的治疗中，比如，吸烟、节食及运动（Miller 1983；Burke et al. 2004；Hettema et al. 2005）。这些研究中关于成瘾性行为、健康行为，比如饮食和运动；危险行为；治疗的承诺性、保持性及依从性（Burke et al. 2003, 2004；Bacon et al. 2004；Hettema et al. 2005；Rubak et al. 2005；Lundahl et al. 2010）。治疗的证据普遍而有力地证明以MI为基础的访谈至少也能等价于其他积极的治疗，明显地优于未治疗及安慰剂治疗对照组（毒品、酒精、吸烟和赌博）。例如，在Rubak等（2005）的研究中提到简短的15分钟的访谈在64%的研究中被证实是有效的。而且，当访谈由内科医生传递时，有效率达到近80%，这证明通过本身并非是建议专家的临床医生在简短的交流中进行动机性访谈是合理的。Meta分析的数据证明MI在应用于戒烟过程后有较积极的影响（Butler et al. 1999；Lai et al. 2010；Lundahl et al. 2010；Wakefield et al. 2004；Borrelli et al. 2005），也有利于饮食行为的改变（膳食摄入量、脂肪的摄入、碳水化合物摄入、胆固醇摄入、体重指数改变、盐的摄入、水果和蔬菜摄入、减少饮酒、增强锻炼）（Woollard et al. 1995；Mhurchu et al. 1998；Resnicow et al. 2001；Bowen et al. 2002；Richards et al. 2006）。

研究者还通过对比MI与传统的健康教育，探索了MI对于口腔环境的影响，实验研究中动员了240位有患龋高危性儿童的妈妈使用饮食及非饮食的行为方式来帮助儿童预防龋病（Weinstein et al. 2004, 2006）。实验结果与Meta数据分析所报道结果一致，即MI对于饮食的改变是有效的（Burke et al. 2003；Hettema et al. 2005；Lundahl et al. 2010）。其他短期或长期的研究也证实了MI对以下方面的积极作用：①通过菌斑指数来测量口腔卫生状况；②通过牙龈指数来评估牙龈炎症；③改善口腔卫生与患者满意度的提高相关（Almomani et al. 2009；Jönsson et al. 2009a, b，2010；Godard et al. 2011）。很多综述表明，MI对于提高牙齿口腔保健方面有较大潜力（Nalini and Punithavathy 2010；Gao et al. 2013），尽管其对于牙周健康的影响尚不明确（Brand et al. 2013；Gao et al. 2013）。迄今为止，还没有关于MI用于管理牙本质敏感症的文献报道，而这个方法可能对于改变引起牙本质敏感症发生的始动行为有所帮助，并且可能有利于牙本质敏感症患者的管理及治疗阶段的控制（表10.1）。

在单次或多次就诊中实施动机性访谈来促使牙本质敏感症患者的行为改变

实行动机性访谈在管理牙本质敏感症

患者方面或许是一个很有前景的方法，这将有助于改变与牙本质敏感症发生及进展有关的行为方式。同样重要的是，在治疗过程中，医生不能忽视引起牙本质敏感症的行为原因与建议患者进行有效治疗的必要性。因此，这种访谈可能适用于Gillam（2013）提出的牙本质敏感症的特定患者群体的管理方案之中。应该使用单次还是多次的方案取决于很多因素，比如，问题的广泛程度及严重程度、患者能否就诊、维持阶段的监测频率、患者是否准备或有意愿加入会谈，并考虑到接受或拒绝推荐的行为改变方案后可能有利及不利方面，以及患者对于医生推荐的行为改变方案积极性及后期的依从性。在管理牙本质敏感症患者时实行患者行为改变中有一个问题是医生在临床工作中面临着繁忙的日程安排，因此，有必要采取一个比较实际的方法，不仅要安抚患者的不适，而且要能改变患者的行为方式，从而减少或者抑制未来牙本质敏感症的进展。另外，医生也应该与患者制订一个翔实的日程表（Rollnick et al. 1999），因为影响牙本质敏感症的健康行为可能不止一个。例如，不正确的刷牙方法、日常过多摄入酸性食物或饮料，或者吸烟也会引起口腔软硬组织的损伤（参见第4章）。因此，临床医生在考虑要求患者行为改变时，要准备好管理患者及自己的期望。Bandura（1995）认为，先做出小的改变，患者往往会感觉自己更有能力及信心做到其他的改变。这样的话，从患者比较有自信的、自认为可以做到的改变开始，并鼓励他们提出哪一个领域是他们愿意讨论的，而不是简单地选择医生所认为的应该实施的方案。因此需要一个日程安排图表，这个图表包括造成牙本质敏感症的代表性图片构成的圆圈以及可由患者补充的自己认为可能存在其他原因的空白圆圈。然后患者从这些事件中选择出哪一些是他们想要讨论的。

Miller和Rollnick（2002）认为，要成为一个有效的动机性消费者，临床医生应该多次在访谈中体现其潜在哲学思维，而不是仅仅简单应用一系列的访谈技术。最近，为了抓住相互影响的各种因素之间的联系，Suvan等（2010）利用编织的概念，将动机性访谈融入单次就诊中，展现出一个详细的患者动机构建模型。这个模型将交流、信息交换、行为改变工具的使用融入临床评估与治疗（图10.1）。

与牙本质敏感症患者的交流

在日常生活中人与人的交流有很多不同的方式。然而，在临床中处理牙本质敏感症的患者时，医生更应该时刻适应患者自身的行为需要，并允许他们以自己的交流方式表达主诉。Rollnick等（2007）推荐了一个具有3种方式用于健康保健医生在日常诊疗中与患者交流的模型，包括，指向、引导、跟随。Rollnick（2007）认为，一些患者可能需要一个“方向”——尤其是那些已经开始的并且需要在健康行为改变方面有更进一步建议及支持的患

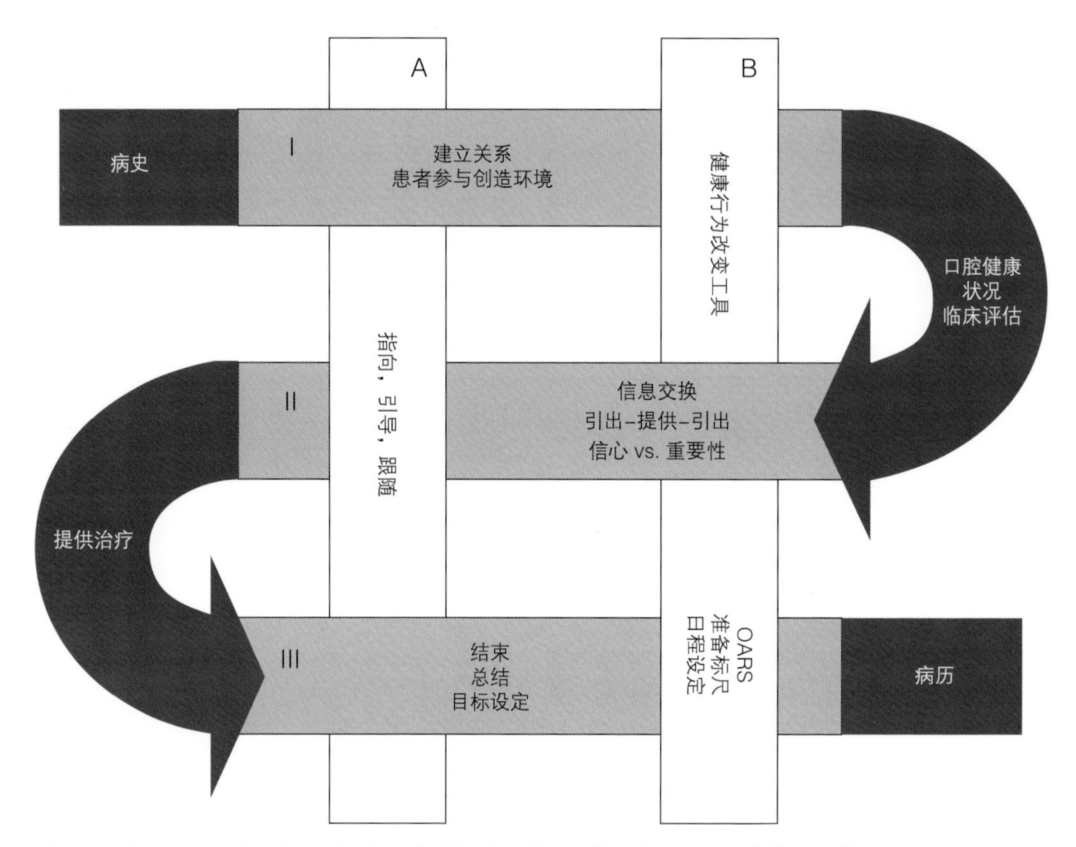

图10.1 病史和病历作为头与尾，是串联前后两次就诊的关键要素。水平条带代表就诊过程中3组核心医患对话，分别是“建立关系”“信息交换”和“结束”。中间由曲线过渡，分别是临床评估和治疗作为就诊的一部分发生在3次对话之间。水平条带与代表交流和互动过程中特殊要素的垂直条带相交织。这些垂直条带代表交流模式和健康行为改变工具，相互是一致的，但也具有灵活性，在就诊过程中可能反复出现，为整个系统提供稳定性。致谢：牙科就诊患者激活构造（执行模式）（来自Suvan et al. 2010）。

者。其他的一些个体，可能具有更为迫切的问题，因此需要“跟随”，尽管他们似乎清楚地知道应该做什么，但是缺乏足够的管理能力来改变自己的健康行为。这些个体在考虑改变他们的健康行为时可能更容易接受一种“引导”的方式。此外，临床医生应该使用4个主要的交流方式，这些方式的首字母被总结为OARS，即：①开放性（open）（–扩充的）问题；②证实（affirmations）；③反应的聆听（reflective listening）；④总结（summarising）（Catley 2010）。医生应该发现或敏锐地觉察到患者对于一种特定交流方式的反应性改变，如果在医生与患者交流时出现障碍，则有必要换一种不同的方式进行交流，这将有利于保持医生与患者关系的和谐（Catley et al. 2010；Koerber 2010）。

在临床环境中给予患者建议

在临床治疗中可能遇到的一个问题是，医生可能会在咨询过程中过早提出关于临床问题的信息（比如，减少酸性饮料的饮用过量以及选择合适的刷牙时机）。这将给患者传递一个信息是医生可能有特别安排，因此患者会感觉是被迫接受医生所建议的方法，即使他们还没有准备好在咨询的早期阶段接受这样的信息。认清本文中以建议为导向的健康教育与动机性访谈的区别非常重要，因为前者可能更适用于简单地提供信息去处理患者的疑问，误解以及对知识的缺乏。医生（在动机性访谈中）应该能在患者有意愿或者感兴趣时提供他们想要了解的信息（即所谓的允许的建议）（Moyers et al. 2003）。Rollnick（1999a）列出了三步法作为一个框架在MI一致性方式中提供建议的模式：①引出患者倾听信息的意愿及兴趣；②提供的信息尽可能中性；③引起患者对所列出的信息的反应。实际上，在强调患者对于某一临床问题的观点时，医生应该揭示出患者在知识、问题、关注及误解方面的缺口，这样反过来可能会让患者更容易接受相关的信息。

如前面所说，可能要多次就诊才能使患者的健康行为发生任何较大的变化，而且医生要注意的是不能加快改变的速度；另外，医患双方都会对行为未能变化而感到沮丧，尤其对于很矛盾的患者来说，这种情况更为明显。

对临床医生而言，了解评估患者对其行为改变的意愿时存在的问题是很关键的，因为这将涉及获知患者改变行为的动机性及自我效能（Rollnick et al. 1999b）。已经有数个评估动机性及自信心量表（医生探寻患者的激励因素以及价值观）将激励因素以及与期望行为改变的价值观联系在了一起（Rollnick et al. 1999b）。

临床上将MI原则应用于因摄入过多橙汁而导致牙本质敏感症的患者

以下临床场景展示了MI可以与管理策略一起，通过改变与牙本质敏感症的病原学原因及发病因素有关的行为，从而减少或抑制牙本质敏感症对于患者日常生活的影响（表10.1）（参见第4章）。如前所述，医生可以根据每位患者的不同情况制订出一个具体的交流方式，并且可以通过就诊时患者的反应来实施各种行为改变（表10.2）。这样，如前所述，医生就可能在管理策略的初始阶段实施MI（表10.1）。

结论

繁忙的临床医生在管理牙本质敏感症患者中的一个问题是，在还没有确定病原学及病因学因素时，就简单提出或推荐一种治疗方案，这些因素可能在发病中具有重要作用，如果不予以处理或纠正，将可能继续对患者后期的生活质量产生影

表10.2 使用MI原则管理因摄入过多橙汁而导致牙本质敏感症的患者

医生	患者	策略
初诊		
我可以跟你分享一些关于牙本质敏感症的信息吗?	是的	询问许可性/引出
DH的病因		提供信息
治疗选择		
日常饮食中限制侵蚀性饮料		
你对这些怎么看?	我没有意识到侵蚀性饮料对我牙齿的影响	引出
从今天的牙科检查来看，你定期地摄入酸性食物	是的，我喝很多橙汁	
我可以跟你谈一下你的日常饮食吗?	是的	询问许可性
你知道饮用果汁可能会损伤你的牙齿并引起疼痛吗?	我不关心，我喜欢喝橙汁，这有利于我的身体健康	议程设置图
我想知道你是否可以接受停止饮用橙汁?	诚实地说，不可以。我不想停止，即使你想让我这么做	
我听到你不想停止，那你可以谈一些关于你的生活习惯吗?	不，我现在不想谈这些	推动阻力
我听到你现在不想谈，那我们可以下一次谈吗?	好	
随访		
我可以问一些关于你喝橙汁的习惯的问题吗?	嗯，我知道那可能对我牙齿不好，但是你知道，我已经有点习惯于这样，所以，我可能改变不了	询问许可性
所以你愿意去改变，但不是立马改变，对吗?	嗯，是的，有点。	反思
如果你做出改变的话，你觉得自己可能得到什么好处?	嗯，可能会使敏感的牙齿数量减少	矛盾情绪
		赞成（或反对）
		改变的好处
		改变的坏处
		不改变的好处
		不改变的坏处
如果有从0~10的级别表示积极性，10为最高，那么你觉得自己有多大的积极性去改变?	可能是4	准备量表的使用
		询问动机性
如果有从0~10的级别表示自信心，10为最高，那么你觉得自己的自信心有几分?	我想可能是3	询问自我效能
嗯，根据之前你所取得的成绩，我感觉你终究会成功地改变自己的饮食习惯	谢谢，非常高兴听到你这么说	增强自我效能
嗯，那么你能否帮助你自己减轻牙齿磨损?	嗯，我想我可能会稍等一会再刷牙	反思和总结
	或者在喝橙汁的时候使用吸管	

响。传统情况下，医生希望患者能改变他们的健康行为，因为这将有助于他们全身健康，医生和患者之间任何信息的交换基于以临床医生为主导的理念，这不但不能授予患者主动权，而且也不能有效地促使患者去改变健康行为。因此，对医生来说，重要的是采取能够有效鼓励患者改变日常行为的管理策略及目标（Catley et al. 2010；Koerber 2010）。介绍以患者为中心的方式，如动机性访谈，可以积极地鼓励患者加入讨论他们自身的处境，对于目前的牙科实践来说是必要的。众所周知，由于实际操作环境中的各种条件制约，临床医生在繁忙的临床实践中很难实施这种方法。这个方法对于有的患者来说也具有较大的挑战性，因此，医生在持续性治疗过程中应该对患者抱有耐心及同情心。不管怎样，动机性访谈的引入对于牙本质敏感症的患者，尤其是处于管理的初始阶段的患者来说是大有益处的。

参考文献

[1] Addy M, Urquhart E (1992) Dentine hypersensitivity: its prevalence, aetiology and clinical management. Dent Update 19(10):407–408, 410–2.

[2] Almomani F, Brown T, Williams K, Catley D (2009) Effects of an oral health promotion program in people with mental illness. J Dent Res 88(7):648–52.

[3] Andrews S (2012) Motivational interviewing: a guided dialogue. www.hetimaine.org/Literature/MI_A_Guided_ Dialogue.doc.

[4] Bacon S, Sherwood A, Hinderliter A, Blumenthal J (2004) Effects of exercise, diet, and weight loss on high blood pressure. Sports Med 34:307–316.

[5] Bandura AE (1995) Self-effi cacy in changing societies. Cambridge University Press, New York.

[6] Bartlett D, Ganss C, Lussi A (2008) Basic Erosive Wear Examination (BEWE): a new scoring system for scientifi c and clinical needs. Clin Oral Investig 12(Suppl 1): 65–68.

[7] Bekes K, Hirsch C (2013) What is known about the infl uence of dentine hypersensitivity on oral health-related quality of life. Clin Oral Investig 17(Suppl 1):S45–S51.

[8] Bekes K, John MT, Schaller H-G, Hirsch C (2008) Oral health-related quality of life in patients seeking care for dentin hypersensitivity. J Oral Rehabil 36(1):45–51.

[9] Bioko OV, Baker SR, Gibson BJ, Locker D, Sufi F, Barlow APS, Robinson PG (2010) Construction and validation of the quality of life measure for dentine hypersensitivity (DHEQ). J Clin Periodontol 37: 973–980.

[10] Borrelli B, Novak S, Hecht J, Emmons K, Papandonatos G, Abrams D (2005) Home health care nurses as a new channel for smoking cessation treatment: outcomes from project CARES (Community-nurse Assisted Research and Education on Smoking). Prev Med 41:815–821.

[11] Bowen D, Ehret C, Pedersen M, Snetselaar L, Johnson M, Tinker L, Hollinger D, Ilona L, Bland K, Sivertsen D, Ocke D, Staats L, Beedoe JW (2002) Results of an adjunct dietary intervention program in the women's health initiative. J Am Diet Assoc 102:1631–1637.

[12] Brand VS, Bray KK, MacNeill S, Catley D, Williams K (2013) Impact of single-session motivational interviewing on clinical outcomes following periodontal maintenance therapy. Int J Dent Hyg 11(2):134–141.

[13] Burke BL, Arkowitz H, Menchola M (2003) The effi - cacy of motivational interviewing: a meta-analysis of controlled clinical trials. J Consult Clin Psychol 71: 843–861.

[14] Burke BL, Dunn CW, Atkins DC, Phelps JS (2004) The emerging evidence base for motivational interviewing: a meta-analytic and qualitative inquiry. J Cogn Psychother 18:309–322.

[15] Butler CC, Rollnick S, Cohen D, Bachmann M, Russell I, Stott N (1999) Motivational consulting versus brief advice for smokers in general practice: a randomized trial. Br J Gen Pract 49:611–616.

[16] Canadian Advisory Board on Dentin Hypersensitivity (2003) Consensus-based recommendations for the diagnosis and management of dentin hypersensitivity. J Can Dent Assoc 69(4):221–226.

[17] Catley D, Goggin K, Lynam I (2010) Chapter 4: Motivational Interviewing (MI) and its basic tools. In: Ramseier C, Suvan J (eds) Health behavior change in the dental practice, vol 1, 1st edn. Wiley-Blackwell, Iowa, pp 59–92.

[18] Definition of Adherence (2001) Adherence to long-term therapies: policy for action. Meeting report, World Health Organization, 4–5 June 2001. Referenced in: Understanding and improving adherence for specialty products. www.imshealth.com/deployedfi les/ims/ Global/Content/ . Accessed Aug 2013.

[19] Definition of Adherence (2010) The American Heritage® Medical Dictionary. http://medical.yourdictionary. com/adherence . Accessed Aug 2013.

[20] Definition of Compliance. http://www.merriam-webster. com/medical/compliance Accessed Aug 2013.

[21] Definition of Motivation Dictionary.com. http://dictionary. reference.com . Accessed 2013.

[22] Demetriou N, Tsami-Pandi A, Parashis A (1995) Compliance with supportive periodontal treatment in private periodontal practice. A 14-year retrospective study. J Periodontol 66:145–149.

[23] Fardal Ø (2006) Interviews and assessments of returning non-compliant periodontal maintenance patients. J Clin Periodontol 33:216–220.

[24] Freeman R (1999) The psychology of dental patient care: strategies for motivating the non-compliant patient. Br Dent J 187:307–312.

[25] Freudenthal JJ (2013) Motivational interviewing. Dimens Dent Hyg 11(3):19–22.

[26] Gao X, Man Lo EC, Ching Ching Kot S, Wai Chan KC (2014) Motivational interviewing in improving oral health: a systematic review of randomized controlled trials. J Periodontol 85(3):426–37.

[27] George AC, Hoshing A, Joshi NV (2007) A study of the reasons for irregular dental attendance in a private dental college in a rural setup. Indian J Dent Res 18:78–81.

[28] Gillam DG (2013) Current diagnosis of dentin hypersensitivity in the dental offi ce: an overview. Clin Oral Investig 17(Suppl 1):S21–S29.

[29] Gillam DG, Chesters RK, Attrill DC, Brunton P, Slater M, Strand P, Whelton H, Bartlett D (2013) Dentine hypersensitivity – guidelines for the management of a common oral health problem. Dent Update 40:514–524.

[30] Godard A, Dufour T, Jeanne S (2011) Application of self- regulation theory and motivational interview for improving oral hygiene: a randomized controlled trial. J Clin Periodontol 38:1099–1105.

[31] Hettema J, Steele J, Miller WR (2005) Motivational interviewing. Annu Rev Clin Psychol 1:91–111.

[32] Jönsson B, Ohrn K, Oscarson N, Lindberg P (2009a) The effectiveness of an individually tailored oral health educational programme on oral hygiene behaviour in patients with periodontal disease: a blinded randomized- controlled clinical trial (one-year follow- up). J Clin Periodontol 36(12):1025–1034.

[33] Jönsson B, Ohrn K, Oscarson N, Lindberg P (2009b) An individually tailored treatment programme for improved oral hygiene: introduction of a new course of action in health education for patients with periodontitis. Int J Dent Hyg 7(3):166–175.

[34] Jönsson B, Ohrn K, Lindberg P, Oscarson N (2010) Evaluation of an individually tailored oral health educational programme on periodontal health. J Clin Periodontol 37(10):912–919.

[35] Khan AR, Al-Abdul Lateef ZN, Al Aithan MA et al (2012) Factors contributing to non-compliance among diabetics attending primary health centers in the Al Hasa district of Saudi Arabia. J Fam Commun Med 19(1):26–32.

[36] Kim J, Amar S (2006) Periodontal disease and systemic conditions: a bidirectional relationship. Odontology 94(1):10–21.

[37] Koerber A (2010) Chapter 5: Brief interventions in promoting health behavior change. In: Ramseier C, Suvan J (eds) Health behavior change in the dental practice, vol 1, 1st edn. Wiley-Blackwell, Iowa, pp 93–112.

[38] Lai DT, Cahill K, Qin Y, Tang JL (2010) Motivational interviewing for smoking cessation. Cochrane Database Syst Rev 20(1):CD006936. doi: 10.1002/14651858. CD006936.pub2.

[39] Loesche WJ, Grossman NS (2001) Periodontal disease as a specifi c, albeit chronic, infection: diagnosis and treatment. Clin Microbiol Rev 14(4):727–752.

[40] Lundahl BW, Kunz C, Brownell C, Tollefson D, Burke BL (2010) A meta-analysis of motivational interviewing: twenty-fi ve years of empirical studies. Res Soc Work Pract 20:137–160.

[41] Mendoza AR, Newcomb GM, Nixon KC (1991) Compliance with supportive periodontal therapy. J Periodontol 62:731–736.

[42] Mhurchu CN, Margetts BM, Speller V (1998) Randomized clinical trial comparing the effectiveness of two dietary interventions for patients with hyperlipidaemia. Clin Sci 95:479–487.

[43] Miller WR (1983) Motivational interviewing with problem drinkers. Behav Psychother 11:147–172.

[44] Miller WR, Rollnick S (2002) Motivational interviewing: preparing people for change, 2nd edn. Guilford Press, New York.

[45] Miller WR, Rollnick S (2009) Ten things that motivational interviewing is not. Behav Cogn Psychother 37:129–140.

[46] Moyers TB, Martin T, Catley D, Harris K, Ahluwalia JS (2003) Assessing the integrity of motivational interviewing interventions: reliability of the motivational interviewing skills code. Behav Cogn Psychother 177–184.

[47] Nalini HE, Punithavathy R (2010) Motivational interviewing in improving oral hygiene – a review of literature with possible application in periodontics. JIADS 1(1):12–15.

[48] Orchardson R, Gillam D (2006) Managing dentin hypersensitivity. J Am Dent Assoc 137(7):990–998

[49] Partovi M (2006) Compliance and your patient. http:// www.rdhmag.com/articles/print/volume-30/issue-11/ features/compliance-and-your-patients.html.

[50] Prochaska JO, DiClemente CC (1983) Stages and processes of self-change of smoking: toward an integrative model of change. J Consult Clin Psychol 51: 390–395.

[51] Ramseier CA (2005) Potential impact of subject-based risk factor control on periodontitis. J Clin Periodontol 32(Suppl 6):283–290.

[52] Resnicow K, Jackson A, Wang T, De AK, McCarty F, Dudley WN, Baranowski T (2001) A motivational interviewing intervention to increase fruit and vegetable intake through black churches: results of the eat for life trial. Am J Public Health 91:1686–1693.

[53] Richards A, Kattelmann KK, Ren C (2006) Motivating 18- to 24-year-olds to increase their fruit and vegetable consumption. J Am Diet Assoc 106:1405–1411.

[54] Rollnick S, and Miller WR (1995) What is motivational interviewing? Behavioural and Cognitive Psychotherapy, 23;325–334.

[55] Rollnick S, Mason P, Butler C (1999a) Health behaviour change: a guide for practitioners. Harcourt Brace, Edinburgh.

[56] Rollnick S, Mason P, Butler CC (1999b) Health behavior change: a guide for practitioners. Churchill Livingstone, Edinburgh.

[57] Rollnick S, Miller W, Butler C (2007) Motivational interviewing in healthcare. Guilford Press, New York.

[58] Rollnick S, Miller WR, Butler CC (2008) Motivational interviewing in health care: helping patients change behavior. The Guilford Press, A Division of Guilford Publications, New York.

[59] Rubak S, Sandbaek A, Lauritzen T, Christensen B (2005) Motivational interviewing: a systematic review and meta-analysis. Br J Gen Pract 55:305–312.

[60] Schuz B, Sniehotta FF, Wiedemann A, Seemann R (2006) Adherence to a daily fl ossing regimen in university students: effects of planning when, where, how and what to do in the face of barriers. J Clin Periodontol 33:612–619.

[61] Smith B, Knight J (1984) An index for measuring the wear of teeth. Br Dent J 156:435–438.

[62] Suvan J, Fundak A, Gobat N (2010) Implementation of health behavior change principles in dental practice. In: Ramseier, Christoph A. and Suvan, Jean E (eds) Health behavior change in the dental practice, vol 1, 1st edn. Oxford: Wiley Blackwell, Ames, pp 113–144.

[63] Tan AES (2009) Periodontal maintenance. Aust Dent J 54(1 Suppl):S110–S117.

[64] Wakefield M, Olver I, Whitford H, Rosenfeld E (2004) Motivational interviewing as a smoking cessation intervention for patients with cancer: randomized controlled trial. Nurs Res 53:396–405.

[65] Weinstein P, Harrison R, Benton T (2004) Motivating parents to prevent caries in their young children: one-year fi ndings. J Am Dent Assoc 135:731–738.

[66] Weinstein P, Harrison R, Benton T (2006)

Motivating mothers to prevent caries: confi rming the benefi cial effect of counseling. J Am Dent Assoc 137:789–793.

[67] Wertheimer AI, Santella TM (2003) Medication compliance research: still so far to go. J Appl Res Clin Exp Ther 3(3). http://jrnlappliedresearch.com/ articles/ Vol3Iss3/index.htm . Accessed Aug 2013.

[68] Williams KB, Bray K (2011) Motivational interviewing: a patient-centered approach to elicit positive behavior change. Crest®/Oral-B® at dentalcare.ca Continuing Education Course. Accessed Aug 2013.

[69] Wilson TG Jr, Glover ME, Schoen J et al (1984) Compliance with maintenance therapy in a private periodontal practice. J Periodontol 55:468–473.

[70] Woollard J, Beilin L, Lord T, Puddey I, MacAdam D, Rouse I (1995) A controlled trial of nurse counselling on lifestyle change for hypertensives treated in general practice: preliminary results. Clin Exp Pharmacol Physiol 22:466–468.

第11章　抗敏感产品发展的趋势和策略

Future Strategies for the Development of Desensitising Products

Robert Hill, David G. Gillam

引言和简要概述

牙本质敏感症（DH）是一种临床问题，可能会影响个人的生活质量，使患者在日常生活中食用冷热食物或饮料时感到不适。目前对抗DH的疼痛尚无理想的脱敏产品［非处方（牙膏、凝胶或漱口水）或牙医使用的］能提供快速有效和持久的保护。目前牙膏、凝胶和漱口水配方是旨在减轻DH引起的疼痛基于它们：①阻塞牙本质小管成行（如二氧化硅、碳酸钙、各种磷灰石、草酸蓝或生物活性玻璃）或②基于流体动力学说的神经脱敏成分（如钾离子）（参见第2章）。

多种从现有材料改良或新开发的仿生材料作为替代传统脱敏产品可用于治疗DH、抑制龋齿和促进再矿化。本章将重点关注用于治疗DH的材料并介绍更多开发治疗DH的仿生产品的新进展。

治疗基本原理

虽然Brännström动力假说（Brännström 1963；Brännström and Åström 1972）不一定能完全解释DH相关疼痛的机制（参见第2章），但该学说的确为新产品配方的开发和测量奠定了基础，也因此形成了在临床评估前体外牙本质液体流量或液压传导性和牙本质小管阻塞的策略（参见第6章）。

如第2章所提到的，这个假说是基于平行的根管作为毛细管孔能够使流动的液体双向传导刺激。通过开放的牙本质小管流体动力学机制中有哈根–泊肃叶（Hagen–

R. Hill (✉)
Department of Dental Physical Sciences,
Queen Mary University of London,
2nd Floor Francis Bancroft Building,
Mile End Road, E1 4NS London, UK
e-mail: r.hill@qmul.ac.uk

D.G. Gillam
Centre for Adult Oral Health,
Barts and The London School of Medicine and
Dentistry QMUL, Turner Street, London E1 2AD, UK

D.G. Gillam (ed.), *Dentine Hypersensitivity: Advances in Diagnosis, Management, and Treatment*,
DOI 10.1007/978-3-319-14577-8_11, © Springer International Publishing Switzerland 2015

Poiseuille）方程中包含许多重要特征，即压力的变化、牙本质小管的半径、液体的稠度及小管的长度都是影响因素。

但是牙本质是由无数牙本质小管组成的，每平方毫米牙本质包含5000～20000个牙本质小管，而且它们的长度和半径会因为在牙本质的位置不同，冠中部牙本质和根部牙本质发生变化。牙本质小管直径为1～5μm的变化。在冠中部的牙本质每平方毫米约有15000个牙本质小管，这部分也经常被用来研究液体的流动。近釉牙本质界（DEJ）的牙本质小管直径较小，约为2μm，但靠近髓腔的牙本质小管直径可达5μm。临床上DH报道最多发生在牙颈缘（参见第4章和第5章），该部位牙本质小管直径较小，约为1μm。理论上该部位的牙本质应当被用于临床研究以测定脱敏产品的潜质及其阻塞开放牙本质小管的能力。然而该部分的牙本质由于解剖结构、直径、牙本质小管的数量以及与冠中部牙本质切片相比较更难获取等原因，阻碍了其科研应用。

很重要的是，如第2章所述，基于哈根-泊肃叶（Hagen-Poiseuille）方程的因素决定了脱敏产品或者抗酸的效果，小管半径的成倍增加会导致小管内液体流动成2^4即16倍的增加。相反，部分封闭牙本质小管会导致流体流动和牙本质通透性急剧下降，因此应用脱敏产品时可能并不总是需要完全封闭牙本质小管。虽然牙本质盘被应用于牙本质小管阻塞和牙本质渗透特性的体外研究，然而，由于距离髓腔不同的部位其牙本质小管数量差异以及液体流动的变化，可以解释体外研究结果为什么差异较大。体外研究常常缺少唾液的存在，然而依赖唾液相互作用的脱敏产品，例如生物活性玻璃牙膏配方的研发应在测试前于人工唾液中浸泡以模拟临床环境。也应该在刷牙后进行酸刺激模拟来模拟致龋或饮用酸性饮料等情况，从而评估脱敏材料堵塞牙本质小管的耐久性。分析这些研究结果还可以看到，牙本质表面覆盖的脱敏产品也许实际上并不能降低小管内液体流动，而明显的表面覆盖不全却可能对流体流动有显著的影响。这个结果开始可能让人感到困惑，但可以用草酸钾的例子来解释，草酸钾阻塞牙本质小管时，不一定在牙本质表面，而是在表层下（参见第2章）。同样的，可以想象牙膏配方，封闭牙本质小管不只是在表面，还阻塞小管深处，将提供更耐用更持久的治疗效果。从实际的角度来看，仅仅覆盖在牙本质表面没有渗透到牙本质小管的牙膏配方更有可能容易被酸溶解或磨料磨损去除。

现有方法

DH目前的治疗方法已经在第8章和第10章介绍过。以下部分将重点描述部分组成成分的物理和化学特性，以及其在治疗DH的脱敏产品中的运用。

精氨基酸为基础的产品

精氨酸是一种天然氨基酸，存在于唾

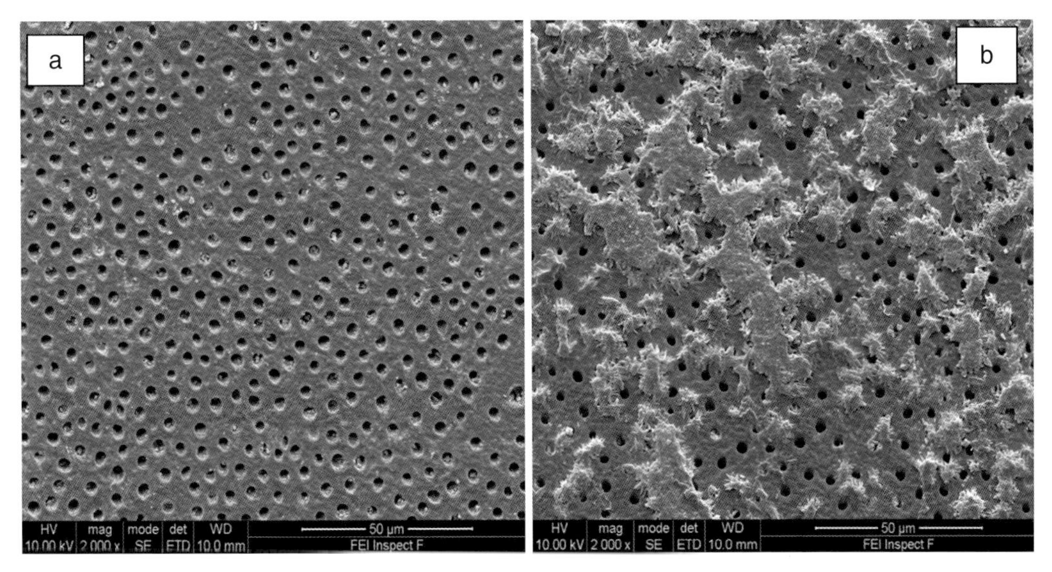

图11.1　使用高露洁ProRelief牙膏（a）刷牙前和（b）刷牙后牙冠中份牙本质切片的扫描电镜图片。

液中。精氨酸被认为能与碳酸钙在牙齿表面和牙本质小管内形成钙–精氨酸复合物（Kleinberg 2002；Cummins 2010）。一般市售牙膏中含有8%质量分数（w/w）的精氨酸（Docimo et al. 2009）。虽然精氨酸的化学作用机制尚不清楚，但如图11.1所示，含有碳酸钙颗粒的精氨酸牙膏对牙本质小管的阻塞非常有效。在多数情况下，"精氨酸–复合钙"在牙釉质表面先形成。精氨酸碳酸氢盐是最常用于牙膏配方见的形式，在唾液中天然存在的氨基酸是具有黏附性能，有利于阻断牙本质小管。精氨酸碳酸氢盐是由精氨酸（碱性氨基酸）滴定法测定精氨酸与气态二氧化碳直到pH达到约7。该pH的精氨酸被完全转化为精氨酸铵；然后pH被调整到8~9，这有利于形成复合物以及精氨酸与牙齿表面的结合。一种微溶钙盐通常是碳酸钙，可以使小管阻塞；当然也可以使用各种磷酸钙盐（Kleinberg et al. 2003）。

锶盐

锶盐已用于脱敏牙膏配方50多年了（Markowitz 2009）（参见第8章）。前期较多使用的是氯化锶，目前8% w/w的醋酸锶已被广泛使用。当牙膏配方中包含氟时，为了降低像氟化锶的锶沉淀风险，使用了乙酸的形式。如第8章中讨论，尽管关于锶盐的临床研究尚未明确其作用机制，目前认为锶盐的主要作用方式是阻塞牙本质小管（图11.2）（Rösing et al. 2009）。当应用于牙表面时，锶离子吸附在成牙本质细胞突起或牙本质小管内，从而阻断牙本质表面向牙髓神经冲动的传导。以限量元素浓度存在的锶离子是牙齿结构正常的组成部分，具有较低的毒性。

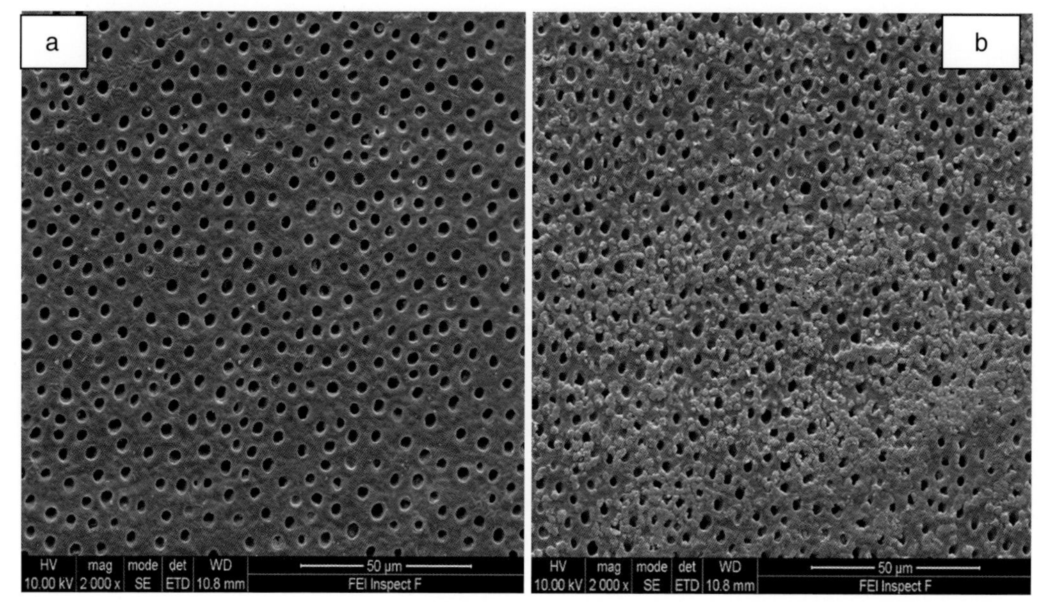

图11.2　使用舒适达Papid Relief牙膏。（a）刷牙前和（b）刷牙后牙冠中份牙本质切片的扫描电镜图片。

近年来，锶盐已被批准用于治疗骨质疏松症，1～2g/d。学者认为锶盐在治疗骨质疏松症中的结合机制为其在DH中的运用提供了基础。此外，牙膏中的清洁剂或表面润湿剂能够通过促进锶离子渗透到牙齿结构提高可溶性锶离子的有效性。

另一种可能的机制是可溶性锶离子有助于磷灰石的形成。锶离子稍比钙离子大一点，在磷灰石晶体结构中锶完全可以取代钙。混合钙锶磷灰石的溶解度可能低于羟基磷灰石钙或锶羟基磷灰石的溶解度（Pan et al. 2009；Ni et al. 2012）。

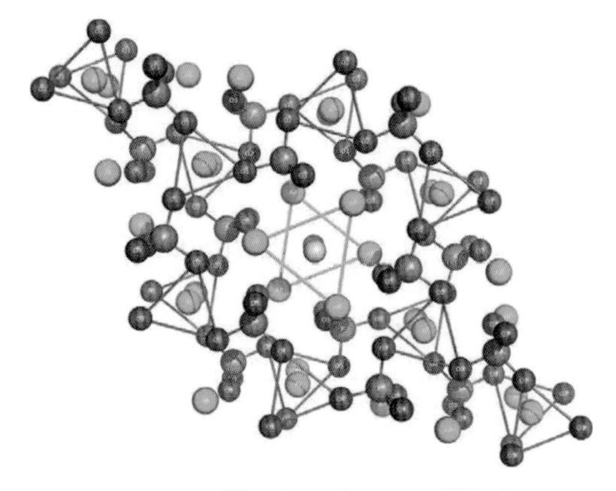

图11.3　磷灰石的晶体结构。绿色球体代表钙，橙色代表磷，红色代表氧，浅蓝色是羟基（致谢：图片来自Wolfram Hoeland，Ivoclar Lichtenstein的Powerpoint介绍）。

因此，牙膏中的可溶性锶可能导致磷灰石从唾液中沉淀。这可能是由于氟化物具有的辅助作用。氟化物被认为能够形成氟化锶（SrF_2）沉淀，所以原氯化锶牙膏配方不含氟，但是这个问题可以通过使用醋酸锶作为锶的来源可以解决。但是，大多数最初的牙本质小管的阻塞和小管内液体流动减少可能不是由于锶离子本身，而是由于作为磨料小的二氧化硅小粒能进入牙本质小管。

羟基磷灰石

羟基磷灰石［$Ca_{10}(PO_4)_6(OH)_2$］是牙釉质和牙本质矿化阶段的基础。磷灰石占牙釉质中约98%的重量，占牙本质重量的60%。特别是在亚洲，羟基磷灰石（HA）被用作牙膏配方中的再矿化剂已经很多年了。但最近才被用于治疗DH（Park et al. 2005；Kang et al. 2009；Kim et al. 2009；Yuan et al. 2012）。但是大多数含HA的牙膏不含氟，因为它作为一种氟的替代再矿化剂。磷灰石晶体结构如图11.3所示。

晶格的开放性使得其中离子比较容易被替代。近年来，制造商已经利用这一特性生产羟基磷灰石。包括锶羟基磷灰石［$Ca_{(10-X)}Sr_x(PO_4)_6(OH)_2$］、锌羟基磷灰石［$Ca_{(10-X)}Zn_x(PO_4)_6(OH)_2$］、碳酸根离子取代磷酸盐离子，含二氧化碳的氢基磷灰石（HCA）。

表11.1给出的这些牙膏的配方目前升级为纳米羟基磷灰石类（nanoHA）。这些产品中的微晶尺寸通常是20～100nm。然而，羟基磷灰石颗粒尺寸较大，包含了成百上千个聚合的纳米晶体，示意图见图11.4。釉质和Ultradex羟基磷灰石牙膏更宽，如图11.5所示。这些牙膏的配方一般含有带羧酸官能团的聚合物，它能够螯合磷灰石颗粒中及釉质磷灰石中的钙离子，将颗粒黏附于牙齿表面，防止它们被唾液冲走。当pH下降时，细小的纳米羟基磷灰石类物质晶体优先溶解，损耗牙釉质磷灰石，从而发挥保护作用。为了有效地阻塞牙本质小管，可以使牙膏中小于5μm的微粒进入牙本质小管。

图11.6展示了一种适用于治疗DH的纳米羟基磷灰石类物质晶体牙膏中颗粒尺寸

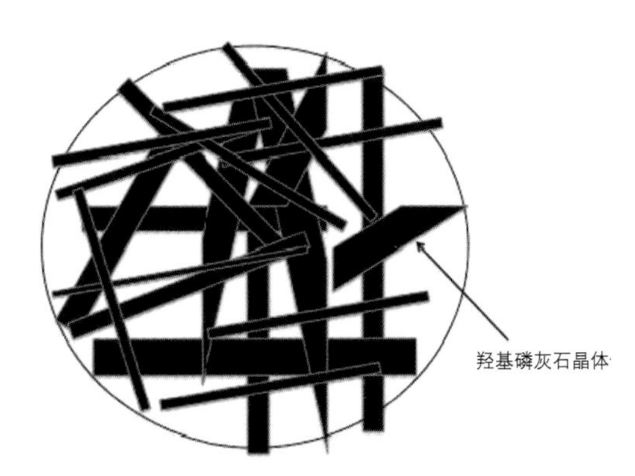

图11.4　形成聚集的大颗粒的羟基磷灰石纳米晶体的示意图。

表11.1　市售的含羟基磷灰石的牙膏配方

牙膏	公司	主要活性成分
UltraDEX 再矿化美白牙膏	Periproducts	羟基磷灰石
		单氟磷酸钠
BioRepair plus	BioRepair/ACDOCO	锌代羟基磷灰石
Pepsodent 强效抗敏感牙膏	联合利华	羟基磷灰石
MentaDent P	联合利华	羟基磷灰石
Megasonex	Goldspire	羟基磷灰石
Apagard	Sangi Co	羟基磷灰石

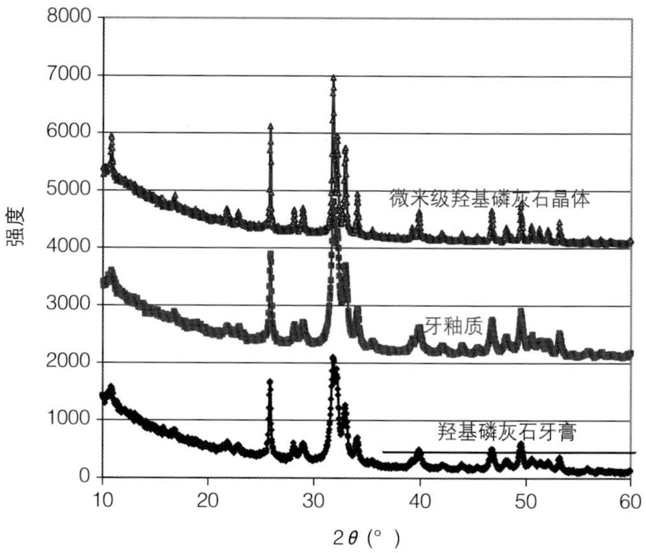

图11.5 微米级羟基磷灰石晶体，牙釉质和Ultradex的XRD图像。注意釉质和Ultradex羟基磷灰石的更宽的衍射线表示是纳米级晶体。请注意Ultradex和牙釉质几乎相同的衍射模式。

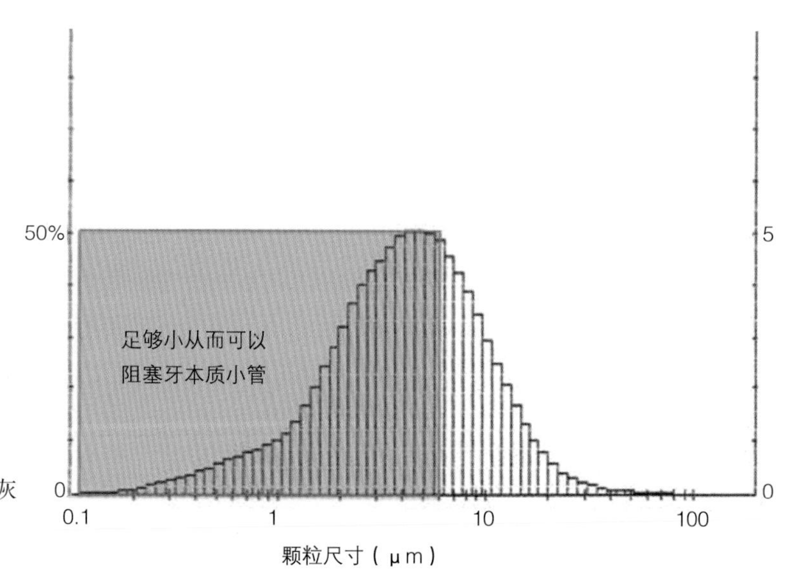

图11.6 Ultradex羟基磷灰石粒度分布。

分布。阴影区域表示颗粒的尺寸小于牙本质小管。

对于纳米羟基磷灰石类物质晶体材料的晶粒尺寸可以从X射线衍射图案进行Scherrer线形分析得到。直径大于200nm的晶体会导致衍射线的加宽。图11.5展示了（a）釉质、（b）微晶HA，以及（c）纳米羟基磷灰石类物质晶体的X线衍射图案。比较微米和纳米HA晶体能够清楚地看到衍射线的扩充。值得注意的是，纳米羟基磷灰石类物质晶体与釉质中存在的衍射图案具有相似性。

图11.7 釉质样品的19F MAS-NMR光谱（未处理，脱矿质和nHA漱口水处理）。

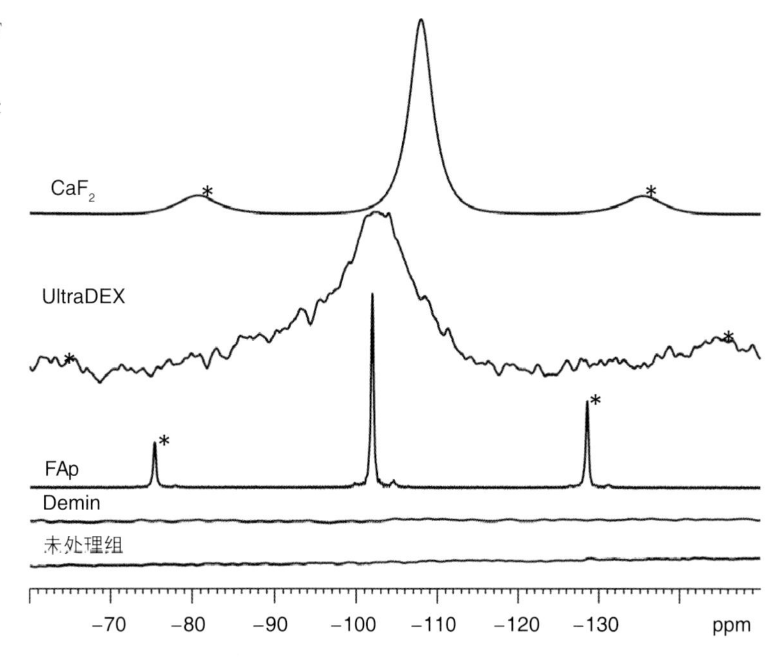

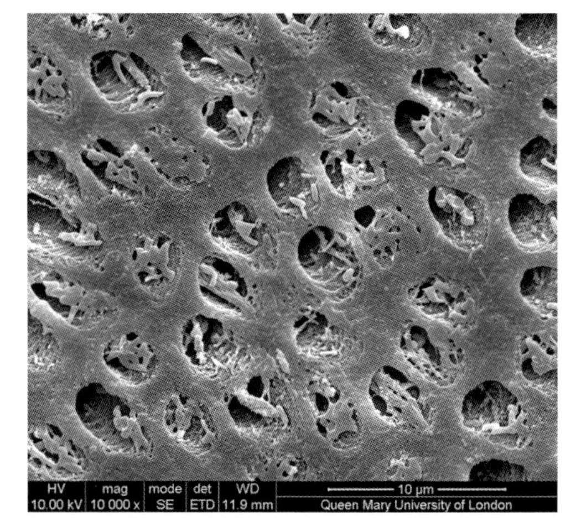

图11.8 纳米羟基磷灰石漱口水处理后牙本质小管封闭情况。

$$D=0.9\lambda/(\beta_{002}\cos\theta)$$

其中D是指微晶的尺寸，单位是nm；λ是X线的波长，为0.154nm；β_{002}是002反射高度一半时的宽度；$\cos\theta$是X线入射角的余弦。

表11.2 45S5玻璃组成，以摩尔百分比计

SiO_2	P_2O_5	CaO	Na_2O	NC
46.10	2.50	26.90	24.4	2.10

大多数的纳米羟基磷灰石牙膏配方不含氟。然而，掺入氟化物被认为是有益的。在氟存在的情况下nanoHA微粒被酸溶解后会再沉淀为氟磷灰石。在沉淀的过程可能有助于再矿化和阻塞牙本质小管。

图11.7展示酸性条件下（0.1mol/L乙酸，pH=4.5），牙表面脱钙后及随后用nanoHA 牙膏（1000ppm的氟化物）治疗的 ^{19}F MAS-NMR图谱。在治疗前和脱矿后牙齿表面无氟化物。但是在使用含氟HA牙膏治疗后，^{19}F光谱显示在−103ppm的峰值，与氟磷灰石FAp的形成相对应。

除了HA牙膏配方，还有一种漱口水同时含有nanoHA和氟化物。图11.8展示了循

环使用nanoHA漱口水经过一系列的矿化与再矿化过程后阻塞的牙本质小管。预先酸蚀的冠中位开放的牙本质小管被针状氟磷灰石晶体部分阻塞。

钙磷硅酸盐（NovaMin®）

NovaMin®基于45S5生物活性玻璃复合物（表11.2），已作为再矿化剂应用于牙膏配方中，用于DH的治疗（参见第8章）。45S5玻璃颗粒在口中溶解释放Ca^{2+}、PO_4^{3-}离子，被认为能在牙表面形成羟基碳酸磷灰石（HCA）。

值得指出的是，45S5复合物（表11.2）原本设计作为骨的替代物，而非作为治疗DH的牙膏配方中的添加剂。

在NovaMin®牙膏中，一些足够小（<5μm）的生物活性玻璃颗粒可进入和封闭牙本质小管（图11.9）。唾液是一种过饱和钙磷溶液，生物活性玻璃粒子溶解释放Ca^{2+}、PO_4^{3-}离子，是形成HCA的原因（Jones 2013）。图11.10可见NovaMin®粒度分布广泛。小于5μm的颗粒可以封闭牙本质小管，分布的颗粒中较大的颗粒需要更长的时间来溶解和提供Ca^{2+}、PO_4^{3-}离子。

NovaMin®牙膏配方与HA牙膏配方相似，含有羧基官能聚合物以提供牙膏所需的黏度。聚合物在螯合磷灰石和NovaMin®玻璃中的钙离子起重要作用，能够促进玻璃颗粒黏附于牙齿并防止颗粒被唾液冲走。在多数情况下，使用的聚合物是聚丙烯酸，这与璃离子水门汀中的聚合物相同，使它们能够粘接牙釉质和牙本质的磷灰石相。

NovaMin®牙膏配方是以甘油而非水为基础的，这是为了防止存在牙膏配方中的玻璃与水在使用前反应。在早期的NovaMin®牙膏配方中，贮藏时45S5玻璃与甘油中的少量水反应。在牙膏的贮存期间玻璃中大约50%的磷酸盐可以转换为HCA。从牙膏提取的玻璃及在实验室中合成的45S5玻璃的^{31}P固态磁共振光谱如图11.11所示。

NovaMin®牙膏配方的最新测试版本包含硅胶颗粒能够从牙膏中吸收玻璃水分，从而防止它与生物活性玻璃反应。

有越来越多的证据表明，生物活性玻璃优先在牙齿表面及牙本质小管内形成磷灰石样材料。这种磷灰石样的材料优先生长于牙本质小管内高度矿化的管周牙本质中。据推测HCA在管周牙本质使磷灰石晶体优先形核。生物活性玻璃也被证明能够再矿化软化牙本质（Mneimne et al. 2014；Mneimne 2014）（图11.12～图11.14）。

越来越多的证据表明生物活性玻璃溶解更迅速，与pH≥7相比较，生物活性玻璃在酸性条件下能够更迅速地形成磷灰石。该特性特别具有吸引力，因为生物活性玻璃减缓龋齿间或者在酸蚀条件下pH的下降的同时释放Ca^{2+}、PO_4^{3-}。从这个角度来说生物活性玻璃被认为是能够适应环境的智能材料。

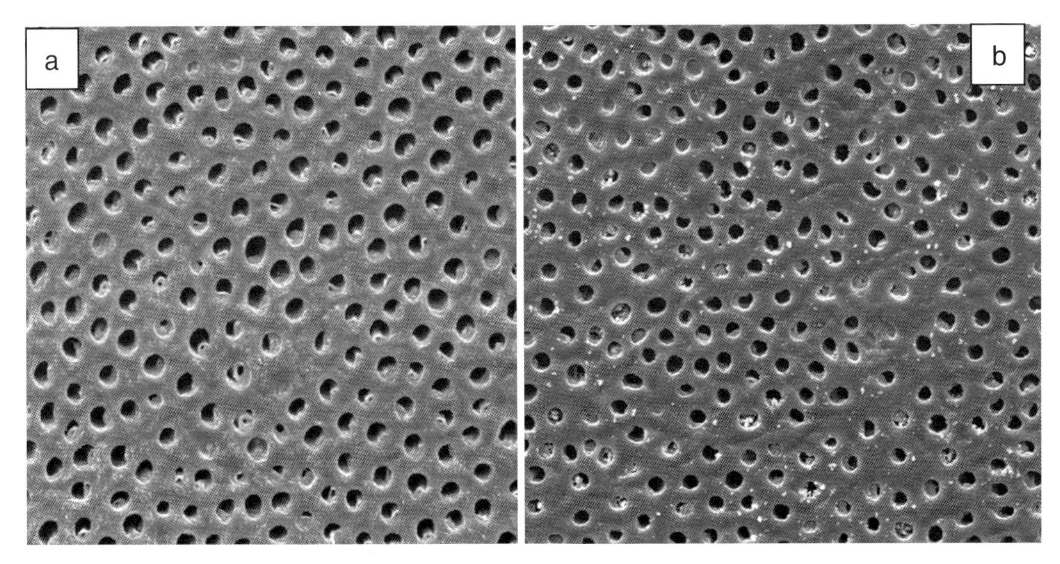

图11.9　使用生物活性玻璃牙膏。（a）刷牙前和（b）刷牙后牙冠中份牙本质切片的扫描电镜图片。

图11.10　丙氯拉嗪颗粒大小的分布。

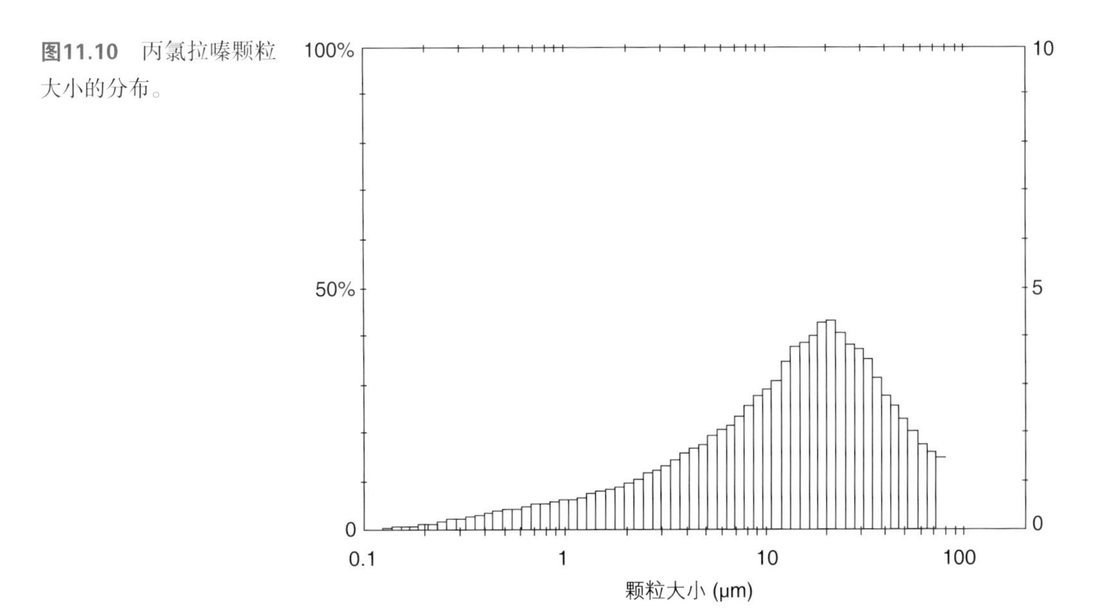

自组装多肽

生物大分子的自组装在自然界中广泛存在。例如蛋白质的自发折叠和两条DNA链形成的双螺旋。分子自组装能够使生产达到纳米尺度，是一种纳米技术，因此在牙科方面有许多潜在的应用。生物矿化作用，特别是牙本质形成，涉及矿化前的蛋白质生物自组装。

例如，牙釉质的形成是通过釉原蛋白的3D自组装，然后作为磷灰石晶体形成核的模板。因此，自组装蛋白促进矿化范围

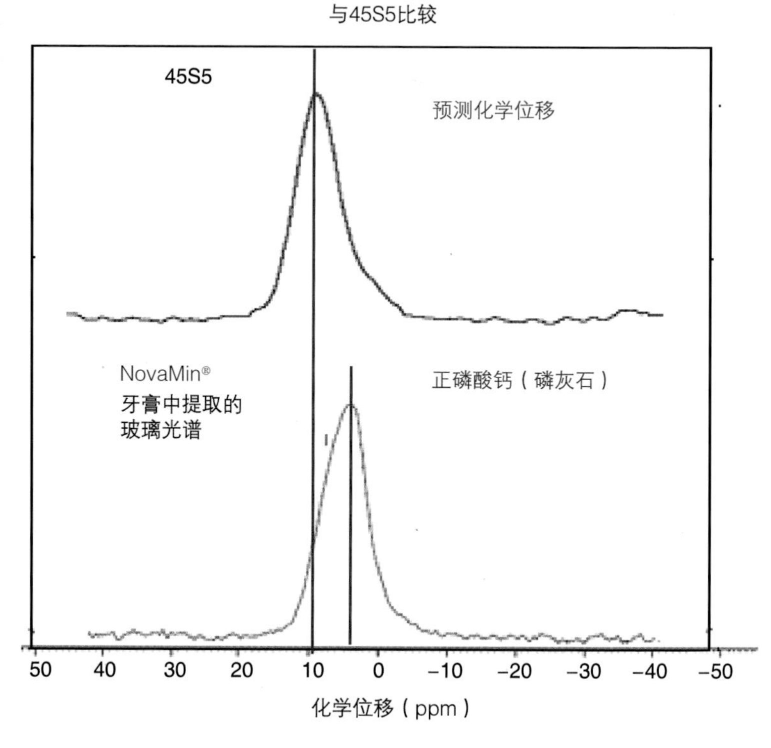

图11.11 45S5玻璃和从NovaMin®牙膏中提取的玻璃^{31}P ssNMR光谱。

很大。

最近，一种自组装肽系统作为一种非侵入性方法用于治疗早期龋（Kirkham et al. 2007；Brunton et al. 2013）。自组装多肽扩散到表面下的微孔形成三维支架，模仿在牙发育过程中蛋白质的功能支持磷灰石结晶以及逆转早期蛀牙（图11.15）。

多肽P11-4（Ace-Gln-Gln-Arg-PheGlu-Trp-Glu-Phe-Glu-Gln-Gln-NH2）可以自组装成一个矩阵，触发仿生矿化和修复机制。表面的谷氨酸残基作为磷灰石形成的成核位点，能够引发病变的再矿化。然而，自组装的过程对pH和离子强度相当敏感。在龋齿病变中pH和离子强度对自组装过程有利。

最近用于治疗DH的第一个自组装肽产品已经发布，叫作Curodont DeSenz®。该产品据说使用与再矿化及龋损修复过程中相同的多肽，但是由于多肽的自组装在牙面和牙本质小管内环境可能不太理想，目前产品采用前自组装微粒。

使用自组装多肽治疗后，牙本质小管大部分闭塞，应用Curodont DeSenz®于牙本质后相应减少64%的水传导度（图11.16）（Chen et al. 2014）。

图11.17显示了一个扫描电镜截面图与一个自顶向下相反视图，观测浸泡在人工唾液中的自组装多肽颗粒阻塞牙本质小管。颗粒含有大量的Ca：P接近磷灰石的化学计量的片状晶体，表明自组装多肽粒

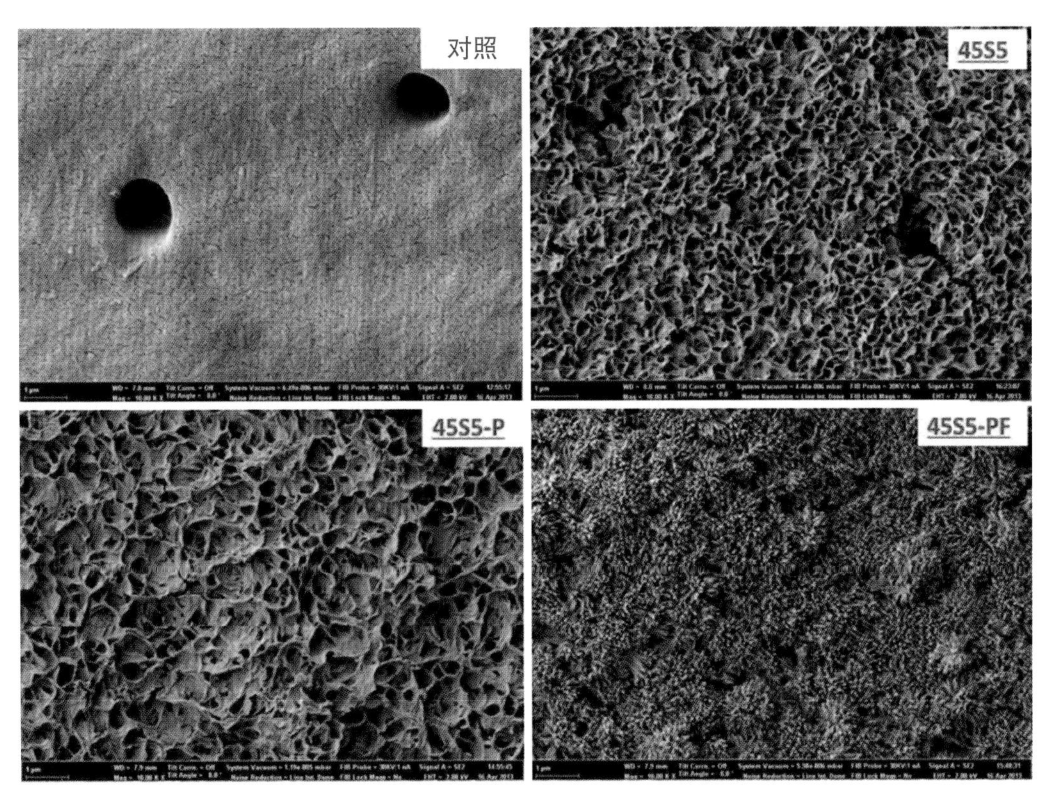

图11.12 用不同的生物活性玻璃牙膏配方处理牙本质表面。（a）对照组；（b）45S5；（c）45S5-P；（d）45S5-PF对照。

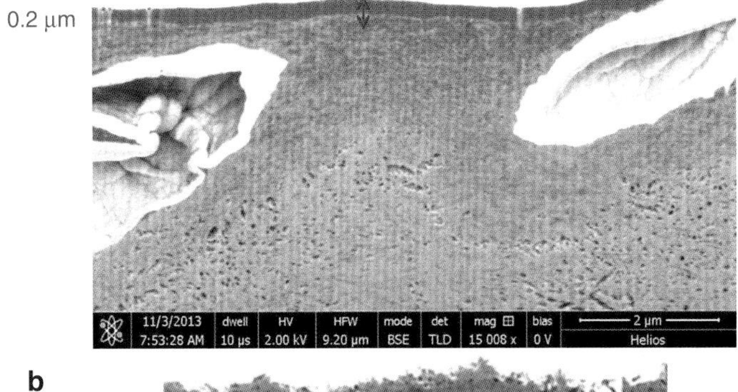

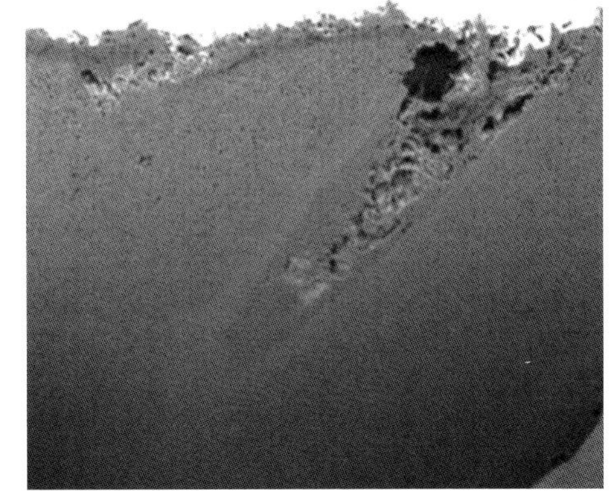

图11.13 酸蚀的牙本质表面应用生物活性玻璃处理并浸没在人工唾液后的FIB-SEM图像。（a）对照组，箭头示脱矿层。（b）生物活性玻璃处理后。

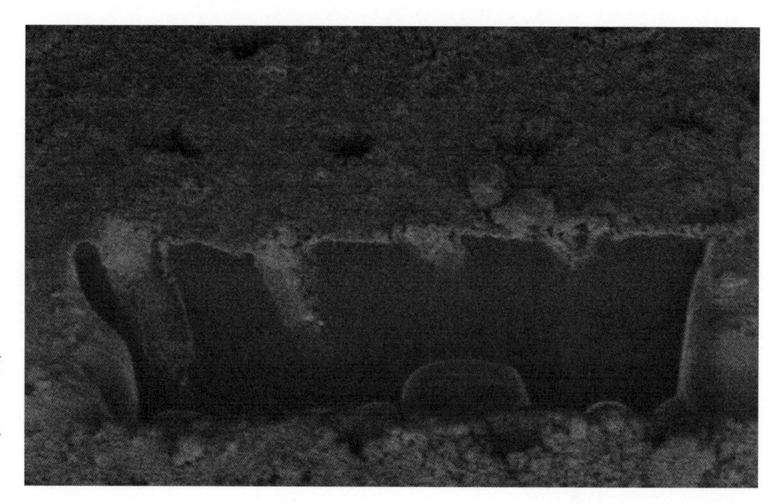

图11.14 聚焦离子束扫描电子显微镜（FIB-SEM）显示使用生物活性玻璃牙膏后牙本质小管阻塞。

子为磷灰石的优先成核提供了表面机制。

未来的创新

改进现有脱敏产品的选择相对较少，例如精氨酸、锶和羟基磷灰石牙膏配方，都是相当成熟的技术。然而，改进钙磷硅酸盐或生物活性玻璃牙膏配方存在较大潜力。这主要是由于生物活性玻璃目前作为骨替代品被开发和优化。

对于一个脱敏产品（包括配方牙膏）的理想设计标准的考虑

Both Grossman（1935）和Gillam（1997）此前曾试图从临床的角度提供一个理想的脱敏产品的建议。然而文献中没有一个理想的脱敏产品适合每一个临床需求（Gillam et al. 2013）。但是从物理化学观点出发是可能的，以下列举的是基于钙磷硅酸盐或生物活性玻璃牙膏治疗DH的设计标准（表11.3）。

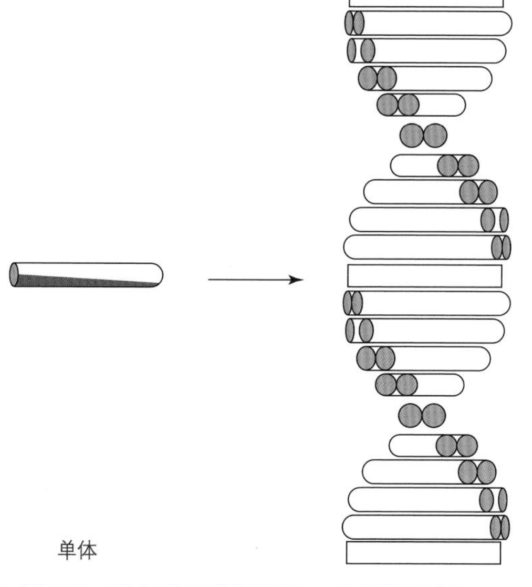

图11.15 自组装过程示意图。

改良钙磷硅酸盐牙膏配方的研制

虽然目前45S5 或 NovaMin®作为一个牙膏添加剂表现非常好，已有报道具有临床效果，但其实它并不是为此目的设计

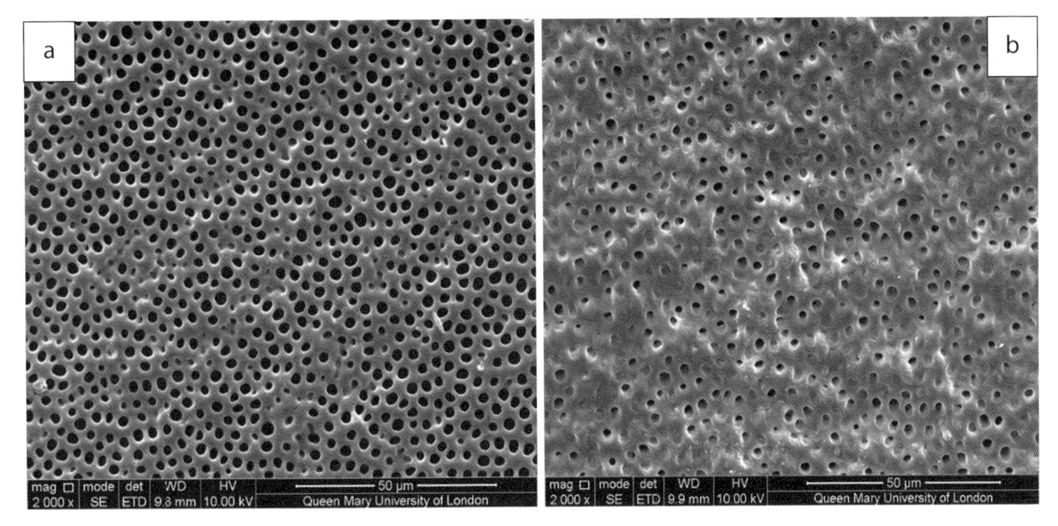

图11.16 牙冠中份酸蚀牙本质扫描电镜图。（a）使用前；（b）使用Curodont DeSenz®后。

表11.3 基于钙磷硅酸盐或生物活性玻璃牙膏的理想脱敏产品的建议

口内快速磷灰石形成（<6小时）
形成FAp而不是HCA
颗粒尺寸包括：可以进入和封闭牙本质小管的小于3μm颗粒和更大的便于持续释放的颗粒
含有锶，可以预防龋齿，具有再矿化潜力，以及结合到成牙本质细胞表面可能性
释放氟化物
释放钾以减少神经敏感性
pH升高<8.0
在3.5GPa下不比牙本质更硬
生产成本不高（注意锶化合物很贵）

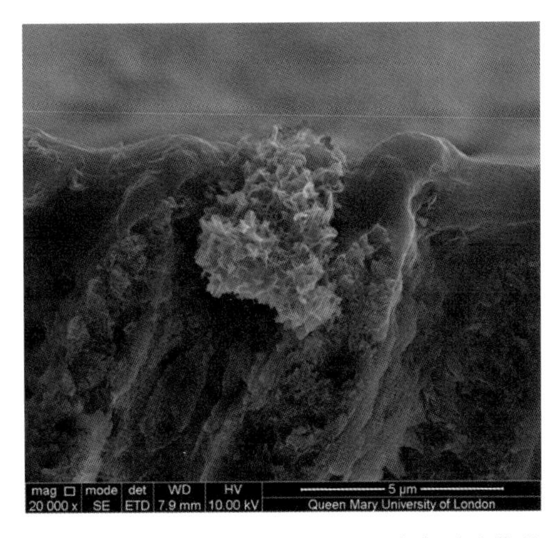

图11.17 扫描电镜显示人工唾液中再矿化的Curodont DeSenz®粒子阻塞牙本质小管。

的。因此，改进用于治疗DH的玻璃组分具有巨大空间。例如，目前NovaMin®牙膏有几大缺点：

（1）形成的磷灰石一般认为是HCA。然而HCA是比HA更易溶解。因此HCA的结构不会在口腔环境中特别耐酸。因此，形成氟磷灰石（FAp）的会更耐用。

（2）45S5玻璃硬度为4.7GPa，牙釉质的硬度在3.5GPa。在减少刷牙磨损方面，为了减少牙釉质的损失应当选类似天然牙釉质硬度的玻璃。

45S5玻璃用于DH牙膏太硬，因为柔软的牙本质表面可能：①直接暴

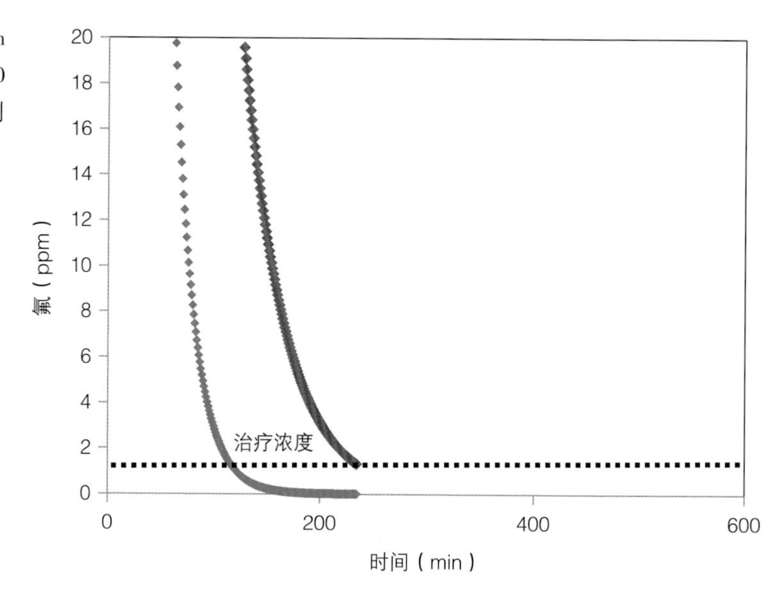

图11.18　使用1450 ppm含氟牙膏（蓝色）和5000 ppm处方牙膏（红色）刷牙后唾液中的氟浓度。

露；②牙釉质层更薄（例如牙颈部位置）。因此需要一个磨损性较低的牙膏。近些年的牙膏配方已经向低磨损性发展，然而以NovaMin®为基础的牙膏配方仍有一定程度的磨损，因此需要生产一种理想状态下不比牙釉质（3.7GPa）硬的材料。

（3）NovaMin®玻璃溶解时产生高pH状态。这是该材料存在的一个主要问题。但目前认为，唾液能够有效地缓冲pH的上升。然而，尽管羟基磷灰石的形成需要高pH，有些研究人员认为玻璃中Si-O-Si键的碱性水解也需要高pH，但pH＞8仍然被认为是过高的。此外，即使全身pH上升微不足道，但局部pH上升理论上仍然可以发生。

（4）治疗DH的再矿化玻璃最好还具有杀菌功能。虽然NovaMin®牙膏声称具有此作用，有种观点认为主要原因是pH的上升。因此，有可能是NovaMin®并无固有杀菌作用而不是通过pH的上升。如果pH上升足以杀死或抑制细菌，就可能对口腔软组织产生不良影响。假设NovaMin®被口腔液体有效缓冲的话，那么就不会有显著的杀菌作用。

（5）牙骨质有抗龋功能，例如提供了氟离子、锶离子等。但是NovaMin®本身缺乏这一特征。

（6）为了处理无效阻塞的牙本质小管，需要玻璃能够减少神经传导。

（7）使用NovaMin®在体内环境下形成磷灰石与阻塞牙本质小管可能需要几周的时间。患者需要一种即刻缓解DH和疼痛的方法。牙膏越迅速地阻塞牙本质小管，就越能对患者提供显著的帮助，就意味着更多地使用牙膏可以用于治疗DH。

NovaMin®的这些不足可以通过设计新的生物活性玻璃组分来克服。

例如，这些组合物可以包括以下内容：

（1）含氟生物活性玻璃形成氟磷灰石，同时能在刷牙时释放氟。氟能阻止磷酸八钙（OCP）的形成，即使在浓度低于0.05ppm时也能直接形成磷灰石。FAp的溶解度积低于HAp，所以它的形成在低pH的情况下能够稳定形成。与Ca^{2+}、PO_4^{3-}同样释放氟的能力是特别有吸引力的。传统的含氟牙膏配方中使用可溶性氟源，能够相当快地被唾液冲洗掉。图11.18显示了用含有不同浓度的水溶性氟化物的牙膏配方刷牙后唾液中氟化物的计算浓度。计算假设唾液流量2.5mL/min和唾液量2.5mL，在时间点为0时，刷牙后立即执行，实际氟浓度为牙膏中原浓度的1/10。这些计算结果与有限的发表研究中所引述的数字一致。氟化物浓度随时间呈指数下降（1450ppm含氟牙膏）在2小时内低于抑制龋齿所需的水平（约1ppm）。与此相反，含氟的生物活性玻璃溶解缓慢，控制释放最低有效剂量以上的氟化物，并可以长于刷牙间隙（12小时）保持此浓度。

（2）组分可释放杀菌成分，如锌，并在受到酸刺激或发生龋坏时，优先释放锌。

（3）含高磷酸盐的生物活性玻璃可以降低pH，促进磷灰石的快速形成。

（4）生物活性玻璃复合体中其神经脱敏成分为钾，部分或完全取代钠。

（5）玻璃组分中含有氯化物，其溶解速度更快、更柔软，减少牙釉质的磨损。

牙膏配方发展中科学和技术的改进以及如何克服目前的牙膏配方的缺点

我们以NovaMin®牙膏为例，会发现上述的标准是相互关联的。例如，如果我们承认，HCA比OCP（可以形成磷硅酸盐）更耐受酸溶解，并且FAp甚至更耐酸，那我们如何促进形成FAp而不是HCA 或OCP?

在磷灰石中，锶以全固态替代形式存在，却不能完全替代OCP。在该牙膏中磷酸八钙不存在。这是可能是因为一些锶可以替代高达25%的钙。这种锶可能比不稳定的OCP更多，使得HCA更有优势。比例约9：1的混合钙/锶羟基磷灰石具有比CaHA或SrHA更低的溶度积常数。因此，玻璃复合物中锶换为钙，能够促进HCA的形成，同时使得OCP不稳定。此外，锶惊人地扩展了玻璃网络，导致玻璃复合体更快溶解，这也加快了HCA的形成。玻璃复合体中加入锶的缺点是玻璃复合体溶解速度更快，导致不期望看到更快的pH升高。同时锶还具有别的缺点：锶的成分越多，其扩张越明显，使得玻璃结构更脆弱，更容易结晶。

鉴于FAp比羟基磷灰石和HCA更耐酸，所以我们希望形成FAp。

有两条路线来实现这一目标：

（1）可溶性氟化物盐可与玻璃一并加入制剂中。

（2）氟可以加入玻璃结构中。

方法1：氟可以氟化钠或单氟磷酸钠形式加入复合物中。后者是更有吸引力的选择，因为单纯地添加氟化物离子可能更有利于氟晶体的形成。体液和唾液稳态时的Ca：P比值约为2.6，磷灰石化学计量比为1.67。一旦唾液中的磷酸盐被消耗，过量的氟化物将形成氟化钙，而这是不被希望看到的。唾液中高氟化物浓度也可能导致氟晶体的形成。在配方中使用单磷酸钠将增加磷酸盐浓度，从而有助于解决这些问题。

方法2：这是一个更好的策略。例如，将可溶性氟尿苷加入制剂中，导致唾液中最初非常高的氟化物浓度。这是对我们有利的，因为在刷牙后几个小时内，唾液交换（每1～5个白天）可以导致高氟尿酸浓度。唾液流和唾液体积依据个体不同可能变化很大。然而，氟化物浓度将几乎呈指数衰减。最初的高浓度是不期望的，并且可能导致氟晶体形成。所需要的是口中恒定但相对较低的氟利昂浓度，其可以通过使用颗粒形式的含氟玻璃以黏附到牙齿和牙龈的方式缓慢释放氟尿酸以及钙和磷酸盐，其比例有利于FAp形成，优选稍微过量的氟，因为钙和磷酸盐也将从唾液中提供。体液/唾液的钙磷比例大约为2.6，磷灰石为1.67，可能更重要的是玻璃释放磷酸盐而不是Ca。现有的NovaMin®的Ca：P比接近5，因此释放更多的Ca而非磷。

增加生物活性玻璃的磷酸盐含量［提供这一点是以正确的方式完成的，例如保持玻璃的网状连接性（NC）接近两个结果，这不一定是明显的］导致更快的磷灰石形成和磷灰石形成增加。

降低牙膏的磨损性

粒子越细，粒子角度越小，玻璃的磨损越小。这里的类比是玻璃/砂纸。玻璃越硬，磨损就越大。

降低颗粒尺寸可减少磨损，而这是我们不想看到的，但这将会破坏玻璃中离子的长期释放。尽管可以混合两种或更多种玻璃，例如粒径<45μm的小粒径较小溶解度的玻璃，和粒径<45μm的较大溶解度的玻璃，可以得到与粒径<90μm（NovaMin®的尺寸范围）单一成分的玻璃相同的释放动力学。具有<50μm的粒度也将消除现有NovaMin®牙膏的“粗糙质感”，可以得到更好口感的牙膏。与现有的NovaMin®牙膏配方相比，口感更顺滑而不是粗糙（图11.19）。

研磨方法也将影响颗粒形状，振动研磨产生角度尖锐的颗粒，而球磨产生圆形颗粒。圆形颗粒理应减少磨损。颗粒形状可以通过后研磨处理改变；例如，在高于玻璃化转变温度（*Tg*）的条件下将颗粒

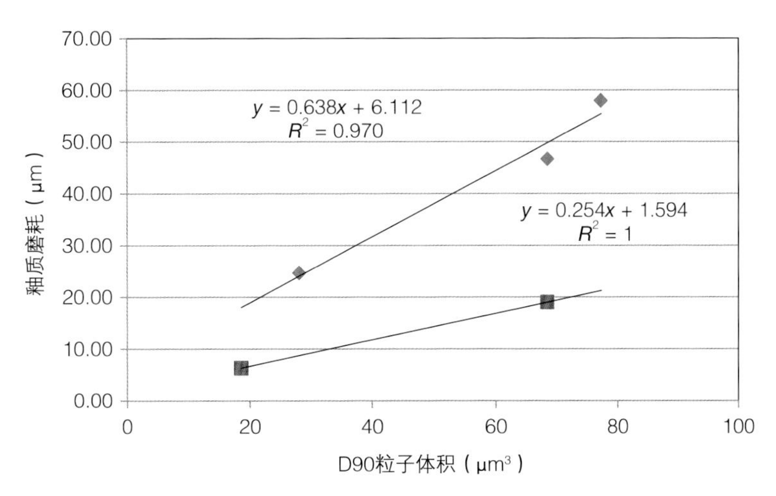

图11.19　含45S5生物活性玻璃的牙膏釉质磨损程度与D90粒子大小的函数关系。红色方块代表圆形球磨样本，蓝色的点代表冲击碾磨样本，样品具有较多棱角（Mahmood et al. 2014）。

滴落通过高温炉或通过等离了体焰炬将导致玻璃颗粒通过形成完美的球体来最小化其表面能。然而，这些处理将增加生产成本。需要注意的是，研磨后的这种处理将减少表面积，并且会对玻璃反应性具有显著影响，玻璃颗粒表面变得松弛。应变黏合使玻璃变得更具反应性。

更简单和较便宜的选择是降低玻璃的硬度，使其更接近釉质的硬度。玻璃的硬度与玻璃结构中的结合强度有关。发表的文献中很少有关于低NC生物活性玻璃硬度值的报道。然而，玻璃化转变温度和硬度之间存在很强的线性关系（Farooq et al. 2013）。玻璃破碎程度越高，*T*g越低，硬度越低。

*T*g减少相关因素如下：

（1）增加碱金属含量。

（2）向下移动一组元素周期表。含钾的玻璃比含相同量钠的玻璃软。钙取代锶将会降低*T*g和硬度值。

（3）混合碱金属。

（4）降低SiO_2含量。

（5）增加P_2O_5含量。

（6）增加氟含量。

其中因素（1）和（6）会大大地降低*T*g。而碱金属含量不能大幅增加*T*g，不会有玻璃结晶的风险。用钾替代钠并不能显著改变玻璃溶解动力学，反而如果有少量钠，例如，混合玻璃，可进一步少量降低*T*g。掺入钾也是有价值的，钾离子的释放可消除与DH相关的疼痛，因此可能有一定的应用前景。

掺入氟化物会显著降低*T*g，并且使磷灰石更快地形成，在较低的pH形成磷灰石和形成FAp及释放氟化物。

必须以生物活性玻璃的*T*g与硬度之间的相关性为指导，因为它可以用于对：①正常的组成范围以外的区域进行推论，即较低SiO_2含量；②生物活性玻璃可能具有两个玻璃化转变温度；第一个认为是对应于硅酸盐玻璃相，而第二个为正磷酸盐相。对于迅速淬火的玻璃，可以抑制相分离过程，相分离的规模可能是极其小的，第一个玻璃转变可能是一个组合玻璃化转变温度。当玻璃加热超过第一个Tg，相分离进行得很充分，进一步导致第二个Tg。在这种情况下对于成分为45S5来说，第二Tg不明显，这是因为它被结晶掩蔽。由于第一个Tg可能对应于硅酸盐基玻璃相，可用于控制硬度。

减少口腔环境中pH的上升

pH的上升幅度可因碱金属含量的降低而减少，但这将导致更加坚硬、更粗糙的玻璃。增加磷酸盐的含量就像增加氟含量一样可以减少pH的升高。磷酸盐的含量影响最大。磷酸盐在生物活性玻璃里可能表现为独立的纳米级相和非晶体形的正磷酸盐。磷酸盐相分散在硅酸盐相中。当磷酸盐溶解时使pH呈酸性，而硅酸盐则使pH呈中性。通过调整磷酸盐相相对于硅酸盐相的体积分数，可以控制pH的上升。需要再次提醒注意的是，额外加入磷酸盐不改变可降解硅酸盐基质玻璃的组成。

提供有杀菌作用的牙膏

锶对于大多数致龋菌具有温和的杀菌作用（Guida et al. 2003）。氟在酸性pH时也有杀菌作用（Malts and Emilson 1982）。

抑制龋齿的功能

氟被充分证明有抑制龋齿的性能。锶也被关联上了抑制龋齿的角色，同时它们可能具有协同作用。然而应小心谨慎地运用氟，并不总是越多越好。过多的氟更可能导致形成氟化钙，甚至形成氟化锶抑或两者的混合物，当锶存在时，鉴于在遇酸溶解FAp比羟磷灰石更稳定，纯FAp中沿着C轴通道没有氢键结合，目前认为混合50/50氟/羟磷灰石会更稳定，因为氟和羟基中的氢以氢键结合（Elliott 1994）。因此有一个最佳的氟化物含量小于化学计算的氟化物含量。

生物活性玻璃不仅可以预防龋齿，而且他们也可能防止酸侵蚀。生物活性玻璃还可以促进龋坏或酸侵蚀病变的再矿化，证据表明磷酸盐和氟含量高的玻璃比传统的低磷酸盐玻璃的作用更强（Mneimne 2014）。

生物活性玻璃有一个非常有用的特性——他们在酸性条件下能更迅速地溶解。因为生物活性玻璃降解的第一步是Ca^{2+}和Na^+与H^-的离子交换，较低的pH会促进玻璃的溶解和释放，用于再矿化的钙离子和磷酸根离子。在实际意义上，生物活性玻璃是“智能材料”，对其所处的化学环境做出响应。生物活性玻璃对pH的敏感性可通过在玻璃中加入氧化锌进一步加强。锌在玻璃结构中作为中间氧化物，形成ZnO_4四面体和Zn–O–Si结合。这些结合可以被酸水解，就像Al–O–Si结合在玻璃（离子交联聚合物）聚烯酸酯水门汀中一样，Al_2O_3被用作中间氧化物。

阻断神经传导

用K_2O取代Na_2O将导致K^+释放，它可以帮助阻断神经传导而不改变的玻璃的关键属性。正如先前已经提到的，可能会稍微降低玻璃硬度。玻璃颗粒小到可以进入牙本质小管，可能比大的颗粒传递更多的K^+。

增加磷灰石形成的速度和数量

增加磷酸盐含量和氟含量，磷灰石形成的速度大幅增加, 在这种情况下，磷灰石形成的数量也大幅增加。如果玻璃能更高效地产生磷灰石，形成的玻璃碎片就可以减少，能够可观地节约成本。生物活性玻璃的溶解通常非常快，而磷灰石的成核却是缓慢的。少量的结晶有助于进一步更快地形成磷灰石，在玻璃形成过程中，少量形成的或者在玻璃表面与来自空气的水反应产生的磷灰石晶体可以作为种子晶体或晶核。类似的，玻璃粉末/牙膏可以移入小的（通常小于3μm）FAp或HA晶体，以便高效地在牙本质小管里形成磷灰石。HA是现成的而且比生物活性玻璃便宜（6欧元/kg；生物活性玻璃为50～100欧元/kg）。正如前面所讨论的，已经使用HA作为牙本质小管阻塞剂治疗DH。

水基质牙膏

生产水基质钙硅磷酸盐牙膏是不可行的。在生产和随后磷灰石形成的过程中保持水分吸收的问题可以通过加入更保水的硅胶，防止它和玻璃反应来避免。牙膏一旦打开，通过甘油保持水分对消费者来说是一个重要顾虑点。例如，如果牙膏盖子丢了，用甘油保持水分能持续多久和什么时候开始形成磷灰石？远期的担忧会考虑是否会影响牙膏的功效。更复杂的包装，如自动关闭的管子或者简单地出售小剂量的独立包装都是有效的方法。

抗牙龈炎的功效

先前报道过NovaMin有抗牙菌斑和抗牙龈炎的作用（Allen et al. 2001；Tai et al. 2006），但其具体作用机制仍不清楚。氧化锌可以纳入生物活性玻璃的配方，锌盐特别是柠檬酸锌和氯化锌，也因具有杀菌和抗牙龈炎作用被广泛用于牙膏配方中（Lynch 2011）。氧化锌具有杀菌和创伤愈合作用的证据很充分，已广泛应用于护肤霜、伤口敷料和牙科粘接剂。

磷酸八钙（OCP）

磷酸八钙，即$Ca_8H_2(PO_4)_6 \cdot 5H_2O$（OCP），被认为是当pH＜9时HCA形成的前体。磷酸八钙被认为是生物学的磷灰石形成中的前体。OCP热力学上不如羟磷灰石（HA）或HCA稳定，但其形成快速，可能是所需成核能量较低的结果。OCP在结构上和结晶学上与羟磷灰石相似并且可以和HA共结晶。与HA相比，OCP被认为钙不足，而且OCP包含两个酸性磷酸基因和一层水。OCP和HA的X射线衍射模式几乎相同，但OCP在4.6° 2θ包含一个额外的衍射线与水层相对应。OCP将随着时间推移在水环境中转化成缺乏钙的磷灰石，在碳酸盐存在时转化成缺乏钙的碳酸磷灰石。众所周知，氟离子有助于OCP转换成磷灰石。因此OCP在牙膏配方里作为一个潜在的再矿化添加剂会引起人们的注意。然而，就作者所知OCP从来没有被添加进牙膏中。

OCP常形成薄片状晶体，片状玻璃具有相似的纵横化，使其有治疗DH的潜力。其转换过程是一个固态的转换，因此转化成磷灰石后仍保留了其薄片状的形态。OCP较HCA易于溶解，因此任何包含OCP的牙膏将包含氟化物用于催化OCP转化成磷灰石和形成更加耐酸的含氟磷灰石。

然而如前所述，没有已知OCP为基础的牙膏配方，OCP可能和一些现有的组成成分形成短暂的前体相（包括以生物活性玻璃为基础的牙膏）以及与唾液促进天然牙再矿化。

从钙磷酸盐形成磷灰石样物质的牙膏

一种具有吸收力的治疗DH的方案是在牙本质小管和牙齿表面形成矿物质。Paffenberge牙科研究所已经开发出磷酸钙水泥，此前主要作为骨水泥和移植材料用在整形外科，而最近被用于治疗DH（Komath and Varma 2003；Ambard and Mueninghoff 2006）。

为了降低水泥浆体的黏度并使其能够更好地进入牙本质小管，该粉剂有更高的水分含量和更细的粒子大小。磷酸钙水泥相比产品“牙脱敏伴侣”（Teethmate Desensitiser）包含四钙磷酸盐（$Ca_4P_2O_9$）和加了水的无水磷酸氢钙（$CaHPO_4$）。这两种盐溶解并再沉淀形成HA，作为牙齿的矿物相（图11.20）。然而，最初形成的相实际上是OCP［$Ca_8H_2(PO_4)_6 \cdot 5H_2O$］，这和HA有一个非常类似的X线衍射模式，但因为结构中含水4.68°，2θ有一个额外的衍射线。牙本质小管内形成的相是典型的OCP板状外观。

Teethmate Desensitiser提供了良好的牙本质小管阻塞。据报道，它可以提供对牙本质接近10MPa拉伸粘接强度（Thanatvarakorn et al. 2013a, b）；然而，特别是含水较高的磷酸钙水门汀，其抗压强度低于图中数值，而抗拉强度预计仅为其抗压强度的几分之一。OCP的酸溶性比HA强，所以这个产品的长期耐酸性仍有待评估。尽管如此，它仍是一类有潜力的治疗DH的产品，它避免了树脂基质产品的毒性问题（Choudhary et al. 2012；Mehta et al. 2014）。

最近QMUL研究人员已经开发出了基于磷酸钙水泥的含氟生物活性玻璃作为钙磷酸盐的替代，形成相是含氟磷灰石，期待它比在Teethmate Desensitiser® OCP产品更持久耐用。

刺激成牙本质细胞和促进继发性牙本质形成的牙膏

DH中很少被考虑的一个方面是牙齿对损伤和开放牙本质小管的自然反应。继发性牙本质是由髓腔里成牙本质细胞对开放牙本质小管的应答产生的。继发性牙本质缺乏原发性牙本质中牙本质小管的有序排

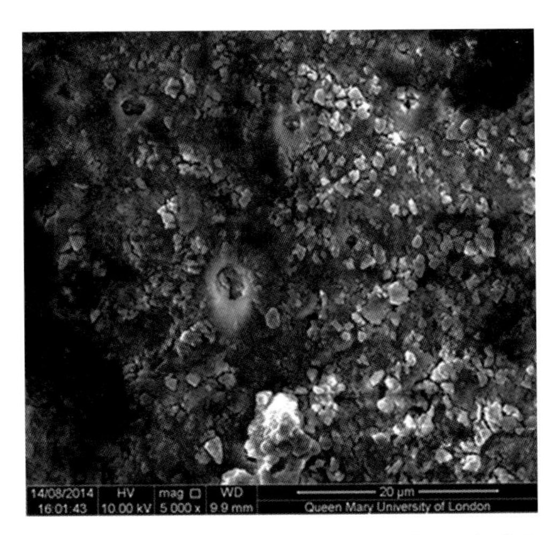

图11.20　使用Teethmate Desensitiser®后牙本质片的扫描电镜图片。

列。继发性牙本质形成的作用是封闭敏感的牙髓，使其免受外界刺激和细菌感染。因为继发性牙本质缺乏有序的牙本质小管结构，这有效地从内侧阻塞了牙本质小管。成牙本质细胞类似于骨里的成骨细胞产生胶原形成磷灰石。成骨细胞被多种因素上调，包括锶、锌、氟离子，以及生物活性玻璃。可溶性的硅酸盐释放硅被认为可以刺激骨生成中多种基因表达。也可能DH牙膏里的成分散布到牙本质小管而刺激成牙本质细胞形成继发性牙本质。需要注意的是继发性牙本质形成过程可能比表面小管阻塞更慢。可引起继发性牙本质形成的临床治疗比单纯牙本质小管阻塞的治疗效果更长久。令人惊讶的是锶离子能够上调成骨细胞，而且许多牙科修复材料或牙膏中都含有锶，但是它对成牙本质细胞作用尚未被研究。

混合材料

片状玻璃清漆

片状玻璃清漆不可能以非处方产品（比如牙膏）的形式出售，但可以将它用于替代诊室内现有的涂漆治疗。薄片玻璃是很薄的板状玻璃，厚0.1～10μm，宽10～500μm。片状玻璃粒子扫描电子显微镜照片，如图11.21所示。

片状玻璃环氧复合材料目前作为腐蚀和耐磨涂料涂于原油管道内侧。片状颗粒与管道的表面平行排列（图11.22）。薄片粒子作为水渗透入的屏障。片状玻璃粒子也大大提高磨料磨损性能，因为它们比树脂更硬，保护树脂涂层避免被原油中的小沙粒磨损。

图11.23a，b排列整齐的牙科用片状玻璃清漆的属于微观结构。在口内这样的清漆可能比传统的无充填清漆更耐用。这种清漆的另一个优点是，薄片状颗粒作为氧气在涂层里扩散的屏障，这极大地减少了厌氧层的形成，导致聚合程度很高。这样的片状玻璃清漆对于长期的诊室内DH治疗尤其具有吸引力。

结论

本章节讨论了各种各样用于治疗DH的方法，其中一些治疗技术相对成熟，进一步优化的空间较小。一些较新的基于形成磷灰石类似物的治疗方案，还有较大的改善空间。基于无定形钙、硅磷酸盐的技术

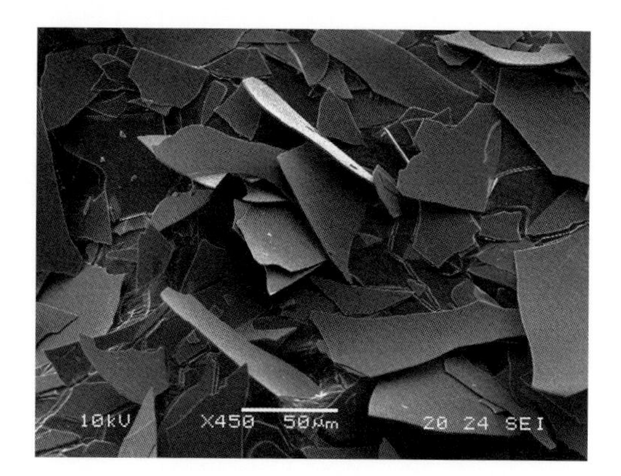

图11.21 片状玻璃粒子的扫描电镜照片。

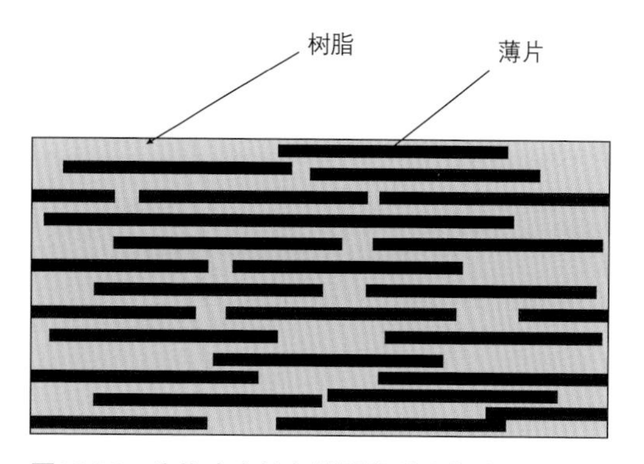

图11.22 片状玻璃复合材料排列示意图。

具有很大的发展潜力，部分原因是它们：①结合多种附加治疗效果的离子到非晶玻璃中；②随时控制它们释放时间的能力。

致谢

作者要感谢同事们在准备扫描电镜图片中的贡献。他们是：Delia Brauer博士、Natalia Karpukhina博士、Mohammed Mneimne博士、Xiaohui Chen博士、Saroash Shahid博士、Asad Mahmood博士、Allesia D' Onofrio博士和Tomas Duminis。

参考文献

[1] Allen I, Newman H, Wilson M (2001) Antibacterial activity of particulate Bioglass® against supra- and subgingival bacteria. Biomaterials 22(12):1683–1687.

[2] Ambard AJ, Mueninghoff L (2006) Calcium phosphate cement: review of mechanical and

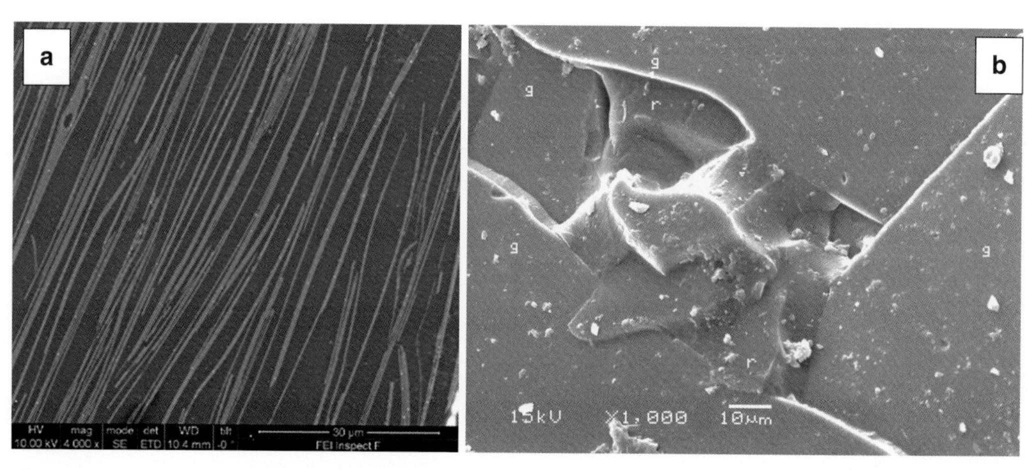

图11.23 （a）（左）片状玻璃涂层横截面扫描电镜图显示薄片排列和（b）自上而下的扫描电镜视图。

biological properties. J Prosthodont 15(5):321–328.

[3] Brännström M (1963) A hydrodynamic mechanism in the transmission of pain-produced stimuli through the dentine. In: Anderson DJ (ed) Sensory mechanisms in dentine. Pergamon, Oxford, pp 73–79.

[4] Brännström M, Åström A (1972) The hydrodynamics of the dentin; its possible relationship to dentinal pain. Int Dent J 22(2):219–227.

[5] Brunton PA, Davies RPW, Burke JL, Smith A, Aggeli A, Brookes SJ, Kirkham J (2013) Treatment of early caries lesions using biomimetic self-assembling peptides – a clinical safety trial. Br Dent J 215:1–6.

[6] Chen X, Gillam DG, Mustafa HA, Lysek D, Hill RG (2014) Dentine tubule occlusion of a novel self-assembling peptide containing gel. Abstract Presentation IADR, Cape Town (Abstract no 1347).

[7] Choudhary P, Tandon S, Ganesh M, Mehra A (2012) Evaluation of the remineralization potential of amorphous calcium phosphate and fluoride containing pit and fissure sealants using scanning electron microscopy. Indian J Dent Res 23(2):157–163.

[8] Cummins D (2010) Recent advances in dentin hypersensitivity: clinically proven treatments for instant and lasting sensitivity relief. Am J Dent 23(Sp Is A):3A–13A.

[9] Docimo R, Montesani L, Maturo P, Costacurta M, Bartolino M, DeVizio W, Zhang YP, Cummins D, Dibart S, Mateo LR (2009) Comparing the efficacy in reducing dentin hypersensitivity of a new toothpaste containing 8.0% arginine, calcium carbonate, and 1450 ppm fluoride to a commercial sensitive toothpaste containing 2 % potassium ion: an eight-week clinical study in Rome, Italy. J Clin Dent 20(Spec Iss):17–22.

[10] Elliott JC, Elsevier BV (1994) Structure and Chemistry of the Apatites and Other Calcium Orthophosphates. Studies in Inorganic Chemistry Series 18:1–389.

[11] Farooq I, Tylkowski M, Muller S, Tomasz Janicki T, Brauer DS, Robert G, Hill RG (2013) Influence of sodium content on the properties of bioactive glasses for use in air abrasion. Biomed Mater 8:1–9.

[12] Gillam DG (1997) Clinical trial designs for testing of products for dentine hypersensitivity – a review. Periodontal Abstr 45:37–46.

[13] Gillam D, Chesters R, Attrill D, Brunton P, Slater M, Strand P, Whelton H, Bartlett D (2013) Dentine hypersensitivity–guidelines for the management of a common oral health problem. Dent Updat 40(7):514–516, 518–520, 523–524.

[14] Grossman L (1935) A systematic method for the treatment of hypersensitive dentine. J Am Dent Assoc 22: 592–602.

[15] Guida A, Hill RG, Towler M et al (2003) Preliminary work on the antibacterial effect of strontium in glass-ionomer cements. J Mater Sci Letts 22:1401–1403.

[16] Jones JR (2013) Review of bioactive glass: from Hench to hybrids. Acta Biomater 9:4457–4486.

[17] Kang S-J, Kwon Y-H, Park J-B, Herr Y, Chung J-H (2009) The effects of hydroxyapatite toothpaste on tooth hypersensitivity. J Korean Acad Periodontol 39:9–16, Korean.

[18] Kim SH, Park JB, Lee CW, Koo KT, Kim TI, Seol YJ et al (2009) The clinical effects of a hydroxyapatite containing toothpaste for dentine hypersensitivity. J Korean Acad Periodontol 39(1):87–94, Korean.

[19] Kirkham J, Firth A, Vernals D, Boden N, Robinson C, Shore RC, Brookes SJ, Aggeli A (2007) Self-assembling peptide scaffolds promote enamel remineralisation. J Dent Res 86:426–430.

[20] Kleinberg I (2002) SensiStat, a new saliva-based composition for simple and effective treatment of dentinal sensitivity pain. Dent Today 21:42–47.

[21] Kleinberg I (2003) Acevebo AM, Chatteriee R Dental anti hypersensitivity composition and method US 2003/013385.

[22] Komath M, Varma HK (2003) Development of a fully injectable calcium phosphate cement for orthopedic and dental applications. Bull Mater Sci 26(4):415–422.

[23] Lansdown AB, Mirastschijski U, Stubbs N, Scanlon E, Agren MS (2007) Zinc in wound healing: theoretical, experimental, and clinical aspects. Wound Repair Regen 15(1):2–16.

[24] Lynch RJ (2011) Zinc in the mouth, its interactions with dental enamel and possible effects on caries; a review of the literature. Int Dent J 61(Suppl 3):46–54.

[25] Mahmood A, Mneimne M, Zou L-F, Hill RG, Gillam DG (2014) Abrasive wear of enamel by bioactive glass-based toothpastes. Am J Dent 27:263–267.

[26] Malts M, Emilson CG (1982) Susceptibility of oral bacteria to various fluoride salts. J Dent Res 61(6):786–790.

[27] Markowitz K (2009) The original desensitizers: strontium and potassium salts. J Clin Dent

20(5):145–151.

[28] Mehta D, Gowda VS, Santosh A, Finger WJ, Sasaki K (2014) Randomized controlled clinical trial on the efficacy of dentin desensitizing agents. Acta Odontol Scand 72(8):936–941.

[29] Mneimne M (2014) PhD thesis, Development of Bioactive Glasses for Dental Treatments. Queen Mary University of London.

[30] Mneimne M, Hill RG, Langford R, Gillam DG, Earl J (2014) FIB-SEM depth profiling of dentine treated with novel bioactive glasses. Abstract Presentation IADR, Cape Town (Abstract no 679).

[31] Ni GX, Shu B, Huang G, Lu WW, Pan HB (2012) The effect of strontium incorporation into hydroxyapatites on their physical and biological properties. J Biomed Mater Res B Appl Biomater 100(2):562–568.

[32] Pan HB, Li ZY, Lam WM, Wong JC, Darvell BW, Luk KD, Lu WW (2009) Solubility of strontium-substituted apatite by solid titration. Acta Biomater 5(5):1678–1685.

[33] Park JJ, Park JB, Kwon YH, Herr Y, Chung JH (2005) The effect of microcrystalline hydroxyapatite containing toothpaste in the control of tooth hypersensitivity. J Korean Acad Periodontol 35:577–590.

[34] Rösing CK, Fiorini T, Liberman DN, Cavagni J (2009) Dentine hypersensitivity: analysis of self-care products. Braz Oral Res 23(Suppl 1):56–63.

[35] Tai BJ, Bian Z, Jiang H, Greenspan DC, Zhong J, Clark AE, Du MQ (2006) Anti-gingivitis effect of a dentifrice containing bioactive glass (NovaMin) particulate. J Clin Periodontol 33:86–91.

[36] Thanatvarakorn O, Nakashima S, Sadr A, Prasansuttiporn T, Thitthaweerat S, Tagami J (2013a) Effect of a calcium-phosphate based desensitizer on dentin surface characteristics. Dent Mater J 32(4):615–621.

[37] Thanatvarakorn O, Nakashima S, Sadr A, Prasansuttiporn T, Ikeda M, Tagami J (2013b) In vitro evaluation of dentinal hydraulic conductance and tubule sealing by a novel calcium–phosphate desensitizer. J Biomed Mater Res B 101B:303–309.

[38] Yuan P, Shen X, Liu J, Hou Y, Zhu M et al (2012) Effects of dentifrice containing hydroxyapatite on dentinal tubule occlusion and hexavalent chromium cations sorption: a preliminary study. PLoS ONE 7(12): e45283. doi:10.1371/journal.pone.0045283.

第12章 最终将走向哪里

Closing Remarks Quo Vadis?

David G. Gillam

本书旨在提供一个关于牙本质敏感症的综述，使读者可以了解到最新研究进展以更新自己的知识。这些研究涉及新产品的开发以及临床策略的改进，对临床医生的实践工作有重要的意义。毫无疑问，压力巨大的研究者和忙碌的临床医生对牙本质敏感症的本质仍存在某种程度的认知上的困惑。受到这种困惑的不断挑战，研究者和临床医生提出了新的策略并且开发出了新的产品。就像Gottfried在本书前言中提到的，近年发表的大量文献表明，牙本质敏感症让人们产生了巨大的兴趣。这种情况与Emling早些年的想法并无不同之处。Emling在1982年时就指出：

像所有的科学研究一样，牙本质敏感症吸引了如此多的注意力并花费了大量时间，却仅产生少量的结果，这种情况并非个案。牙本质敏感症伴随着人类的出现且至今原因不明（Emling 1982）。

既然如此，为什么要再写一本关于牙本质敏感症的书呢？可以确定的是，在第一章中已指明，研究者和临床医生关于牙本质敏感症的知识匮乏，不能很好地理解牙本质敏感症，尤其是在用专业术语定义牙本质敏感症上（Emling 1982；Johnson et al. 1982；Dababneh et al. 1997）。如Martin Addy所说，虽然近些年我们在牙本质敏感症的相关知识及认知上取得了巨大的进步，仍存在研究领域及临床实践需要我们付出更多努力。例如，在牙本质敏感症中牙髓炎症的影响仍然不甚明了并存有争议（Dababneh et al. 1997）；流体动力学理论是否能解答关于刺激如何传递至牙髓的问题（参见第2章）。成牙本质细胞在牙本质敏感症中的作用仍然是未知的，通常

D. G. Gillam
Centre for Adult Oral Health ,
Barts and The London School of Medicine
and Dentistry QMUL , Turner Street ,
London E1 2AD , UK
e-mail: d.g.gillam@qmul.ac.uk

D.G. Gillam (ed.), *Dentine Hypersensitivity: Advances in Diagnosis, Management, and Treatment*,
DOI 10.1007/978-3-319-14577-8_12,

大部分的出版物对这一方面的认识仍然停留在过去，但是就像Markowitz和Pashley（2008）所说，随着越来越多的证据出现，我们需重新认识成牙本质细胞的作用（参见第2章）。据Markowitz和Pashley（2008）报道，尽管有证据提示增加牙本质的渗透性会让牙齿变得更加敏感，但不确定的是，将牙本质的渗透性降低到何种程度才能有效地使牙齿脱敏。前期研究中牙本质敏感症的确切流行病学情况是否已被报道（参见第3章）以及这些报道的准确性令人疑惑。大量的数据来自问卷调查和临床研究，而这些调查和研究的地点及执行者缺乏统一标准（公共服务部门或私人从业者，学院或医院，患者是否有牙周疾患以及消费水平等），研究方法也各不相同。因此，牙本质敏感症的流行病学研究需要一致性和可重复性更好的方法。其中有争议的问题是牙本质敏感症的定义与牙根敏感的定义（RS）（Sanz and Addy 2002）。迄今仍然缺乏基于个人病史的研究以准确区分牙本质敏感症的定义与牙根敏感这两种临床表现。

临床医生对主诉为牙痛的患者进行常规检查或针对牙本质敏感症的专业检查时，常面临许多诊断方面的挑战（Gillam 2013）。如：①医生过低或过高的评估水平；②在日常诊疗中，牙本质敏感症是否被准确诊断并成功处置；③临床医生是否意识到牙本质敏感症对生活质量的影响（无论这种影响是真实的还是想象的）；④临床医生日常诊疗中是否准确检查牙本质敏感症。据Gillam（2013）报道，除非患者提示，临床医生不会常规对他们进行牙本质敏感症方面的筛查或检查。因此，我们需要重新审视牙本质敏感症的临床实践。

Ryan Olley和David Bartlett（参见第4章）以及Nicola West和Joon Soon（参见第5章）已经提出了这个问题。包含详细用药史和牙科史的完整临床检查不仅花费时间，而且在有限又繁忙的牙科诊疗中准确地诊断牙本质敏感症对临床医生也是一个挑战。因此，建议将饮食、牙齿磨耗的临床证据（如BEWE计分）、临床模型（来自印模）、照片、疼痛及QoL计分等记录在患者的临床病历中，整合涉及牙本质敏感症发生发展的各种病因学因素以及易感特征（参见第4章和第10章）。

已发表文献中提示大量产品和治疗方法可以成功治疗牙本质敏感症。然而这些研究者所使用的各种体内体外模型，在设计和实验方法上均缺乏一致性。实验室条件很难准确模拟口腔环境，所以基于体外实验的结果不能完全用于指导临床治疗方法。

在第6章中，Carlo Prati等发现在体外研究中，一款实验性的脱敏对封闭牙本质小管具有潜在效果。然而存在的问题是在评估所有的潜在脱敏因子时，这种体外研究模型（包括实验方法、扫描电镜等）是否合适。如不能提供含钾牙膏在牙本质切片上钾的作用机制的证据（参见第2章）。大多数非处方牙膏的配方要求与唾液相互作用，使有效成分沉淀在牙齿表面。如果在实验设计中没有包含唾液，这种沉积与口腔环境下的沉积是否相似？所以，一款脱敏产品从构想到进入消费市场是一个漫长而井然有序的过程（Markowitz and Pashley 2008），而且作为脱敏产品销售前须符合各项监管的要求（如FDA和MHRA）。用于治疗牙本质敏感症的产品的发展及评价已在第8章和第11章进行了详细介绍。目前的重点是开发能促进牙本质和牙釉质再矿化的仿生材料，如生物活性玻璃（钙磷硅酸或有生物活性玻璃的牙膏配方）、自凝集肽酶、蛋白酶抑制因子、功能性磷酸三钙（fTCP）、PILP等。这些材料参与再矿化、防龋、牙本质小管的封闭，均有潜在的牙科应用前景（Niu et al. 2014）（参见第8章和第11章）。众多的治疗牙本质敏感症的产品对该疾病的治疗也对临床医生造成一定程度的困惑，例如选择哪一款产品才能最有效地治疗牙本质敏感症，这就使临床医生在选择产品的过程中缺乏自信。因此，让临床医生知晓优选产品是十分重要的（Cuhna-Cruze et al. 2010）。目前存在的问题之一是临床医生对脱敏产品的认识是否基于：①被牙科产业的论著所主导的商业性或市场性看法；②自身体验或牙科同行的介绍；③阅读循证医学研究文献。平心而论，让忙碌的临床医生花大量时间阅读文献，或在没有使用这些产品的切身经验的情况下参加研讨会，这是不合理的。因此，牙科产业或学院有责任为治疗牙本质敏感症的临床工作提供更多合适的和实用的指导原则（参见第10章）。

Rick Curro和David Gillam在第7章中已指出，临床医生在评价一款脱敏产品的临床效果时会遇到许多问题。回顾过去（1997年以前），这些对牙本质敏感症评估的研究因为缺乏方法与设计上的一致性而受到批评（Cummins 2010）。1997年Holland等提出了相应的建议，自此后续研究中的实验方法与基线控制已有所改善。然而，就如Rick和David在第7章所讨论的，这些研究的临床结果并不是以患者为中心，而是充满了研究者的主观看法。最近，更多的关注点被放在了牙本质敏感症对生活质量（QoL）的影响上，可以肯定的是这些量表会被更多地应用于临床试验的研究设计中（Robinson 2014）（参见第9章）。

在第7章和第10章中已论述过研究模式的变化，即从自上而下以医生为中心的模式转变为以患者为中心的模式，这一变化对研究及临床管理均有意义。未来在评估及处理牙本质敏感症方面，重点在于发展是具有个性化的：①临床试验过程；②管理与治疗策略。毫无疑问，这对医生和患者在实验与临床治疗中的观念是一个挑战。如临床医生应将患者纳入研究和治疗过程中，而患者也要积极主动反馈信息（参见第10章）。进一步讲，就像Gillam等（2013）指明的，对牙本质敏感症的管理不应在没有先排除病因学因素的情况下简单提供实验室的描述、步骤或非处方产品，而应提供一些必要的建议以减少对软硬组织的远期损害（参见第4章和第10章）。换句话说，对牙本质敏感症的管理最重要的是教育临床医生和接受治疗的患者。对医生尤其要强调的是，还没有一个治疗方法可以解决与牙本质敏感症相关的所有问题，同时要依据它的发展程度及严重情况进行相应的监测（Orchardson and Gillam 2006；Gillam et al. 2013）。

结语

在回顾文献时总是想精挑细选那些可以说明自己想法的东西，明显的是牙本质敏感症的话题已在大量的出版物和期刊上讨论过。本书作者并未忽视那些研究者和医生所做的有意义的工作，他们的贡献让我们更加深入地了解牙本质敏感症。毫无疑问，最大的改善在于我们对新产品开发的了解以及牙本质敏感症的临床管理上，我们知道并实施这些很重要，将来会有更多的挑战需要我们克服。

止痛药曾被牙医们使用并最终淡出了人们的记忆，这也是每个牙本质敏感止痛剂的宿命，当然那些正在试验的和经过了70年甚至更长时间临床检验的除外。减轻痛苦是医生固有的责任与义务，对它的探寻应永不停止（Black 1908）。

参考文献

[1] Black GV (1908) The pathology of the hard tissues of the teeth. In: A work of operative dentistry in two volumes, vol 1. Chicago Medico-dental Publishing Co, Chicago, pp 149–150.

[2] Cummins D (2010) Recent advances in dentin hypersensitivity: clinically proven treatments for instant and lasting sensitivity relief. Am J Dent 23(Spec No A): 3A–13A.

[3] Cunha-Cruz J, Wataha JC, Zhou L, Manning W, Trantow M, Bettendorf MM, Heaton LJ, Berg J (2010) Treating dentin hypersensitivity: therapeutic choices made by dentists of the northwest PRECEDENT network. J Am Dent Assoc 141(9):1097–1105.

[4] Dababneh RH, Khouri AT, Addy M (1997) Dentine hypersensitivity – an enigma? A review of terminology, mechanisms, aetiology and management. Br Dent J 187(11):606–611; discussion 603.

[5] Emling RC (1982) Historical overview of causes and treatment of dental hypersensitivity. Compend Contin Educ Dent Suppl 3:92–94.

[6] Gillam (2013) Current diagnosis of dentin hypersensitivity in the dental offi ce: an overview. Clin Oral Investig 17(Suppl 1):21–29.

[7] Gillam D, Chesters R, Attrill D, Brunton P, Slater M, Strand P, Whelton H, Bartlett D (2013) Dentine hypersensitivity – guidelines for the management of a common oral health problem. Dent Update 40(7):514–516, 518–520, 523–524.

[8] Holland GR, Narhi MN, Addy M, Gangarosa L, Orchardson R (1997) Guidelines for the design and conduct of clinical trials on dentine hypersensitivity. J Clin Periodontol 24(11):808–813.

[9] Johnson RH, Zulqar-Nain BJ, Koval JJ (1982) The effectiveness of an electro-ionizing toothbrush in the control of dentinal hypersensitivity. J Periodontol 53:353–359.

[10] Markowitz K, Pashley DH (2008). Discovering new treatments for sensitive teeth: the long path from biology to therapy. Oral Rehabil 35(4):300–315.

[11] Niu LN, Zhang W, Pashley DH, Breschi L, Mao J, Chen JH, Tay FR (2014) Biomimetic remineralization of dentin. Dent Mater 30(1):77–96.

[12] Orchardson R, Gillam DG (2006) Managing dentin hypersensitivity. J Am Dent Assoc 137(7):990–998; quiz 1028–1029.

[13] Peterson EH (2002) Ecclesiastes Chapter 12: 12. In: The Message: The Bible in Contemporary Language Message NavPress Publishing Group, Colorao Springs, CO, USA.

[14] Robinson PG (2014) Dentine hypersensitivity. In: Robinson PG (ed) Developing a person-centred approach to oral health, 1st edn. Academic, Elsevier B.V, Oxford, UK.

[15] Sanz M, Addy M (2002) Group D summary. J Clin Periodontol 29(suppl 3):195–196.